论道中医

——传统中医学理论的现代释读

胡登峰　洪国芳　著

全国百佳图书出版单位

中国中医药出版社

·北 京·

图书在版编目（CIP）数据

论道中医：传统中医学理论的现代释读 / 胡登峰，
洪国芳著 . —北京：中国中医药出版社，2021.5
ISBN 978-7-5132-6638-3

Ⅰ . ①论… Ⅱ . ①胡… ②洪… Ⅲ . ①中医学—理论
研究 Ⅳ . ① R2

中国版本图书馆 CIP 数据核字（2021）第 014928 号

中国中医药出版社出版

北京经济技术开发区科创十三街 31 号院二区 8 号楼
邮政编码 100176
传真 010-64405721
山东百润本色印刷有限公司印刷
各地新华书店经销

开本 787×1092 1/16 印张 14 字数 349 千字
2021 年 5 月第 1 版 2021 年 5 月第 1 次印刷
书号 ISBN 978-7-5132-6638-3

定价 68.00 元
网址 www.cptcm.com

社 长 热 线 010-64405720
购 书 热 线 010-89535836
维 权 打 假 010-64405753

微信服务号 zgzyycbs
微商城网址 https://kdt.im/LIdUGr
官 方 微 博 http://e.weibo.com/cptcm
天猫旗舰店网址 https://zgzyycbs.tmall.com

如有印装质量问题请与本社出版部联系（010-64405510）

内容提要

　　中医的现代化是中医走向现代、走向未来、走向世界的必由之路，而中医语言的现代化又是中医现代化的第一步，《论道中医——传统中医学理论的现代释读》就是尝试用现代科学的语言来阐释和解读传统中医学理论的一本书。

　　本书对传统中医学的一些重要术语和概念，如道、气、阴阳和五行等进行了现代释读，并在此基础上阐明了中西医两种不同医学体系的根本差异。书中比较了中西医两种不同思维方式的差异，指出中西医之间差异的实质是中西医学思维方式的差异。书中讨论了中医学天人合一的观念，认为中医学的本质是一门天人医学，天人合一是中医学追求的终极目标，也是中医认识论的基础。书中着重论述了中医的精气、脏腑和经络理论的产生、发展和形成过程，并从现代认识的角度阐明了中医的精气、脏腑和经络的本质。书中对中医神识的现代科学实质进行了探讨，揭示了中医的形、气、神三者之间的关系。此外，本书还对中医的整体观念、中医的藏象理论、中医的取象思维、中西医学疾病观的差异、中西医结合等问题进行了较为深入的探讨和研究。阅读本书，将会使您对中医学与中国传统文化有更加深刻的认识。

　　本书可供中医与中西医结合理论、临床、科研工作者、医学生，以及中医和中国传统文化爱好者参考阅读之用。

目 录

导　论

　　中医学是中华文化的瑰宝，是中华传统文化和东方科学的优秀代表。她以仁术济世，历经千年而不衰，护佑着华夏子孙的生命与健康，为中华民族的繁衍生息做出了不可磨灭的贡献。同时，中医学又是一个伟大的宝库，其中蕴含有中国人深邃的哲学思想，凝聚着我国劳动人民几千年来的健康养生理念及医疗实践经验，是中华民族智慧的结晶。自西学东渐以来，在现代西方医学的强烈冲击之下，中医学仍然能以其独特的理论、卓著的疗效而傲然挺立于世界医学之林，显示了中医学顽强的生命力。而就在农历庚子鼠年新年来临之际，一场突如其来的新型冠状病毒肺炎疫情席卷神州大地，中医药在此次抗击疫情战斗中的出色表现更是又一次让世人刮目相看。放眼世界，中医热在全球方兴未艾，正在得到海内外越来越多国家人们的认可，成为当今能与西医学比肩的医学，不能不让华夏儿女为之骄傲和自豪。

　　然而，岐伯和黄帝怎么也不会想到，他们所创立的中医学在经历了两千多年的辉煌之后却遇到了空前的危机。原因有二：第一，近代西方医学的传入。19世纪中叶，随着西方文化的强势渗透和入侵，西方医学作为一种科学和文化，更作为一门防病、治病的技术被介绍传入中国，其道理晓畅明白、方法简单实用、疗效快捷显著，对传统中医学形成了强烈的冲击。第二，中医学形态古老，幽微精深，难以与现代科学相通约，难以用现代科学的语言来表达，使得中医学丰富的内涵、观念和方法得不到现代人理解，思想、理论和道理得不到现代科学的接纳和认同。近代著名的学者梁启超曾说过："中医尽能愈病，总无人能以其愈病之理由喻人。"中医尽管能够治愈人体的疾病，但是不能够说清楚治疗疾病的道理，所以中医不科学；西医虽然不能治愈人体的疾病，却能够说清楚其治疗疾病的道理，所以西医科学。这种说法未免有一定的片面和偏激，但却在某种程度上代表了当今人们对中西医学的基本看法。正是在这一背景下，当前否定中医的论调又沉渣泛起，要求废除中医的声音时有出现，中医学在现代的发展遇到了前所未有的困境，热爱中医的人们不禁对中医的前途充满忧虑和迷茫。

　　中医学该如何走出当前的困境？笔者认为，中医的现代化是最根本的出路。探索中医的现代化，人们经历了一个艰难而曲折的过程，中西医汇通便是中国医学界对中医现代化最早的尝试。中西医汇通起源于19世纪下半叶，伴随着西方坚船利炮的强势入侵，中国社会出现了"三千年未有之大变局"，人们开始认识、了解并学习西方文化和科学技术。在医学领域，一些持开明态度的医家开始学习西医并探索中西医相互融合的方法和途径，提出自己的见解和主张，认为历史悠久的中医学固然有许多宝贵的经验与理论，但西方医学也有许多特长和优点，因此，他们抱着"择其善者而从之"的态度，主张吸取西医学之长而补中医学之短，逐渐形成了一个新的学术流派——中西医汇通派。由于历史和时代的局限性，中西医汇通派对中西医的特点并没有深刻地把握，没有认识到中西医学是两个不同的医学体系，其结果必然是"汇而未通"，对中医学发展的促进作用也是十分有限的。但是中西医汇通派的这种借助西医学的理论来寻求发展中医学的探索却是值得肯定的，它为中医迈入现代化的征程吹响了第一声号角，中西医汇通拉开了中医现代化的序幕。

进入20世纪，随着新文化运动的兴起，以阴阳五行学说为理论基础的中医学同其他中国传统文化一样，遭到了一批文化精英日趋激烈的否定和批判，他们高举民主与科学的大旗，形成了一股否定中医的浪潮，甚至出现了以余云岫为代表的废止中医派。他们认为中医不科学，竭力否定、诋毁中医，主张废止中医、消灭中医，特别是1929年的"废止中医提案"一事，更是激起了广大中医药界人士的强烈反对。20世纪30年代的中医科学化就是在这一时代背景中产生的。中医科学化的倡导者们一方面主张积极地引进西医学知识，另一方面也对传统中医学理论进行了认真的检讨和反省，对中医学的弊端进行了尖锐的批判。他们在肯定中医疗效的前提下，公开否认中医的科学性，在他们看来，中医虽有较好的疗效，但其说理却过于荒谬，因此主张抛弃中医旧有理论，引进西医的理论，从而使中医科学化。不可否认，中医科学化是对中医现代化的积极探索，但由于中医科学化的倡导者们过于崇信西医的"科学性"，而对中医理论的本身又缺乏正确的认识，因而他们所主张的中医科学化的实质乃是中医的"西医化"，在方法上是错误的，在实践上也是行不通的，其结果只能是事与愿违，并没有真正促进中医现代化的发展。

中医科学化思潮在中华人民共和国成立后仍在延续，表现为用西医的理论、观点和方法来认识和研究中医。比如说研究阴阳，就非得要在人体内找到具有某种实体结构的"阴物质"和"阳物质"，当人体的"阴物质"增多时，表现为阴气的偏胜，反之，当人体的"阳物质"增多时，就表现为阳气的偏胜。研究人体的气、脏腑和经络等，也总是要想尽一切办法，动用一切手段来寻找气、脏腑与经络的结构基础，如果不能在人体内找到如古人所描述的气、脏腑和经络的物质结构，那么，气、脏腑和经络等就是古人无端的妄说。又如在脏腑理论的研究中，人们总是要将中医的脏腑与西医的脏腑对应起来，如果中医学所说的脏腑与西医的脏腑有所不同，中医的科学性就要受到质疑。显然，这些都是用西医实证还原的方法来认识和研究中医，用西医的价值与标准来衡量和评判中医。其实，科学不是只有一种形态，那些不承认中医是科学的人，实际上是把西方科学（西医学）当成了科学的唯一形态。在我们看来，中西医是两种不同的医学科学体系，中医与西医都是科学，就如同男人和女人都是"人"一样，用西医的价值与标准来衡量和评判中医，则无异于用女人（男人）的特点和标准来衡量和评判男人（女人）一样荒唐可笑。研究和认识中医，可以以西医学为参照（参照西医更能凸显中医学的特点），但不能以西医学为规范和标准。

既然中医的现代化不是中医的科学化，因此有人主张中医的发展应当回归传统，回归经典，走自我封闭、自我发展的道路，因为中西医学是两种完全不同的医学体系，如果一旦遭到了西医"入侵"，中医自身的特色就会丧失，就不能保持所谓中医的"纯洁性"，也就不是原汁原味纯正的中医了。在一些人看来，只有言必称《内》《难》，法不离仲景，在中医的临床中循规蹈矩，不能越雷池一步，才是中医的正道。因此他们不但反对中医的科学化，也反对中医的现代化，拒绝将现代科学的新知识、新技术、新观点引入到中医学的领域之中，主张培养所谓的"纯中医"，鼓励年轻人钻到故纸堆中，将发展中医的希望寄托在古代先贤圣人的只言片语之中。他们的观点和主张，相对于中医全盘西化的人而言，则是走向了另外一个极端。究其根源，是他们没有看到当代中医学所处的时代背景与古代中医学已完全不同。在科学技术高度发达、各门类学科交流日益频繁的今天，任何一门学科如果不是将自己融入时代发展的洪流之中去与时俱进，而是关起门来将自己封闭在一个狭小的圈子里孤芳自赏，就必然不会为现代社会所接纳和承认，最终只会被时代所抛弃，其命运可想而知，中医学也不例外。

中医学需要现代化，最根本的原因在于中医学在现代科学（医学）的面前丧失了自己的话语权，没有建立起自己的话语体系。在中西医百年之争的历史上，面对西医学的种种诘难和指责，中医界的反击是苍白的甚至是集体失语。中医的理论并非不科学，临床也能取得很好的疗效，但中医学为什么是一门科学？中医学是什么性质的一门科学？中医人自己也说不清楚，其治病的道理更是无法让人听明白，就会使人认为中医不科学。在科学日益被看成是"真理"的代名词的今天，一门学科如果没有取得科学的地位，其存在的"合法"性就会受到质疑，也就很难获得生存与发展的空间。中医学产生于两千多年前的中国古代社会，尽管她的许多思想、观点和理念是超前的，但其理论的表述方式已经陈旧了，已脱离我们生活的这个时代了，究其原因就在于构建中医学理论的是中国古代哲学的语言体系（如道、气、阴阳和五行等），而构建现代科学的是现代自然科学的语言体系，而目前这两种语言体系之间还缺乏有效沟通，中医说不清、道不明的根源就在这里。未能将中医的道理讲清楚、讲明白，由此而形成的中医学与现代科学间的隔阂，才是中医走向现代化的最大障碍。

因此，中医的现代化，既不是用现代科学的方法来研究中医，也不是用西医学的理论来取代传统中医学理论，中医现代化的当务之急，是构建传统中医学的现代语言体系，实现传统中医学语言向现代科学语言的"转换"。这种"转换"，不是简单地将传统中医学的语言"翻译"成现代汉语，而是用现代科学的语言来表达中医学的基本观念、基本思想和基本理论，在现代科学的语境中来阐释中医学的科学道理和本质特征，建立用现代科学的语言来表述的中医学的解释体系，在保持中医学自身特色和精华的前提下守正创新，积极推动传统中医学理论的创造性转化与创新性发展，赋予其具有时代特点和要求的新的内涵。让古老而又玄秘的中医理论也能为现代人理解和接受，为传统中医学与西医学创造一个平等对话和交流的平台，让传统的中医与西医学接轨并融入现代社会，这才是真正的中医现代化，也只有这样，古老的中医学才能在新的时代焕发出新的活力和光彩。

在笔者看来，中医现代化的首要任务就是要用现代科学的语言来阐明它的本质特征。中医学的本质特征体现在它与西医学是两种完全不同的医学科学体系。中医学是探求天人之"道"的医学，西医学是研究人体之"器"的医学，中西医学虽然都是研究人体生命规律的科学，但它们研究人体生命运动的规律却存在着"道"与"器"的不同，研究对象的"道"与"器"的不同，决定了中西医学之间最本质的差异。"道"是什么？"道"除了有天地万物的本原和天地万物根本规律的含义之外，还有事物之间相互关系的含意。《周易·系辞》中说"形而上者谓之道，形而下者谓之器"，就是说事物有"形而上"与"形而下"两种不同的存在方式。"形而上"就是事物之间相互关系的存在方式，即"道"的存在方式；而"形而下"是事物形态结构的存在方式，即"器"的存在方式。中医学是探求天人之"道"的医学，就是说中医学是探求和研究天人关系的医学，研究人体与环境之间的相互关系，研究环境因素的变化对人体的作用和影响是中医学研究的主要内容；而西医学是研究人体形态结构的医学，研究人体形态结构的变化是西医学研究的主要内容。从"道"与"器"的不同层面去探讨人体生命活动的规律，中西医学的本质区别以及由此而形成的差异的原因就在这里。

中医学为什么不能用实证还原的方法来进行研究呢？一定的研究方法总是与一定的研究对象联系在一起的，认识对象的特殊性，决定了其研究手段和方法的差异性。研究对象不同，所运用的研究手段和方法也就各异。发源于西方的现代自然科学（包括西医学）是一门研究物质结构的"器"的科学，它的理论是建立在结构决定论物质观基础之上的。结构决定论物质观认为结构是物质的存在形式，结构决定功能，因而功能就只能从结构中得到解释和说明，这样现代科学在研究物质的功能及其运动变化规律时就必然会用还原分析的方法，将物质的功能及其运动变化规律归结到物质结构的改变上。中医学是一门探求天人关系的"道"的医学，它的理论是建立在关系决定论物质观的基础之上的。关系决定论物质观认为，物质的存在既有结构的存在，又有关系的存在，而决定物质功能的不是物质的结构而是物质之间的相互关系，这样中医学在研究物质的功能及其运动变化规律时，就不会将其归结到物质的结构上，而是从物质之间的相互关系中去寻找根据，这便是中医学整体的研究方法。我们说不能用西医的方法（如实证还原的方法）来研究中医，道理就在于此。

建立一门学科最重要的是要确立这门学科的研究对象，而一门学科所要揭示和阐明的则是它的研究对象的运动变化规律。中医学是探求天人之"道"的医学或科学，因此中医学所要揭示和阐明的是天人之"道"的运动变化规律。西方的自然科学（包括西医学）是研究自然界或人体之"器"的科学，因此西方的自然科学所要揭示和阐明的是自然界或人体之"器"的运动变化规律，所谓自然界或人体之"器"的运动变化规律，就是自然界或人体物质结构的运动变化规律。西方自然科学所揭示的自然界事物的运动变化规律，如万有引力定律、牛顿三大运动定律、能量守恒定律等，就是自然界物质结构的运动变化规律，而西医学所揭示的人体各种物质（如细胞、组织、器官等）的活动规律则属于人体物质结构的运动变化规律。而所谓天人之"道"的运动变化规律，就是自然界事物之间（包括自然界与人体之间）相互关系的运动变化规律，也就是中医学所说的阴阳五行的运动变化规律。《周易·系辞》中说"一阴一阳之谓道"，《素问·阴阳应象大论》中亦说"阴阳者，天地之道也"，都是说明阴阳（五行）的运动规律就是天人之"道"的运动变化规律。

为什么说阴阳五行的运动变化规律就是天人之"道"的运动变化规律呢？这是因为阴阳五行所揭示和反映的正是自然界事物之间（包括自然界与人体之间）相互关系的运动变化规律，天地万物的相互关系都可以用阴阳五行的运动变化规律来概括和说明。阴阳是指一切事物中相互关联、属性相反的两个方面，自然界一切事物（包括人体）相互关联、属性相反的两个方面都可以概括为阴阳之间的相互关系，如天与地、男与女、水与火、明与暗、上与下、寒与热、动与静等。阴阳之间有着互根、互用、互制、消长、转化的相互关系，正是因为阴阳之间的相互作用和相互转化，推动着自然界一切事物的运动、变化和发展。五行学说认为，世界上各种事物及其现象尽管纷繁复杂、无限多样，但都可以按照木、火、土、金、水五种物质的基本特性来简单归类，五行之间的相互关系和作用（如生克乘侮等）是自然界万事万物（包括人体）作为一个整体保持协调、稳定、平衡而有序运行的根本原因。如果说西医学研究的是细胞、组织和器官等人体之"器"（即人体形态结构）的运动变化规律，那么，中医学研究的则是阴阳、五行等天人之"道"（即天人关系）的运动变化规律。中西医学研究人体生命活动规律的不同，也是中医学不同于西医学的根本原因。

我们常说中医学是整体医学，中医学的重要特点就体现在它的整体观念。所谓的整体观念，就是把人与环境看成是一个有机统一的整体，把人体的各个部分看成是一个有机统一的整体。然而，西医学也十分重视人体各部分之间的相互联系，认为人体各个部分的生理功能与生理活动也是相互协调、相互制约的，因此人们普遍认为西医学也是一门建立在整体观念基础上的整体医学。其实不然，我们认为，判断一门医学是否是整体医学，要看这门医学是不是真正把人体作为一个整体来认识和研究。所谓把人体作为一个整体来认识和研究，就是在研究人体的生命活动规律时，把人体的整体性作为研究和认识的对象，研究人体作为一个有机的整体怎样在与环境的相互作用中表现出协调一致的运动，因此它是以不破坏人体的整体性为前提条件的。中医学是一门整体医学，就在于中医学在研究人体生命活动的规律时没有破坏人体的整体性。而西医学研究人体的整体性，总是割裂人与环境的关系，把人体充分还原，通过解剖学的方法将人体分解成一个个独立的单元或部件，如一个个独立的器官、组织和细胞等，在弄清这些单元或部件功能与作用的基础上，再运用整体综合的办法来研究各单元或部件功能之间的相互作用和相互影响，这显然是以破坏人体的整体性为前提条件的，因此从本质上讲，西医学仍是一门还原医学。

中医学整体医学的属性主要体现在它研究的是人体的整体功能。整体功能是组成人体的各个部分在整体的相互联系与相互作用中所产生的功能。中医学所说的人体各脏腑的功能，如心主血脉、脾主运化、肝主疏泄等，就是由组成人体的各个部分在整体的相互联系与相互作用中所产生的，因而都属于人体的整体功能。因为整体功能是由组成人体的各个部分在整体的相互联系与相互作用中所产生，所以考察和研究人体的整体功能，就必须始终将人体的各组成部分放在与整体的相互联系与相互作用中去进行，即将人体看成是一个有机的整体来认识和研究，如果将人体的各组成部分从与整体的相互联系中分割开来去进行研究，也就不可能得到人体的整体功能。西医学也研究人体的功能，但西医学研究的人体的功能是人体的结构功能，结构功能是人体的各形态结构所产生的功能，如西医学所说的心脏的循环功能、肺脏的呼吸功能、肾脏的泌尿功能等就都是人体的结构功能，结构功能的特点决定了人们只能将人体的各个部分分割开来单独地进行研究。说中医学是一门整体医学，西医学是一门结构医学，原因也在这里。

气、脏腑和经络的实质也只有从人体的整体功能中得到解释和说明。受结构决定论物质观的影响，人们总是去寻找气、脏腑和经络的物质结构，究其实质是没有认识到中医学研究的是人体的整体功能。整体功能的性质决定了其不可能像结构功能那样在人体内有着与之对应的实体结构的功能主体。然而按照人们的思维习惯，对于一种人体的功能（不论是结构功能还是整体功能），人们都希望将它看成是由某种功能主体所产生的功能，气、脏腑和经络等就是古人在头脑中虚拟的与人体的某种（或某类）整体功能相对应的功能主体。比如，中医学按五行分类的方法将人体的各种生理功能及现象划分为木、火、土、金、水五大不同的功能系统（类别），五脏即是古人在头脑中虚拟的人体这五大不同功能系统的功能主体；气或精气则是古人虚拟的人的生命功能的功能主体；经络亦是古人虚拟的人体内发挥沟通联络作用的功能主体。因此，中医的气、脏腑和经络等并不是人体内实际存在的形态结构，而是古人描绘的"藏"之于人体之内的各种功能主体的模型，而这些功能主体的模型又是以一定的"象"的形式表现出来的，故中医学称之为"藏象"。

中药发挥治疗作用的机制也在于它的整体功能。中药治疗疾病依靠的是中药的四气、五味和药物升降沉浮的特性。四气指的是药物寒、凉、温、热四种不同的性质，五味是指药物酸、苦、甘、辛、咸五种不同的味道。四气、五味和药物的升降沉浮等作用于人体，产生不同的功用，以调节人体的阴阳、寒热和虚实，纠正人体气血的失调或气机的紊乱，从而能够治疗人体的疾病。药物的四气五味以及升降沉浮的特性等，就是药物的各组成成分在整体的相互联系与相互作用中产生的整体功能。中药的药理作用就是依靠这种整体功能，即药物的各组成成分整合在一起所形成的整体性能产生疗效的。而西医学在研究中药的药理作用时，却总是习惯于按照西医结构决定论思维模式和还原论的研究方法，将中药产生的功效归结为中药的某一结构上，认为像西医的化学药物一样，中药的某一种功能和作用也是由中药中某种特定的成分所产生，因而总是试图在中药中寻找或提取出产生某一功能的有效物质成分，这恰恰是与中药的药理作用机制相违背的，用这种方法来研究中药注定是行不通的。

中医学作为一门整体医学，在对人体健康与疾病的认识上，表现为将人体的健康和疾病放在人与天的相互关系中、放在人体各部分之间的相互关系中去加以考察，认为健康就是人体与环境之间关系的和谐与适应，是人体阴阳二气关系的调和，而疾病则是人体与环境之间关系的不和谐与不适应，是人体阴阳二气关系的失调。因此，中医学常常把疾病产生的原因归结为环境因素的变化，如风、寒、暑、湿、燥、火和人的喜、怒、忧、思、悲、恐、惊等。由于中医学在研究人体的健康和疾病时，总是将人体的健康和疾病放在天人关系的大背景中整体地加以考察，故人们又将中医学称为整体医学或天人医学。相反西医学在研究人体的健康和疾病时，往往割裂人体与环境的关系，将健康和疾病与环境分割开来孤立地去进行研究，认为健康就是人体形态结构的正常，而疾病则是人体形态结构的异常，因此人们又把西医学称为结构医学。结构医学在研究人体的疾病时总是将疾病归结、还原到人体一定形态结构的改变上，因此西医学也被称为还原医学。

气是中国古代哲学的物质基础，在古人看来，气是一种存在于天地之间的人的肉眼难以见到的精微物质。宇宙天地万物都是由气生成的，而在天地万物生成之后，又是通过气联系在一起的，气的运动产生气化，气化是推动天地万物运动、发展和变化的根本原因。气是什么？对于现代人而言，气的观念无疑是神秘的，因为在科学技术高度发达的今天，人们还依然难以寻觅到气这种物质的"踪迹"。实际上，气并不是某种实体结构的物质，对于古人所说的气，我们今天可以理解成事物（物质）之间相互关系的存在，理解成古人抽象出来的事物之间一切相互关系的总和。理解了气的含义，我们也就不难理解古人所说的气化了。古人说天地万物的运动、发展和变化是在气的推动作用下实现的，就是说天地万物的运动、发展和变化根源于天地万物间的相互关系、相互作用和相互影响。将天地万物运动、发展和变化的根本原因归根为天地万物间的相互关系、相互作用和相互影响（即气的作用和影响），无疑是中医学整体观的重要体现。

中医学常说，疾病是人体阴阳二气的失调。那么，何谓人体的阴阳二气？所谓人体的阴阳二气，其实是古人对人体神经系统兴奋与抑制作用生理功能的一种哲学表达，其中阳气代表着人体神经系统的兴奋功能，阴气代表着人体神经系统的抑制功能。阴阳二气调节和控制着人体的生理功能和机能状态。人体的阳气功能（神经系统的兴奋功能）偏胜时，表现为兴奋的机能状态，兴奋性的机能状态下，人体的各种生理功能增强；人体的阴气功能（神经系统的抑制功能）偏胜时，表现为抑制的机能状态，抑制性的机能状态下，人体的各种生理功能减弱。正常情况下，人体阴阳二气（即人体神经系统的兴奋功能与抑制功能）的力量维持在一个相对平衡的水平上，人体的生理功能和机能状态既不偏亢也不偏衰，因而保持在阴阳平和的健康态。异常情况下（如环境因素的异常变化），人体阴阳二气力量的平衡被打破，即中医学所说的人体阴阳二气关系的失调，人体的生理功能和机能状态就会出现不受制约的过度增强或过度减弱，因而导致人体的疾病。可见，中医学又是一门研究人体机能状态的状态医学，中医学所说的疾病实际上指的是人体机能状态的异常，而人体异常的机能状态，如阴阳、寒热和虚实的异常等，又是构成疾病的"证"的主要内容。因此，中医学治疗疾病就常常要求对疾病进行辨证，辨证论治是中医学又一重要特色。

人们常常质疑中医学不去针对疾病的病因，不去分析疾病的病理就去治疗人体的疾病，如上呼吸道感染，不去杀灭引起上呼吸道感染的病毒和细菌，不去针对上呼吸道感染的炎症性反应，而是运用诸如发汗解表、调和营卫、清热解毒的方法来进行治疗，这其实是没有懂得中西医学疾病观的差异而造成的。西医学是一门研究人体形态结构的结构医学，结构医学的一个显著特点，就是将疾病归结到人体一定形态结构的改变上，因此西医学治病就一定要找到人体形态结构的异常以及这种结构异常产生的原因，否则就无法治疗这样的疾病。而中医学是一门研究人体机能状态的医学，状态医学的一个显著特点，就是将疾病看成是人体机能状态的异常，至于引起人体机能状态异常改变的原因，则可能是各种内外环境因素，如外感六淫或内伤七情，也可能是各种细菌、病毒等微生物的感染，但不管是什么原因引起的人体机能状态的异常，只要将这种异常的机能状态（如阴阳、寒热、虚实的异常等）调整过来，人体也就恢复了健康。因此，中医学治疗疾病就重在调整人体的机能状态，而不太注重或关注引起人体机能状态异常改变的原因，中医学治疗严重急性呼吸综合症（SARS）、新冠肺炎等传染性疾病的机制即在于此。

望、闻、问、切是中医学诊断疾病的主要手段，通过望、闻、问、切的方法来收集疾病的症状或证候的相关材料，从而做出关于疾病本质的诊断，在中医学称之为"辨证"。中医的望、闻、问、切为什么能够诊断人体的疾病呢？这也同样需要了解中西医学疾病观的差异。中医学是一门研究人体机能状态的医学，中医学所说的疾病通常是指人体机能状态的异常，如疾病的阴阳、寒热和虚实的异常等。因此，对于中医学而言，诊断疾病主要就是诊断人体的机能状态，而诊断人体机能状态的异常，就只能通过望、闻、问、切的方法，依靠医生的主观感觉去察知和把握。比如，通过望舌的质地和颜色，通过闻声音的高亢与低沉，通过问疾病的症状及其特征，通过切脉搏的迟数与结代等，都可以用来辨别疾病的阴阳、寒热与虚实的异常。西医学是研究人体形态结构的医学，西医学所说的疾病通常是指人体形态结构的异常，而要发现人体形态结构的异常，就需要借助于各种医疗仪器的检查。有人说中医学以望、闻、问、切的方法诊察人体的疾病是中医学落后和不科学的表现，其实不然，中医学以望、闻、问、切的方法来诊察人体的疾病，并不是因为中医学的"落后"和"不科学"，而是由中医学状态医学的疾病观所决定的。

中西医结合也必须建立在对中医学现代认识的基础之上。中西医学是两种不同的医学，两种医学对人体健康与疾病的认识也完全不同。中医学是一门研究人体机能状态的医学，它所说的健康是人体机能状态的正常，而疾病则是人体机能状态的异常；西医学是一门研究人体形态结构的医学，其健康是指人体形态结构的正常，而疾病则是人体形态结构的异常。实际上，中西医学都是从一个侧面、一个角度来认识人体的健康和疾病，它们对健康与疾病的认识都是偏颇的、不全面的。正确的健康观与疾病观应该是把二者结合起来，认为健康既是人体形态结构的正常，也是人体机能状态的正常，而疾病则有可能是人体形态结构的异常，也有可能是人体机能状态的异常，这就是中西医结合的疾病观。运用中西医结合的疾病观来认识和看待人体的疾病，就需要把中西医两种不同的医学结合起来。在疾病的诊断上，用西医的方法（如各种医疗仪器的检查等）诊断人体形态结构的异常，用中医的方法（如望、闻、问、切等）诊断人体机能状态的异常，从而得到人体疾病的全面诊断；在疾病的治疗上，则用西医的方法（如西药、手术等）纠正人体形态结构的异常，用中医的方法（如中药、针灸、按摩等）调整人体的机能状态，从而取得相得益彰、相互促进的作用和效果。

传统中医学的理论能否用现代科学的语言来表达呢？回答当然是肯定的。比如，我们说道是天地万物的本原，是天地万物运动的根本规律，还是事物之间相互关系的一种存在方式，气代表的是事物之间相互关系的存在，阴阳、五行反映的是事物之间相互关系的变化规律，"本原""运动""规律""物质""关系"等术语就是现代科学的语言，用来表达传统中医学的道、气、阴阳和五行的含义，不但能使我们更加深刻地领悟道、气、阴阳和五行的本质，也使道、气、阴阳和五行脱去了其千百年来迷信与玄学的外衣。又比如，我们在探讨中医的整体性时提出了整体功能的概念，从整体功能的概念出发，我们就能正确地认识中医的气（精气）、脏腑和经络的实质，中药的作用机制也能得到科学的阐明；通过对人体阴阳二气的现代解读，进而阐释了中医学的疾病观和人体阴阳二气失调的本质；通过比较中西医学疾病观的差异，说明了中西医学诊断和治疗人体疾病的不同道理等。由此可见，传统中医学的理论是完全可以用现代科学的语言说得清、道得明的，也唯有如此，传统中医学才能得以脱离其原始、古老的形态，实现向现代科学的跨越和飞跃，中医需要现代化的道理就在于此。

一百多年来，中医学在欧风美雨的冲击下飘摇，犹如现代文明汪洋大海中的一叶孤舟，艰难地寻觅着自己的航向。中医发展的路在何方？人们在苦苦地求索，在求索中迷茫。我们认为，中医的发展不是复古，不是抱残守缺，不是固守自己的阵地拒不接受现代文明的洗礼，而是应当努力地开拓奋进，不断地拥抱时代，拥抱科学，拥抱未来，走一条符合自身特色和发展规律的创新之路，这就是中医的现代化。中医的现代化，不是求同，而是存异，不是用现代科学的方法来研究中医，不是用现代科学的理论来取代传统的中医学理论，而是在对传统中医学理论深刻洞悉的基础上，用现代科学的语言阐明她的本质特征、她的深刻内涵、她的思维方式、她对人体健康与疾病的认识以及她与西医学的差异，并利用现代科学的技术和手段来揭示中医学所阐释的人体生命活动规律的本质。中医的现代化是中医走向现代、走向未来、走向世界的必由之路，也只有中医的现代化，中医学才能够真正地走进大众、回归科学、融入现代，并引领未来医学的发展，重新走向辉煌。

中医语言的现代化是中医现代化的第一步，《论道中医——传统中医学理论的现代释读》尝试用现代科学的语言来阐释传统中医学理论。书中对传统中医学的一些重要术语和概念，如道、气、阴阳和五行等，进行了现代释读，并在此基础上阐明了中西医两种不同医学体系的根本差异。书中比较了中西医两种不同思维方式的差异，指出中西医学思维方式的差异导致了中西医之间差异。书中讨论了中医学天人合一的观念，认为中医学的本质是一门天人医学，天人合一是中医学追求的终极目标，也是中医认识论的基础，对中医学理论的形成与发展产生了重要的作用和影响。书中着重论述了中医的精气、脏腑和经络理论的产生、发展和形成过程，并从现代认识的角度阐明了中医的精气、脏腑和经络的本质。书中对中医神识的现代科学实质进行了探讨，揭示了中医的形、气、神三者之间的关系。此外，本书还对中医的整体观念、中医的藏象理论、中医的取象思维、中西医学疾病观的差异、中西医结合等问题也进行了较为深入的探讨和研究。阅读本书，将会使您对中医学与中国传统文化有更加深刻的了解和认识。

中医学是探求天人之"道"的医学

我们常说，中西医学之间存在着深刻的差异，中西医学无论是在思维方式，还是在理论特色与诊疗方法上都是完全不同的两种医学。比如说，中医学重整体联系，西医学重还原分析；中医学重功能，西医学重结构；中医学重取象比类与抽象思辨，西医学重逻辑推理与实证研究；中医学重用心悟道，西医学重实验观察；中医学重和谐，西医学重对抗；中医学论"虚"，西医学指"实"；中医学重恒动观，西医学重静态观；中医学讲求天人合一，西医学讲究天人相分。在对疾病的诊断中，中医学重望、闻、问、切，西医学重仪器的检查；在对疾病的治疗上，中医学讲辨证论治，西医讲辨病论治。为什么同样是研究人体生命活动规律的科学，中西医之间却存在着如此深刻的差异呢？最根本的原因，在于中西医学分别起源于东西方两种不同的文化，它们研究人体生命活动规律的对象和层面是不同的，中医学是探求天人之"道"的医学，而西医学是研究人体之"器"的医学。

一、"道"的基本含义

要阐释和说明中医学是探求天人之"道"的医学，首先要理解什么是"道"。"道"是中国古代哲学的重要术语，是中国古代哲学家用来说明世界的本原、本体、规律或原理的哲学范畴。在中国古代不同的哲学派别中，其含义也有所不同。"道"的本始含义是道路、坦途，如《周易》小畜卦中有"复自道，何其咎"，履卦中有"履道坦坦"，复卦中有"反复其道，七日来复"之说，即指人们所行走的道路。由于道路规定了人们行进的方向，人们在道路上行走就必须遵循一定的规则，因此"道"在后世的演变中又引申为规律、法则、道理等。如《说文解字》中说："道，所行道也。"清·段玉裁《说文解字注》中说："道者，人所行，故亦谓之行。道之引申为道理，亦为引道（导）。"其次，"道"字亦象"首"形，清·王念孙《读书杂志》中认为："道从首声，故与首字通用。"故而"道"还有肇元、起始、开头的意思，因此老子及以后的道家学派赋予"道"以宇宙的本原、万物之始的含义。再次，"道"还有事物（物质）的存在方式之义。如《周易·系辞》中说："形而上者谓之道，形而下者谓之器。""形而上"与"形而下"就是事物两种不同的存在方式，其中，"道"是事物"形而上"的存在方式，而"器"是事物"形而下"的存在方式。综观整个中国古代哲学，可以说"道"的基本含义主要表现在这三个方面。

一是"道"为天地万物的本原。老子的《道德经》是关于"道"的经典著作，老子在《道德经》中最先把"道"看作是宇宙的本原,并引申为事物最原始、最本真、最质朴的状态。在老子以前,人们对生成万物的根源只推论到天,到了老子,开始推求天的来源,提出了"道"。老子认为"道生一,一生二,二生三,三生万物"(《道德经·四十二章》),在老子看来,在天地万物生成之前,有一种混混沌沌的东西充塞于宇宙天地之间,它寂静而无声息,寥廓而无形体,独立存在而不消失,循环运行而不停止,"有物混成,先天地生。寂兮寥兮,独立而不改,周行而不殆,可以为天地母。吾不知其名,字之曰道",这就是老子描述的作为万物生成本原的"道"。"道"没有一定的名称("道"的名称是借鉴于"道路"的名称而来),也没有一定的形状,它"玄而又玄""是谓天地根",它"似万物之宗""象帝之先""视之不见""听之不闻""搏之不得",说的是"道"无形无象,恍恍惚惚,窈窈冥冥,不能被人的视、触、听等感官所感知。至于"道"到底是什么?"道"的这种不可被名状的特点使得老子自己也讲不清楚,只是本能地觉得它"有精""甚真""有信",用现代哲学的语言来表述,老子所说的"道"其实就是一种客观存在着的宇宙本体。

在老子看来,"道"是宇宙处在原始状态中的混沌未分的统一体(即所谓的"道生一"),"道"在运动的过程中分化为阴阳二气("一生二"),阴阳二气的相互作用("二生三")产生宇宙天地间的万事万物("三生万物"),这就是老子所认为的宇宙万物的生成过程。庄子也承认"道"是世界的本原,并将气看成是"道"产生的一种极细微的物质,天地万物都是由气组成的,人更是由气凝聚而成的,"人之生,气之聚也。聚则为生,散则为死"(《庄子·知北游》),气是人与天地万物共同的物质基础,并最终发展成中国古代的"气(元气)一元论"思想。有人根据老子和庄子对"道"的论述,认为老子和庄子的"道"论是唯心主义的。我们认为,不能简单地用西方哲学的观点来给中国古代哲学的"道"论贴上唯心或唯物主义的标签。如果非得用西方哲学唯心或唯物主义的标准来划分中国古代哲学的"道",那么从本质上讲,中国古代哲学的"道"应该是唯物的,因为在中国古代哲学看来,这种作为万物生成本原的"道"是客观实在的,只不过不是一种真实的客观存在,而是古人设想的关于宇宙万物生成演化的模型。中国古代的贤哲们以他们天才的"道"论,为我们勾勒出了一幅宇宙万物生成过程的图景,这可能要比西方"原子学说"更能深刻地揭示宇宙起源的本质。

二是"道"为天地万物的根本规律。老子一方面把"道"看作是宇宙天地万物的本原,另一方面也把"道"看成是天地万物运行的规律。比如,老子认为"道者,万物之奥"(《道德经·六十二章》),就是说"道"是天地万物运动的规律。"道"的规律普遍存在,"大道泛兮","道"存在于一切事物之中,贯穿于一切事物发展过程的始终。"反者,道之动"(《道德经·四十章》),事物发展到一定的程度就要向相反的方向转化,是"道"的运动的永恒规律。"道"的规律隐藏在事物现象背后,而作为现象背后规律的"道",虽然是看不见,听不到,摸不着的,但它又无处不在,一切事物的运动变化,如太阳的东升西落、月亮的阴晴圆缺、四季的轮回交替、万物的生长收藏等都要受到它的控制、调节和支配。所谓"人法地,地法天,天法道,道法自然"(《道德经·二十五章》),就是说天地万物都是受"道"的制约,必须按"道"所规定的法则和方式运行，人类社会亦同样遵循着"道"所规定的运动变化规律，而"道"却以本然的规律为规律，自己的法则为法则，是不受外物的干扰和制约的。由此可见，"道"在生成万物之后，又作为天地万物存在的根据而蕴涵于天地万物的自身之中。因此，老子所说的"道"既是宇宙的本原，又是天、地、人所要效法的对象，是自然界和人类社会所要遵循的根本规律与基本法则。

至于道家以外的其他各家学说，则更是着眼于"道"的规律性的含义。如儒家孔孟所言的"天道""人道""得道""失道""君子之道"等都是指自然界和社会人事的规律和法则而言。既然"道"是天地万物的运动规律，那么，是不是天地万物所有的运动规律都可以称之为"道"呢？比如说，西方自然科学中的万有引力定律、牛顿三大运动定律、能量守恒定律、电荷守恒定律等，也都是自然界事物运动的一般规律，能不能说上述西方自然科学中有关物质运动的定律或规律也是天地万物之"道"呢？不能。实际上，中国古代哲学所说的"道"指的是宇宙自然万物的阴阳运动规律。故《周易·系辞》中有"一阴一阳之谓道"的说法，《素问·阴阳应象大论》中亦说："阴阳者，天地之道也，万物之纲纪，变化之父母，生杀之本始，神明之府也。"阴阳不但是"道"的运动变化规律，也是推动宇宙自然万物运动、发展和变化的根本原因。由此可见，古人所说的"道"，就其代表"规律"的意义而言，指的是宇宙自然界一切事物（包括人体）阴阳运动变化的规律（包括五行规律），而现代自然科学所揭示的物理的或化学的物质运动变化规律是不能称之为"道"的。

三是"道"为宇宙天地万物的一种存在方式。就事物的存在方式而言，古人将天地万物分为"形而上"与"形而下"两种不同的存在方式，并且认为"形而上者谓之道，形而下者谓之器"（《周易·系辞》），即"道"为天地万物"形而上"的存在方式，而"器"为天地万物"形而下"的存在方式。那么，何为天地万物"形而上"的存在方式？又何为天地万物"形而下"的存在方式呢？从现代认识的角度看，所谓天地万物"形而上"的存在方式，就是事物无形的"关系"的存在方式，而天地万物"形而下"的存在方式，则是事物有形的"结构"的存在方式。中医学认为，天地万物是一个有机联系的整体，这样世界上的一切事物就不仅以结构的方式存在着，不同的事物之间还会以不同的方式结成一定的相互关系，正是这种相互"关系"将天地万物、宇宙自然界作为一个整体联系在一起，而这种事物之间所结成的相互"关系"也可以看成是事物的一种存在方式。因此，任何事物都可以看成是"结构"的存在方式与"关系"的存在方式的统一，即"器"的存在方式与"道"的存在方式的统一。因为"结构"的存在方式是有形的，故属阴，而"关系"的存在方式是无形的，故属阳，这就与老子所说的"万物负阴而抱阳"的认识是一致的。

提到事物"关系"的存在方式，就不能不说到中国古代哲学的"气"。气是中国古代哲学的物质基础，在古人看来，气是一种存在于天地之间的无形的精微物质，宇宙天地万物都是由气生成的，而在天地万物生成之后又是通过气的相互作用和相互影响联系在一起的，天地万物的运动、发展和变化，都是在气的推动作用下实现的。对于古人所说的气，我们今天完全可以理解成物质之间相互关系的存在，理解成物质之间所结成的一切相互关系的总和。不难看出，"道"作为事物之间相互"关系"的存在方式，其所表现出来的形式就是"气"，而所谓的"道"的运动变化规律就是事物之间相互关系的运动变化规律。大道至简，古人认为事物之间复杂的相互关系总是能够用简单的阴阳关系来加以描述和说明，事物之间相互关系的运动（即"气"的运动）总是首先表现为阴阳二气的运动，所以我们说"道"的运动变化规律就是事物的阴阳运动变化规律，"一阴一阳之谓道"是古人对"道"的运动变化规律的高度概括。

二、中医学是探求天人之"道"的医学

明白了"道"的含意，我们也就能够明白为什么说中医学是一门探求天人之"道"的医学了。说中医学是一门探求天人之"道"的医学，从根本上讲，就是因为中医学是一门探求人体与天地之间相互关系的医学。我们常说中医学是一门整体医学，但何谓整体医学呢？我们知道，中西医学都是探讨和研究人体生命运动规律的科学，但中西医学探讨和研究人体生命运动规律的层面却是不同的。西医学是一门还原医学，还原医学的一个显著特点就是割裂人与环境（天地）的关系，单纯地从形态结构的层面上来探讨和揭示人体生命活动的规律；而中医学则始终从人与环境的关系出发，从整体层面上来探讨和揭示人体生命活动的规律。因此，所谓的整体医学，就是始终把人体与环境（天地）看成是一个整体，把人体放在环境中去加以研究，研究人体与环境的相互关系，研究环境因素的变化对人体的生理与病理作用和影响的一门医学。而所谓的环境因素，从现代科学的角度看，就是存在于环境之中的、影响着人体与环境之间物质、能量与信息交换平衡的各种要素。中医学把环境因素分为自然环境因素和社会环境因素。就自然环境因素而言，中医学将影响人体健康的自然环境因素归结为风、寒、暑、湿、燥、火等六种不同气候因素的变化，因而称之为"六气"；而所谓的社会环境因素，则是指人与人或人与社会之间所结成的各种不同的相互关系的要素。

作为自然环境因素的"六气"为什么能够影响人体的健康呢？这是因为"六气"的变化能够影响人体与环境之间物质、能量与信息交换的平衡。当"六气"的变化在一定的范围内时，人体能够适应外界环境因素的变化，因而保持着阳阳平衡的健康态。当"六气"的变化超出了一定的限度，打破了人体与环境之间原有的物质、能量与信息交换的平衡，而人体又不能适时地做出适应性的调整时，就会产生疾病，此时"六气"也就变成了"六淫"，"六淫"就是使人致病的各种自然环境因素。社会环境因素是指人与人或人与社会之间所结成的各种不同的相互关系，这些相互关系通过人的喜、怒、忧、思、悲、恐、惊等不同的情志反应影响着人体的健康。当上述情志活动在一定的范围内时，人体与环境（社会环境）之间保持着物质、能量与信息交换上的平衡，人体对环境因素的变化是适应的，因而保持着健康态；而一旦人的情志活动超出了一定的范围，人体与环境（社会环境）之间的物质、能量与信息交换的平衡就会被打破，人体又不能适时地做出适应性的调整时，就会产生疾病。中医学将上述使人体致病的七种情志因素称为"内伤七情"。由于中医学在研究人体的健康和疾病时，总是将人体的健康和疾病放在人体与环境（天）之间的相互关系中加以考察，所以我们说中医学是一门探求天人之

"道"的医学。

说中医学是一门探求天人之"道"的医学，还在于中医学所探求的人体生命运动的规律是人体阴阳运动变化的规律，而在探求人体生命的阴阳运动规律时，又是将其与天地（环境）变化的阴阳运动紧密地联系在一起的。中西医学都是探讨和研究人体生命运动规律的科学，但中西医学所探讨和研究的人体生命运动规律的层面却是不同的。西医学割裂人体与环境的关系，从结构层面上来探讨和揭示人体生命活动的规律，而中医学则始终是从人体与环境的关系出发，从整体层面上来探讨和揭示人体生命活动的规律。从结构层面上来探讨和研究人体生命活动的规律，就必然要用解剖还原的方法把人体的各个部分分割开来，研究人体的每个部分（实体结构）的物理的、化学的、生物的运动变化规律；从整体层面上探讨和研究人体生命活动的规律，就会把人体与环境以及人体的各个部分有机地联系在一起，研究环境因素的变化对人体的作用和生理功能的影响。环境因素的变化对人体的作用和影响总是表现为人体的阴阳随着环境阴阳的变化而变化的规律。中医学把环境因素的变化概括为环境阴阳的运动，自然界风、寒、暑、湿、燥、火的"六气"就是环境阴阳运动变化的结果，而人体的生命运动也是在人体阴阳二气的推动作用下进行的，表现为人体生理功能和机能状态的变化。

人体的阴阳随着环境阴阳变化而变化的规律，早在两千多年前的《黄帝内经》中即有详细的论述。在人与环境相互关系的认识上，《黄帝内经》观察到人体与环境之间具有某种相互感应的现象，人体能够感受到环境因素的变化，并对环境因素的变化做出相应的变化和反应，表现为人体的阴阳有随着环境阴阳的变化而变化的节律性。如《素问·金匮真言论》中说："平旦至日中，天之阳，阳中之阳也；日中至黄昏，天之阳，阳中之阴也；合夜至鸡鸣，天之阴，阴中之阴也；鸡鸣至平旦，天之阴，阴中之阳也。故人亦应之。"这是人体的生理功能和机能状态（即人体的阴阳）随着环境因素（即环境阴阳）的变化而变化的日节律。《素问·八正神明论》中说："月始生则血气始精，卫气始行；月郭满，则血气实，肌肉坚；月郭空，则肌肉减，经络虚，卫气去。"这是人体的生理功能和机能状态（人体的阴阳）随着环境因素（环境阴阳）的变化而变化的月节律。《灵枢·顺气一日分为四时》中说："春生、夏长、秋收、冬藏，是气之常也，人亦应之。"这是人体的生理功能和机能状态（人体的阴阳）随着环境因素（环境阴阳）的变化而变化的年节律。这就说明，在正常的情况下人体的阴阳有随着环境阴阳的消长（变化）而同步消长（变化）的规律。

异常的情况下，环境阴阳的变化则可引起人体阴阳二气关系的失调，而这也正是中医学认为人体疾病产生的原因。中医学始终运用整体联系的观点，把人与环境看成是一个协调、统一的整体，认为人体的生命活动与环境因素的变化息息相关，环境因素的变化影响着人体的阴阳，环境因素的异常变化是导致人体内阴阳二气关系失调的根本原因，而疾病则是由于人体内阴阳二气关系失调的结果。具体来说，就是当环境阴阳的变化处于协调与平衡时，人体的阴阳二气也维持着协调与平衡，因而人体保持着阴阳平和的健康态；反之，当环境阴阳的变化失去了协调与平衡时（如"六气"变为"六淫"），人体的阴阳二气也将失去协调与平衡，人体的生理功能和机能状态就会出现不受制约的过度增强或过度减弱，从而使人体产生疾病。由此可见，中医学在研究人体的健康和疾病时，总是运用整体联系的观点，将人体的健康和疾病放在人体与环境（天）之间、放在人体各部分之间的相互关系中去认识。在中医学看来，健康就是人体与环境之间以及人体各部分之间的关系保持协调、和谐的状态，而疾病则是人体与环境之间以及人体各部分之间的关系不协调、不和谐的状态。

从中医学对人体健康和疾病的认识中不难发现，中医学实际上是一门研究人体的机能状态随着环境因素的变化而变化的状态医学。人体的机能状态是人体与环境之间相互关系的一种表现和反映，人体与环境之间存在着什么样的相互关系，人体就会表现出与之相应的机能状态。适宜的环境中，人体对环境因素的变化是适应的，因而保持着阴阳平和的健康态；而疾病则是由于环境因素的变化，人体对环境的不适应而出现的人体机能状态的异常（由人体阴阳二气关系的失调而引起）。这样，中医学将疾病产生的原因归结为外界环境因素的异常变化，如自然环境因素的"六淫"和社会环境因素所致的人的"七情"过激等，也就不难理解了。由于中医学在认识和研究人体的健康和疾病时，总是将人体的健康和疾病放在天人关系中（即人体与环境的相互关系中）整体地加以考察，因此人们又将中医学称为整体医学或天人医学，这就与西医学在研究人体的健康和疾病时将人体与环境对立起来，割裂人体与环境的关系，把疾病看成是人体结构异常的结构医学观是截然不同的。中西医学健康观与疾病观的不同，实质上是由中西医学研究对象的"道"与"器"的不同所决定的。

三、"道"与"器"的不同决定着中西医学的根本差异

中医学是一门整体医学，整体医学总是运用整体研究的方法，将人体的各种功能及现象归结到人体整体的作用与联系之中；而西医学是一门还原医学，还原医学总是运用还原研究的方法，将人体的各种功能及现象归结到人体的形态结构之中。比如临床上表现为胸胁胀满、善太息、情志不畅、纳呆腹胀、便溏不爽、腹痛泄泻等症状（现象）的患者，中医学常常诊断为"肝脾不调"或者"肝胃不和"，西医学则通常认为是"胃炎"或"肠炎"。"肝脾不调"或者"肝胃不和"就是肝与脾或者肝与胃之间的关系不协调、不和谐，是人体各部分（肝与脾或肝与胃）之间关系的异常，而"胃炎"或"肠炎"则是关于人体形态结构异常的诊断。为什么同样的一种人体的功能和现象，中西医学的认识会有如此的差异呢？原因就在于中西医学医学观的不同。中医学是一门探求天人之"道"的医学，而西医学是一门探讨人体之"器"的医学，研究对象的"道"与"器"的不同，决定了中西医学医学观的不同，也决定了中西医学的研究方法——整体研究方法与还原研究方法的差异。

人们的思维方式和对世界的认识总是自觉或不自觉地受一定哲学观念的支配。发源于近代西方的现代自然科学（包括西医学）是一门研究物质结构的"器"的科学，它的理论是建立在西方哲学结构决定论物质观基础之上的，结构决定论物质观起源于古希腊"实体（原子）论"物质观。结构决定论物质观认为，结构是物质存在的形式，所有的功能都是由结构产生和决定的，所有的功能及其现象都必须也只能从物质的结构中去

寻找根据。这样现代科学在研究物质的功能及其运动变化的规律时就必然会用还原分析的方法，将其归结到物质的结构，由此形成了西方科学所特有的重视实证、讲求精确实验的方法。而中医学是一门探求天人之"道"的科学，它的理论是建立在中国传统文化关系决定论物质观基础之上的，关系决定论物质观滥觞于中国古代"元气一元论"物质观。关系决定论物质观认为，物质的存在除了结构的存在方式之外，还有关系的存在方式，而决定物质功能的则是事物之间的相互关系。这样，中医学在研究物质的功能及其运动变化规律时就必然不会将其归结到物质的结构上，而是从事物之间的相互关系中去寻找根据，这就是中医学整体研究的方法。

整体研究的方法是中医学特有的一种研究方法。用整体研究的方法来研究人体生命的活动规律，就是把人体的整体性作为认识和研究的对象，研究人体与环境、人体的各个部分作为一个整体怎样表现出协调一致的运动，因此，它是以不破坏人体的整体性为前提条件的。我们说中医学是一门整体医学，就是因为中医学在研究人体生命活动的规律时没有破坏人体的整体性，它所考察和研究的对象主要是人体的整体功能。整体功能是组成人体的各个部分在整体的相互联系与相互作用中所产生的功能，如人体的生命功能、中医学所说的人体各脏腑的功能（如心主血脉的功能、肺主呼吸的功能、脾主运化的功能、肝主疏泄的功能等）就是由组成人体的各个部分在整体的相互联系与相互作用中所产生的功能，因而都属于人体的整体功能。考察和研究人体的整体功能，就必须始终将组成人体的各个部分放在与整体（包括与环境）的相互关系中去进行，即将人体看成是一个有机联系的整体来加以认识和研究，由此形成了中医学在研究方法上的重视心悟、讲求思辨的特点，这就与西医学在研究人体生命活动的规律时割裂人体与环境、人体各部分之间的关系，用孤立、静止的观点将人体"拆解"开来单独地去进行研究的还原分析法存在着截然的不同。

通过"象"来认识和推测事物的运动、发展和变化的规律是中国古代认识论认识事物的基本途径。所谓的"象"，就是事物运动、发展和变化的过程中表现出来的现象。与现象相对的是事物的本质。西方哲学认为，现象是人们观察到的主观的东西，本质是隐藏在现象背后的客观规律，而现象往往会掩盖事物的本质，因此本质与现象是分离的（这在哲学上称为"主客二分"）。西方哲学将这种隐藏在现象背后的本质也称为本体，西方哲学之所以认为本质与现象是分离的，就是因为西方哲学把本体看成是一种实体结构，即中医学所说的"器"。西医学是一门研究物质（人体）结构的"器"的科学，因此，西医学总是透过现象去认识事物的本质和规律。中医学则将现象看成是事物本质的外在表现，而将本质看成是事物之间的相互关系。如地球上一年四季春、夏、秋、冬气候变化的现象，自然界万物呈现出来的生、长、化、收、藏的现象，是地球与太阳之间相互关系变化的外在表现；人体生命活动的过程中出现的日节律、月节律与年节律的现象，是人体与地球、太阳、月球之间相互关系变化的外在表现等。因而，事物的本质（规律）与现象是统一的（这在哲学上称之为"主客相融"）。

不难发现，事物之间有什么样的相互关系，就会表现出什么样的现象，反之事物表现出什么样的现象，事物之间就会有什么样的相互关系，现象是对事物之间相互关系的反映。古人说"见一叶落而知天下秋","一叶落"是人们观察到的自然现象,"秋"虽然是自然界气候季节的变化,但它所反映的却是地球与太阳之间一种特定的相互关系。可见,"象"的背后的本质是"关系",从本体论的角度讲,"象"的背后的本体是"道"而不是"器",因此人们认识事物关系规律的"道",就必须从观察和研究事物表现出来的"象"开始。《黄帝内经》中说"候之所始,道之所生",正是对"象"与"道"的关系的深刻揭示。中医学是探求天人之"道"的医学,研究人体与环境之间的相互关系,研究人体各部分之间的相互关系是中医学研究的主要内容,表现在对人的生命和疾病的本质与规律的认识上,就是认为"有诸内者,必形诸外",人体的生理与病理现象是人体生命和疾病本质与规律的外在表现,人们通过人体表现出来的生理与病理现象就可以认识人的生命和疾病的本质与规律。中医的辨证论治就是通过疾病表现出来的现象来认识疾病的本质与规律的,人们通过分析疾病的症或证候表现,就能够推测出反映疾病本质规律的"证"。通过疾病的现象去认识疾病的本质和规律,归根到底,是由中医学是探求天人之"道"的医学本质所决定的。

因此,中医的辨证论治,从根本上讲,辨的其实是人体与内外环境的相互关系。人们常说,辨证论治是中医学的一个重要特色,那么,中医学治病为什么要用辨证论治呢?我们知道,中医学是一门研究人体机能状态的医学,因此,中医的辨证,最重要的就是要辨别人体疾病的机能状态,如疾病的阴阳、寒热和虚实等。而人体的机能态又是人体与环境之间关系的一种表现和反映,人体与环境之间存在着什么相互关系,人体就会表现出与之相应的机能状态。生理情况下,人体的生理功能和机能状态有随着环境因素的变化而呈现出日节律、月节律与年节律的变化;疾病情况下,随着病情的进展,人体与内外的环境的关系也在不断地发生着改变。因此,疾病过程中人体的机能状态就不是一成不变的,而是会随着病情的变化而不断地发生着变化,如原为热性的疾病随着病情的发展可能会变为寒性,原为实性的疾病随着病情的发展可能会变为虚性,原为阴性的疾病随着病情的发展可能会变为阳性等,这样就需要对疾病进行辨证,辨别疾病过程中人体不同的机能状态,再针对不同的疾病机能态进行调整,使之恢复到正常的人体机能态,即阴阳平和的状态。辨证论治体现了中医学恒动的疾病观,而恒动观正是"道"表现出来的一个重要特点。

现代医学对疾病的诊断通常需要依靠各种医疗仪器的检查,通过各种医疗仪器如血液的生化检查、病理学检查、医学影像学检查等,发现引起人体疾病的病因、病位、病性与病理变化等,从而做出人体相关疾病的诊断。而传统中医学诊断人体的疾病却主要是依靠医生的望、闻、问、切,通过望、闻、问、切的方法来收集疾病的症或证候的相关材料,以判断疾病在某一阶段的病因、病位、病性及病理变化,然后得出人体某一疾病的诊断。为什么同样是诊断人体的疾病,中西医学的诊断方法却有如此的差异呢?有人认为,中医学之所以运用望、闻、问、切的方法来诊断人体的疾病,主要是由于古人受制于当时医疗技术条件没有现代化的医疗诊断设备,用望、闻、问、切的方法和手段来诊断人体的疾病是古人不得已而为之,反映了中医学的落后和不科学。其实不然,在我们看来人们认识事物的手段和方法,归根结底取决于人们认识事物的对象,人们认识事物的对象不同，其研究的手段和方法也就各异。比如人们研究物理学的规律和现象，就需要借助于物理学的研究方法和手段，人们研究化学的规律和现象，就需要借助于化学的研究方法和手段等。

医学的研究亦同样如此。中西医学虽然都是研究人体生命规律的科学，但中西医学研究人体生命活动规律的对象却存在"道"与"器"的不同，这就决定了其研究手段和方法的各异。就疾病的诊断而言，西医学是一门研究人体之"器"（形态结构）的医学，因此西医学所说的疾病主要是指人体形态结构的异常，而诊断人体形态结构的异常，就必须借助各种医疗仪器的检查，如通过胃镜发现胃十二指肠溃疡，通过 B 超发现心脏二尖瓣狭窄等，而西医学对疾病的治疗也是通过各种手段去纠正人体的这些形态结构的异常。中医学是一门探求天人之"道"的医学，研究天人之间的关系，研究环境因素的变化对人体生理功能和机能状态的作用和影响是中医学研究的主要内容，因此中医学也称状态医学，中医学诊断疾病实际上是诊断人体机能状态的异常，如疾病的阴阳、寒热和虚实等，而诊断人体机能状态的异常就只能通过医生的主观感觉（如望、闻、问、切等）去察知和把握，中医学治疗疾病则是通过各种手段去调整人体的机能状态。由此可见，中西医学诊断和治疗疾病手段与方法的不同，其根本原因在于中西医学研究对象的"道"与"器"的不同以及由此而产生的疾病观的差异，而不是由于中医学"落后"或"不科学"的缘故。

中医学理论和认识的一个重要来源就是"天人相参"。《灵枢·岁露》中说："人与天地相参也，与日月相应也。"所谓的"人与天地相参"，就是说人们对于人体规律和现象的认识，可以参照、参阅或者参考对于天地规律和现象的认识来进行。"人与天地相参"是建立在人与天地同理的认识论基础之上的。所谓人与天地同理，就是说人与自然界（包括社会）具有相同或相似的规律和道理，自然界中的万事万物有什么样的规律和道理，人体也就有什么样的规律和道理。因此，人们可以参照或参阅天地万物的规律和道理来认识人体的规律和道理。比如《灵枢·邪客》中有"天圆地方，人头圆足方以应之；天有日月，人有两目；地有九州，人有九窍；天有风雨，人有喜怒"之说，人身小天地，人与天地之间具有某种全息对应的关系，故"天有五音，人有五脏。天有六律，人有六腑"，"地有十二经水，人有十二经脉"等，而中医学的精气理论、脏腑理论和经络理论等，就是古人在"天人相参"认识论的基础上运用"援物比类"的方法构建起来的。

认为天人之间具有相同或相似的运动变化规律，这在以还原论为认识论基础的西医学看来无疑是荒谬的，原因就在于西医学是一门研究人体形态结构的"器"的医学。从"器"的层面上看，人体有人体的运动变化规律，自然界有自然界的运动变化规律，人体的运动变化规律与自然界的运动变化规律是两种完全不同的运动变化规律。然而，中医学是一门探求天人之"道"的医学，研究人体与环境之间的相互关系，研究人体各部分之间的相互关系是中医学研究的主要内容，也是中医学研究和认识的对象。从天地万物相互关系的层面上讲，或者说从天人之"道"的层面上讲，人与自然界无疑都遵守着相同或相似的规律，这就是阴阳五行的运动变化规律。阴阳五行的运动变化规律如阴阳之间的相反与相成、互根与互用、消长与转化，五行之间的生克与制化等，都是人与自然界中的一切相互关系所普遍遵循的客观规律。正是因为人与天地之间具有相同或相似的规律和道理，人们也就可以参照或参阅天地万物的运动变化规律来认识人体的运动变化规律，人与天地相参是认识天人之"道"的重要途径。

四、中医学是以"道"为研究对象的医学科学体系

中医学是一门探求天人之"道"的医学，还表现在中医学对于人的起源问题的认识上。对于人的起源问题的认识，中医学继承和发展了中国古代元气一元论的思想，认为人与天地万物共同起源于天地之初的元气。元气即天地之初阴阳未分的混沌之气，也就是老子所说的"道"。如《素问·宝命全形论》中说："夫人生于地，悬命于天，天地合气，命之曰人。""人以天地之气生，四时之法成。"《庄子·齐物论》中亦说："天地与我并生，万物与我为一。"人与天地万物共同参与构成宇宙这个统一、有机的整体，这便是中国古代"天人合一"的思想。正是因为人与天地万物同源于气，所以古人认为天道、地道与人道是相互渗透、相互贯通的，于是，人与天地同理、人与天地相通、人与天地相感、人与天地相参等也就成为古人最基本的认识。正是在这一认识的前提下，使得中国古人在不断总结前人丰富医疗实践和经验的基础上，运用当时最先进的阴阳五行的哲学思想作指导，吸收并融合那个时代的天文、历法、地理、气象、物候、生物、农业、数学、物理、化学、水利等各门类的科学知识，建立起博大精深、独具特色的中医药学。

总之，东西方科学与文化对世界的认识和看法是不一致的。西方科学与文化将世界看成是由一个个相互独立、互不联系（或机械联系）的物体构成的个体的存在，研究的是个体（物体）的物理的、化学的或机械的运动规律，即"器"的运动规律；东方科学与文化则把世界看成是一个由相互联系着的万物组成的整体（系统）的存在，研究的是整体（系统）的运动规律，即"道"的运动规律。概言之，就是西方科学研究"实体"，东方科学研究"关系"，研究对象的"道"与"器"的不同，决定了东西方学术走上了两种不同的发展道路，形成了两种不同的学术体系。反映到医学领域，就是中医学以"道"为研究对象，发展并形成了以"道"为核心的独特的医学科学体系，而西医学以"器"为研究对象，发展并形成了以"器"为核心的独特的医学科学体系。中西医学乃至东西方科学与文化的差异，是由两者研究对象的"道"与"器"的差异所造成的。中医学是探求天人之"道"的医学，中华传统文化是探求天人之"道"的文化，"道"是中医学与中华传统文化的核心，破译了"道"，也就破译了中医学与中华传统文化的"基因"和"密码"。

论中西医学思维方式的差异

中西医学之间存在着深刻差异，而中西医学之间差异的实质归根到底又是中西医学思维方式的差异。那么，中西医学的思维方式到底存在着哪些差异呢？中西医学的思维方式为什么会存在这些差异呢？中医学和西医学作为一门科学，其产生和发展离不开其赖以生存的文化土壤。中西医学的思维方式与其各自母体的文化是一脉相承的，中西医学思维方式的差异实质上是东西方文化思维方式的差异。虽然东西方文化探索研究的都是宇宙、自然、社会与人的客观规律，但它们所探索研究的宇宙、自然、社会与人的客观规律的对象却是不同的。中国文化探索和研究宇宙、自然、社会与人的客观规律的对象是形而上的"道"，是"道"的客观规律；西方文化探索和研究宇宙、自然、社会与人的客观规律的对象却是形而下的"器"，是"器"的客观规律。研究对象的"道"与"器"的不同，形成了东西方人两种不同的思维方式，决定着东西方学术走上两种不同的发展道路，并因此形成了两种不同的学术体系。反映在医学领域，就是中医学以"道"为研究对象，发展并形成了以"道"为核心的独特的医学科学体系；西医学以"器"为研究对象，发展并形成了以"器"为核心的独特的医学科学体系，中西医学的差异最根本的是它们之间思维方式的差异。中西医学思维方式的差异主要表现如下。

一、中医重整体联系，西医重还原分析

一提到中西医学的思维方式，人们常常会说中医学的思维方式是整体联系的思维方式，而西医学的思维方式是还原分析的思维方式。整体联系的思维方式和还原分析的思维方式分别是中西医学最基本的思维方式。那么，什么是整体联系的思维方式，什么是还原分析的思维方式呢？整体联系的思维方式，就是人们在认识和研究事物及事物的运动变化规律时，运用的是整体的而不是分割的、联系的而不是孤立的观点的一种思维方式。还原分析的思维方式则正好与之相反，就是人们在认识和研究事物及事物的运动变化规律时，运用的是分割的而不是整体的、孤立的而不是联系的观点的一种思维方式。从医学模式的角度讲，人们常说中西医学是两种不同的医学模式，而正是由于中西医学这种整体与还原思维方式的差异，形成了中西医学两种不同的医学模式。中医学属于整体医学的医学模式，而西医学属于还原医学的医学模式。

中医学为什么要用整体联系的思维方式，西医学为什么要用还原分析的思维方式呢？根本原因在于中西医学研究对象的"道"与"器"的不同。中医学的研究对象是"道"，"道"所反映的是事物之间的相互关系，"道"的整体联系性决定了中医学要用整

体联系的思维的方式；西医学的研究对象是"器"，"器"即事物的形态结构，"器"的这一特点决定了人们在研究它的运动和变化规律时，要将一事物从与其他事物的联系中分割开来孤立地去进行研究，即用还原分析的方法去进行研究。中医学整体联系的思维方式与西医学还原分析的思维方式首先表现在对天人关系的认识上。中医学整体联系的思维方式在对天人关系的认识上，就是将人与环境（包括自然环境与社会环境）看成是一个有机联系的整体，人的本身就是环境不可分割的一个组成部分，人体与环境之间存在着密切的相互关系，这就是传统中医学天人合一的"天人一体观"，即天人一体的整体观。人与天地同源、人与天地同理、人与天地相通、人与天地相应及人与天地相参等是天人一体的整体观的主要内容。

人与天地同源，就是说人与天地万物共同起源于天地生成之初的某种原始的、混沌的本原物质，此即古人所说的"道"或"元气"。如《素问·宝命全形论》说"夫人生于地，悬命于天，天地合气，命之曰人"，"人以天地之气生，四时之法成"等。人与天地同理，就是说人与天地万物共同遵循着某种相同或相似的运动变化规律，如阴阳五行的运动变化规律等。人与天地相通，就是说人体与自然环境是相互联通的，自然界出现什么样的规律、变化和现象，人体也会出现相同的规律、变化和现象。人与天地相应，就是说人与天地之间存在着某种相互感应的现象，人能够感知各种环境因素（包括自然环境与社会环境）的变化，并对环境因素的变化做出包括生理的、思维的、情感上的反应。人与天地相参，则是说人体的规律和现象与自然界的规律和现象可以相互参照或参阅，自然界的规律和现象可以用来说明人体的规律和现象，反之，人体的规律和现象也可以用来说明自然界的规律和现象。在天人一体的整体观看来，人与天地之间之所以能够成为一个统一的整体，其根本原因就在于人与天地之间有一种无形的"气"为中介，发生着感应、震荡和传递的作用，故古人有"通天下一气耳"之谓。

西医学还原分析的思维方式表现在对天人关系的认识上，就是将人与天严格地区分开来，由此形成了天人关系的"天人两分观"或"天人对立观"。"天人两分观"或"天人对立观"在研究人体生命运动的规律时，总是将人与环境看成互不相干甚至完全对立的两个部分，认为人体有人体的运动变化规律，自然界有自然界的运动变化规律，人体的运动变化规律与自然界的运动变化规律是两种完全不同的运动变化规律，不能用人体的运动变化规律来解释和说明自然界的运动变化规律，更不能用自然界的运动变化规律来解释和说明人体的运动变化规律。"天人两分观"不承认人与环境之间存在着以无形的"气"为中介的相互感应，如果说人与环境存在着某种相互联系与相互作用的话，那也是人体与环境之间以有形的物质、能量为中介的机械的相互作用，如人体与环境之间物质、能量的代谢交换，以及人体与环境之间物理的、化学的、生物的作用等。西医学仅仅把人看成是一个生物学意义上的人，把人体看成是一个进行着各种生化反应的"工厂"，而不是一个有血有肉、具有思维和情感、能够与环境进行各种交流互动的活生生的人，这就与中医学天人一体的整体观是根本不同的。

中医学的整体观不仅将人与环境看成是一个统一的整体，而且将人体的本身也看成是一个相互联系、相互作用的有机整体。中医学认为，人体是一个有机的系统，人体的各个部分在结构上是不可分割的，在功能上是相互联系的，在病理上是相互影响的；人体的每一部分都是机体有机的组成成分，都不能离开人的整体而独立地存在，机体的任何功能活动都是建立在与其他功能活动相互联系的基础之上，处于统一的形气转化的整体联系之中。在中医学看来，人体是一个以五脏为中心，通过经络系统"内属腑脏，外络肢节"的作用，把人的六腑、五体、五官、九窍、四肢百骸等各组成部分有机地联系起来，并在神的调节作用下完成生命活动的有机整体，这就是中医学所特有的形神一体的整体观。与中医学把人体看成是一个不可分割的整体相反，西医学把人体看成是一台可以任意拆分的"机器"，人体的各个部分（如人体的各个组织、器官等）就如同是被安装在这台机器上的各种不同的"零件"，而人体整体的生命活动则是这台机器上各个零件的功能相加在一起的总和。这样，人体整体的生命活动就可以将组成人体的各个部分拆解开来单独地去进行研究，通过部分去了解整体，这便是西医学对于人体认识的还原分析观。还原分析的方法也是现代科学认识事物的基本方法，整个西方近代自然科学的产生，正是建立在还原分析方法的基础之上的。

中医学整体联系的思维方式与西医学还原分析的思维方式还表现在对人体功能与现象的不同认识之中。西医学把一切人体的功能和现象都归结为人体的某一结构所产生，在结构与功能的关系上，认为结构决定功能，没有脱离结构而独立存在的功能，因此西医学在对人体功能和现象的认识上就是不断地还原，将人体的一切功能和现象都归结或还原到某一最小的结构单元上，并从这一结构单元做出解释和说明。把生命功能看成是由蛋白质或基因所产生和决定，甚至将人的思维、意识、情感、心理活动等也看成是由人体某种特定的物质或结构所产生和决定，无疑是西医学还原论思维方式在生命观中的表现。中医学则把人体的生命功能（包括人的思维、意识、情感、心理活动等）看成是人体的整体功能，整体功能是由组成人体的各个部分在整体的相互联系与相互作用中所形成的功能，因此研究人体的整体功能，就只能将其放在人体的各个部分的相互联系（包括与环境）中去进行，也只有用整体联系的方法去进行研究，才能认识和了解人体的整体功能。中医学将人体的生命功能看成是由人体的气或精气所产生，而气或精气正是古人抽象出来的人体的各部分之间相互关系的总和，体现了中医学整体联系的思维方式。

中医学整体联系的思维方式与西医学还原分析的思维方式也表现在中西医对健康和疾病的不同认识之中。中医学主要从人体与环境相互关系的角度来认识和理解人体的健康和疾病。中医学在研究人体的健康和疾病时，总是运用整体联系的观点，将人体的健康和疾病放在人与天的相互关系中、放在人体内各部分之间的相互关系中去加以认识，认为健康就是人体对环境的适应，是人体机能状态的阴阳平衡；而疾病则是人体对环境的不适应，是人体机能状态的阴阳失衡，疾病的本质是人体对环境关系的不适应（因各种环境因素的变化）而导致的人体机能状态的异常，如人体的阴阳、寒热与虚实的偏颇等。因此，人们常把中医学称为整体医学或天人医学。相反，西医学在研究人体的健康和疾病时，总是割裂人体与环境的关系，将人体与环境分离开来孤立地去进行研究，认为健康就是人体形态结构的正常，而疾病则是人体形态结构的异常。由于西医学是一门以研究人体形态结构为主的医学，人们又常常把西医学称之为结构医学。结构医学在研究人体的疾病时总是将人体的疾病归结、还原到人体一定的形态结构上，这也是人们将西医学称之为还原医学的一个重要原因。

中医学整体联系的思维方式表现在对疾病的诊断中，就是将疾病的现象与疾病的本质联系起来，认为"有诸内者，必形诸外"，疾病的现象是疾病本质的外在表现，因此人们可以通过疾病的现象去认识疾病的本质；而西医学在诊断人体的疾病时，往往将疾病的现象与本质割裂开来，认为疾病的现象并不能反映疾病的本质，甚至会掩盖疾病的本质，因而西医学就常常是透过疾病的现象去认识疾病的本质。疾病的现象往往表现为一定的症状与体征（症或证候），而究其实质乃是人体的生理功能出现了异常。西医学是建立在结构决定论物质观基础上的结构医学，因此西医学总是将人体生理功能的异常归结到人体形态结构的改变上，在诊断人体的疾病时，就必然要找到人体器质性改变的证据，把一切疾病的现象都归结到人体形态结构的改变上，是西医学还原分析思维方式的一个主要特点。中医学是建立在整体观念基础上的状态医学，在中医学看来人体生理功能的异常总是由人体机能状态的改变引起的，而人体机能状态异常改变的原因又在于人体与环境之间关系的失常，如自然环境的六淫及人的七情等。这样中医学在诊断人体的疾病时，就不会去检查人体形态结构的异常，而是运用整体联系的观点，从人体与环境、人体各部分之间的相互关系中去寻找人体疾病产生的原因。

中医学认为，人与环境是一个有机联系的整体，故在疾病的治疗上就必须考虑环境因素对人体的影响。《素问·疏五过论》中说："圣人之治病也，必知天地阴阳，四时经纪。"《素问·五常政大论》说："故治病者，必明天道地理，阴阳更胜。"因此，治疗疾病就必须做到"必先岁气，勿伐天和"，要考虑季节（天时）的因素对人体的影响，同时也要考虑到地域的因素。不同的地理环境、气候特点、社会文化形成不同的体质偏颇和性格特征，如西北高原地区的人多体格强壮、性格粗犷，而东南沿海地区的人多体质纤弱、多愁善感，这就需要针对不同的人群使用不同的治疗原则和用药方法。"西北之气，散而寒之；东南之气，收而温之"，是《黄帝内经》对这种原则和方法的高度概括，否则，"治不法天之纪，不用地之理，则灾害至矣"。中医学之所以形成不同的学术流派，如脾土派、滋阴派、火神派、伤寒派、温病派等，并不是由于中医学天然地存在着某些门户之见，而是由不同地域的地理环境、气候特点、社会文化等因素决定的。而西医学在治疗人体的疾病时，就很少会考虑人与环境、地域、气候的关系，不论何时，也不论何地，同一种疾病一般都会采取同一种方法来加以治疗。

中医学认为，人体的本身也是一个有机联系的整体，人体任何一个部分的疾病都不是孤立的，都是与人体的其他部分紧密地联系在一起的。在对整体与部分关系的认识上，中医学认为整体决定部分，人体的局部或部分（如人体各脏腑、组织、器官等）结构或功能的病变往往是由整体关系的失常（如阴阳、气血的紊乱等）而引起的，故中医学在治疗人体的疾病时总是将局部（部分）与整体联系起来，并着眼于人的整体，通过调整整体的关系来纠正局部（部分）的病变，这是中医学治疗疾病最基本的思维。西医学则不同，在西医学看来，整体的疾病往往是由局部的病变引起的，在整体与局部（部分）关系的认识上，认为部分决定整体。因此，西医学治病多是偏重于人的局部而忽视人的整体，将局部与整体分割开来，认为局部的病灶消除了，整体的疾病也就痊愈了，这样西医学治疗疾病往往会陷入一种"头痛医头，脚痛医脚""只见树木，不见森林"的境地，中西医治疗观念的不同由此可见一斑。

总之，中医学在治疗人体的疾病时总是运用整体的观点，强调因时、因地、因人制宜，要从整体出发，从人体与环境的关系出发，全面了解和分析病情，不但要注重病变局部的情况、病变所在脏腑的病理变化，更要注重病变脏腑与其他脏腑的关系，把握整体阴阳气血失调的情况，并从协调整体阴阳、气血、脏腑平衡的关系着手，扶正祛邪，辨证施治，消除病邪对全身的影响，切断病邪在机体脏腑之间所造成的连锁病理反应，通过整体作用于局部，达到消除病邪、治愈疾病的目的。中医学整体联系的思维方式是中国人整体观念的产物。中国人的整体观念反映到社会生活和人的精神领域，就是中国人尊崇集体，注重家庭和社会，强调社会整体的和谐，认为个人的价值应当体现在社会和集体之中，由此形成了中国人爱国爱家、天下为公、以天下为己任的家国情怀和含蓄内敛、克己奉公、乐于奉献的美好品德。西方人的还原分析观反映到社会生活和人的精神领域，就是西方人以个人为中心，强调民主和人权，追求个人的自由、个性的解放，将个人的利益置于国家和社会的利益之上，当代西方的价值观念就是这种思维方式的集中体现。

二、中医学论"虚"，西医学指"实"

"虚"与"实"是相对而言的。所谓"实"，即实在，也就是实体的存在，指的是看得见、摸得着、测得到，用实证检测的方法能够证实的客观存在。所谓"虚"，即非实在，也就是非实体的存在，指的是看不见、摸不着、测不到，用实证检测的方法不能证实的客观存在。中医学论"虚"，西医学指"实"，就是说，中医学看待事物、思考问题往往习惯于或着眼于非实体的存在，而西医学看待事物、思考问题往往习惯于或着眼于实体的存在。中医学论"虚"、西医学指"实"是中西医学理论最根本的特征，中医学理论的现代认识和研究，一个最大的误区就是运用西医学这种指"实"的思维方式。

阴阳、五行学说是中国古代哲学用来解释和说明世界的组成及事物的运动、发展和变化规律的学说。阴阳指的是事物属性相反且相互关联的两个方面，五行反映的是自然界各种事物之间相生相克的相互关系。阴阳与五行的特点是"有名而无形"，其实质是古人抽象出来的用来说明自然界事物相互关系的模型，目的是运用这一模型来解释和说明自然界一切事物的运动、发展和变化的规律。然而，在对阴阳与五行的现代研究中，人们却常常习惯于用西医学指"实"的思维方式将阴阳或五行归结为某种实体结构的物质。比如，阴阳就是自然界或人体内某种属阴或属阳的物质成分，当人体内属阳的物质成分增多时，人体表现为兴奋的机能状态，而当人体内属阴的物质成分增多时，人体则表现为抑制的机能状态；五行亦简单地理解成自然界中木、火、土、金、水五种不同的基本物质，自然界的万事万物就是由这五种基本的物质构成的。实践证明，这种用"结构物质观"来解析中医阴阳或五行的做法，其实是没有真正弄清中医阴阳与五行的实质，其结果只能把中医阴阳或五行的研究引入歧途。

在对中医的气、脏腑与经络的现代研究中，人们也总是要去寻找到古人所说的气、脏腑和经络的物质结构基础。比如，古人说气是一种存在于人体内的、肉眼难以见到的精微物质，因此气的现代研究就一定要在人体内找到这样的具有活力的精微物质，如果不能够在人体内找到这样的活力物质，那么所谓的气就是古人无端的妄说。又比如，古人说经络是一种纵横交错于人体内的运行人体气血的通道，因此经络的现代研究就一定要在人体内找到这样的管道结构，如果不能在人体内找到这样的管道结构，那么所谓的经络就是古人凭空的杜撰。再比如，古人说人体内存在着肝、心、脾、肺、肾的五脏，因此脏腑的现代研究就一定要与现代解剖学的肝、心、脾、肺、肾等脏器对应起来，如果说中医的五脏与解剖学的五脏不相符合，那么中医学所说的五脏就是子虚乌有。实际上，这是一种典型的西医学指"实"的思维方式，用这种思维方式来对中医的气、脏腑和经络进行研究，就必然会得出中医学不科学的结论。其实，气、脏腑和经络等是人体内一种非实体的存在，是古人在头脑中虚拟的与人体的某种（或某类）整体功能相对应的功能主体的模型。在医学理论的构建上，中医学论"虚"，西医学指"实"，论"虚"是中医学构建理论的一个重要特点。

中医学论"虚"，西医学指"实"也体现在中西医学对疾病的诊断之中。人们的认识取决于人们的思维方式，就疾病的诊断而言，临床上对于同一患者的同一疾病，由于中西医学思维方式的不同，对疾病的诊断就有可能完全不同。比如，临床上表现为胸胁胀满、善太息、情志不畅、纳呆腹胀或便溏不爽、腹痛泄泻的患者，由于西医学是建立在结构决定论物质观基础上的结构医学或还原医学，把一切疾病的现象都归结或还原到具体的物质结构的基础之上是西医学对疾病诊断的基本特点，因而诊断为胃炎或肠炎，胃炎或肠炎就是基于人体形态结构的诊断，是人体胃或肠的炎症性改变。而中医学是建立在天人关系基础上的状态医学或整体医学，认为疾病是人体对环境的不适应，是人体脏腑气血的阴阳失和，因而中医学在诊断人体的疾病时总是从人体与环境、人体各部分之间的相互关系中去寻找根据，对于上述疾病中医学常诊断为肝脾不调或肝胃不和，肝脾不调或肝胃不和就是肝与脾或肝与胃之间关系的不协调、不和谐，是人体各部分（肝与脾或肝与胃）之间关系的异常。比较中西医学对疾病的诊断，不难发现，中医学论"虚"，西医学指"实"，论"虚"是中医学诊断最基本的特点。

人体的生命活动总是表现为一定的现象，因此无论是中医还是西医，其研究人体生命活动的规律都是从人体生命活动的过程中表现出来的现象着手和开始的。然而，人体生命活动现象背后的本质是什么？或者说人体生命活动现象背后的本体是什么？受西方科学结构决定论物质观的影响，西医学将人体生命活动现象背后的本质或本体归结为"器"，人体一切功能和现象都必须从人体的形态结构中去做出回答，从结构中去寻找人体生命活动规律的本质。这正是西医学指"实"的思维方式。中医学的物质观是关系决定论物质观。受关系决定论物质观的影响，中医学将人体生命活动现象背后的本质或本体归结为"道"，认为决定人体功能和现象的是"道"而不是"器"。因此，中医学总是从人体相互关系的角度去说明人体生命活动的规律，而人体的各种相互关系就是一种非实体的存在。中西医学研究对象的"道"与"器"的不同，决定了中医学论"虚"而西医学指"实"。论"虚"与指"实"，既反映了中西医学两种不同的理论形态，更是"道"与"器"的本质特征的体现。

英国著名的科学哲学家波普尔认为，判断科学与非科学的标准是是否具有可证伪性，即凡是科学的理论都具有可证伪性，而非科学的理论都不具有可证伪性。因此，有人认为中医是不科学的，原因就在于中医理论不可证伪，比如中医的经络，显微镜下看不见，解剖刀下找不到，既无法证实，也无法证伪。实际上，波普尔的科学观是在总结西方科学特点的基础上提出的，研究对象的可证伪性，正说明了西方科学指"实"的特点，因为只有研究的对象是实在的，才有被证伪的可能。但是如果人们认识的事物对象是非实在的，如中医学所研究的代表事物之间相互关系的"道"，其精气理论、脏腑理论与经络理论等就是既不能被证实，也不能被证伪的。中西医学代表的是两种不同的科学体系，它们的研究对象是不同的，因此就不能用西方科学的特点和标准来衡量和要求中医，而那样做的本身就是不科学的。还有人将中医与风水和迷信混为一谈，理由是风水与迷信中所说的鬼神也是看不见、摸不着，是既不能被证实，也不能被证伪的，这是完全错误的。科学与非科学的根本区别在于它是否揭示的是事物的本质和规律，科学是对事物本质和规律的正确揭示，非科学是对事物本质和规律的歪曲反映，这可以将中医学与风水迷信划清界限。

三、中医重思辨，西医重实证

在对人体的生命现象和生命运动规律认识的过程中，中医学常常运用抽象思辨的研究方法，而西医学多采用实证研究的方法。爱因斯坦认为，近代的西方科学立足于两个基本的支点：一个是古希腊人发明的建立在欧氏几何学基础上的形式逻辑，另一个是源于欧洲文艺复兴时期形成的实证研究。形式逻辑（逻辑思维）是与西方的还原分析的认识论相一致的思维方式，稍后我们还要加以论述。实证研究是用实验的方法加以证实和检验，受现代科学方法论的影响，人们一直认为一切认识或知识都必须经过实证（而不是实践）的检验，只有经过实证检验的结果才是科学的、可信的，而一切没有或者不能通过实证检验的结果都是不可信的，因而也是不科学的。这样就把以思辨研究为主的中医学一下归类到了玄学甚至是迷信。

实际上，实证研究与思辨研究只是人们研究事物的两种不同的方法，也是人们两种不同的思维方式。人们研究事物的方法和思维方式取决于人们认识事物的对象，人们认识事物的对象不同，所采取的研究方法和思维方式也就各异。一般说来，如果人们认识的事物对象是以实体的方式存在着的，因为以实体的方式存在着的事物对于人们的认识来说是具体可知的、可感的或可测的，就可以采取实证研究的方法。但是如果人们认识的事物对象是以非实体的方式存在着的，如事物之间的相互关系等，对于人们的认识来说就不是具体可知、可感与可测的，因而就只能采取抽象思辨的方法。中西医学虽然都是研究人体生命运动规律的科学，但中西医学研究人体生命运动规律的对象却是不同的。中医学研究人体生命运动规律的对象是"道"，"道"看不见、摸不着，是既不可知、又不可感、更不可测的"形而上"的关系的存在，如人体的阴阳、脏腑与经络等；西医学研究人体生命运动规律的对象是"器"，"器"看得见、摸得着，是既可知、又可感、更可测的"形而下"的实体的存在，如人体的细胞、组织和器官等。这就决定了西医学研究人体生命运动规律的方法是实证的方法，而中医学研究人体生命运动规律的方法只能是抽象思辨的方法。

抽象思辨的研究方法和实证的研究方法常常是许多中西医理论的重要来源。以"心主血脉"的理论为例，"心主血脉"的理论是中西医学的共同认识，但它却是由中西医学分别运用抽象思辨与实证研究的方法得出的。"心"为什么能够主血脉？西医学运用实证研究的方法，通过解剖学的手段将人体打开，看到心脏与血管之间组成一个闭合的回路，通过心脏的收缩和舒张，人体内的血液就在这个闭合的回路中循环地流动，因而得出了"心主血脉"这一理论认识，这便是西医学实证研究的方法。中医也认为"心主血脉"，但中医学所说的"心"并不是西医解剖结构的心脏，而是古人在头脑中虚拟出来的一个在人体内主管着所有性质属"火"的人体功能与现象的"模型"脏腑。古人在长期的临床观察中发现，血脉在人体内运行的现象具有像火一样的性质和特点：首先，血液在脉管中流动，具有像火一样"运动"的特征；其次，在脉管中流动着的血液是红色的，具有像火一样"红色"的特征；再次，在脉管中流动的血液是温热的，具有像火一样"温暖"的特征。因此，中医学就认为血液在人体内运行的现象即归属于人体属火的脏腑"心"所统领和主管，"心主血脉"的理论即由此产生，这就是一种典型的抽象思辨的思维方式。

医学研究的是人体的生命活动，研究人体的生命活动就要研究人体各部分之间的相互作用与相互关系，对人体各部分之间的相互作用与相互关系的研究，就体现了中医学抽象思辨的研究方法与西医学实证的研究方法的不同，可以用研究心与肾、肝与脾之间的相互关系为例来加以说明。心与肾、肝与脾在西医看来是人体两对实质性脏器，即心脏与肾脏、肝脏与脾脏，西医学研究它们之间的相互关系，所采取的即是解剖观察、实验检测等实证研究的方法。而在中医学看来，所谓的心与肾、肝与脾分别代表的是主管人体属火与属水、属木与属土不同功能系统的"模型"脏腑，并不是人体内的实质性脏器，因此研究它们之间的相互关系就只能依靠抽象思辨的方法。比如，中医学认为心属火而肾属水，正常的情况下，心火下降于肾，以温肾水，可使肾水不寒，肾水上济于心，以滋心火，可使心火不亢，心肾之间的这种水火既济的关系，叫作心肾相交；病理的状态下，如肾阴不足，不能上滋于心，或者心火亢于上，不能下交于肾，心肾之间便会失去这种水火既济的关系，则谓之心肾不交。又如，在肝与脾的关系的认识上，中医学认为，肝属木而脾属土，若肝木太亢，必乘脾土，是为肝木乘脾；或脾土壅盛，则必侮肝木，是为土壅木郁。此即中医学抽象思辨的研究方法。

在对疾病的诊断中，西医学往往运用实证检测的方法，而中医学则常常运用的是抽象思辨。比如，临床上一些表现为精神抑郁或烦躁易怒、胸胁胀满疼痛、善叹息、饮食不振、腹胀便溏、肠鸣矢气、腹痛泄泻或呃逆嗳气、吞酸嘈杂等症状的患者，西医学多是通过各种检查（主要是运用各种医疗仪器），例如通过胃镜检查发现患者的胃壁充血、糜烂，或者通过血液的生化检查发现有乙肝病毒，因而诊断为胃炎或乙型病毒性肝炎，如果检查没有发现人体有器质性异常，则会认为人体没有疾病，这是西医学实证思维方式的体现。中医学则不然，在中医学看来，精神抑郁或烦躁易怒、胸胁胀满与疼痛、善叹息等属于肝失疏泄，而饮食不振、腹胀便溏、肠鸣矢气、腹痛泄泻或呃逆嗳气、吞酸嘈杂等则属于脾失健运，上述证候是由肝失疏泄而导致的脾失健运，因而诊断为肝脾不调。肝失疏泄为什么能导致脾失健运呢？中医学认为，肝的五行属木，而脾与胃的五行属土，肝木太过则必乘脾土，也就是说，如果肝木的功能过于亢盛（如肝失疏泄），则必然对脾土的功能形成克伐而导致脾土的功能不足，中医学正是运用抽象思辨的方法得出肝脾不调这一诊断结论的。

四、中医重心悟，西医重理性

"心悟"是中医学独有的思维方式。何谓心悟？心悟，也称顿悟，就是人们对于所见到的某一现象或某一事实，用心去加以细细地揣摩和体悟，突然之间弄明白了或领悟到其中所蕴含的深刻道理，这一思维过程即为心悟或顿悟。与中医学的心悟或顿悟思维方式相区别的是，西医学在思维的过程中更注重理性，理性思维是西医学思维方式的一个重要特征。

心悟或顿悟的思维方式在中医学中是经常可以见到的。比如说，人们从盖上盖子的密封的水壶中水就难以倒出的现象中，领悟到风寒束肺、肺失宣肃所致的水肿、小便不通利、甚至大便闭塞的道理；从水流枯竭、水位下降的河流中船难以行驶的现象中，领悟到温热病热结津亏的便秘要用"增水行舟"的方法来加以治疗。又比如，人们从水由高处顺流而下的现象中，领悟到肺为水之上源；阳春三月，春风拂面，人们看到嫩绿的枝条在春风的吹拂下随风摆动，伸展、条达、舒畅而生机益然，领悟到肝主疏泄。再比如，人们从浮脉在指下的感觉为如循榆荚或如水漂木的现象中，领悟到浮脉主表；从沉脉在指下的感觉为如绵裹砂或如石投水的现象中，领悟到沉脉主里等，这些都是心悟法在中医思维中的生动体现。心悟法在中医思维中的广泛应用，还可从古人大量书籍的题名中反映出来，如朱丹溪的《丹溪心法》、薛己的《外科心法》、程钟龄的《医学心悟》、黄元御的《四圣心源》等。古人在医学领域里的许多心得或者发现，也都是在心悟的基础上产生的。

心悟或顿悟思维的本质是取象思维。取象思维也称象思维，象思维在认识和研究事物的运动规律时总是建立在一定的事物的"象"的基础之上的，"象"是思维的最基本的单元。象思维要求人们在思维的过程中，总是要观察事物表现出来的现象，或者对被考察、被研究的事物赋予以一定的形象，然后再利用人们观察到的事物的现象或人们对被考察、被研究的事物所赋予的形象来进行思维。比如说，人们研究气，总是先要赋予气一定的形象，中医学认为，人体的气或精气就像雾露一样地弥漫于人的全身，就是人们对于气或精气所赋予的形象；又比如，人们研究脏腑，也是先要赋予脏腑一定的形象，如中医学以肺象"金"，为诸脏之华盖，其位置最高，上通于鼻窍，外合于皮毛等，就是人们对肺所赋予的形象；再比如，人们研究经络，也是先赋予经络一定的形象，如人体的经络内属于脏腑、外络于肢节，就像大地上的河流一样纵横交错流布于人的全身，就是人们赋予经络的形象。人们对被考察、被研究的事物（如人体的精气、脏腑和经络等）所赋予的形象，中医学称之为"藏象"。中医的心悟或顿悟就是建立在人们观察到的事物的现象以及人们对被考察、被研究的事物所赋予的形象（"藏象"）的基础之上的。

盖上盖子的密封的水壶，水就不能从中倒出，是人们日常生活中观察到的一种现象，风寒外袭于肺出现小便不利、大便闭塞是人们在临床上观察到一种现象，比较两种不同的现象，人们发现它们之间有共通之处，再结合"肺为诸脏之华盖"这一形象，因而领悟到风寒束肺、肺失宣肃而致小便不通的道理。船在枯水的河道中难以行驶是人们在生活中观察到的一种现象，温热病热结津亏大便不行是人们临床上观察到的一种现象，比较两种不同的现象，人们发现它们之间有共通之处，因而悟出"增水行舟"法治疗温热病津枯便秘的道理。水从高处流下是人们观察到的一种自然现象，水液在人体内输布由上而下亦是人们观察到的一种生理现象，再结合肺在人的五脏六腑中位置最高这一形象，因而悟出了肺为人体水之上源的道理。阳春三月，树木的枝条在春风中飞舞，伸展、条达、舒畅是人们观察到的一种形象，肝属木，通于春季等则是人们赋予肝脏的形象，比较两种不同的形象，人们悟出了人体内肝主疏泄的道理。可见，中医的心悟或顿悟，"取象"是最基本的特征，通过对所取之"象"进行类比或比较，即所谓的取象比类，发现它们的共通之处，从而悟出对所要考察、研究事物的运动规律和功能作用，则是中医学心悟或顿悟思维的基本方法。

西医的理性思维又称为逻辑思维。逻辑思维有概念、判断和推理等三种不同的形式，逻辑思维的方法主要是归纳和演绎。如果说中医的心悟或顿悟思维是以事物的"象"作为最基本的思维单元，那么，西医的理性思维或逻辑思维则是以"概念"作为最基本的思维单元，人们运用理性思维或逻辑思维来思考问题总是在概念的基础上进行的。概念是对事物本质属性的概括和描述，反映的是一事物区别于它事物的质的规定性。比如说，人们要研究细胞、组织和器官之间的相互关系，就要弄清楚细胞、组织和器官各自的概念。在生物学中，细胞是生物体结构和功能的基本单位，组织是形态相似、结构和功能相同的细胞群，而器官则是由几种不同的组织按一定的次序联合起来，形成具有一定功能的结构，这就是细胞、组织和器官的概念。只有在弄清楚细胞、组织和器官各自概念的基础上，人们才有可能对细胞、组织和器官之间的相互关系做出判断和推理。比如说，组织都是由细胞构成的，器官则是由各种组织构成的，这就是人们在细胞、组织和器官各自的概念的基础上做出的判断，而器官也是由各种细胞构成的，则是在以上判断的基础上做出的推理。所以，概念是判断和推理的基础，所有的逻辑思维都是建立在概念的基础上的思维，运用概念来进行思维是逻辑思维最基本的特征，故理性思维或逻辑思维本质上是概念思维。

概念思维（逻辑思维）与心悟或顿悟思维（形象思维）实际上是西方文化的还原分析观与东方文化的整体联系观在思维领域的表现和反映。思维的本质是什么？思维的本质就是要建立不同事物之间的相互联系。西方文化的还原分析观与东方文化的整体联系观看待世界与事物的方式是完全不同的。西方文化的还原分析观常常把世界看成是由无限多个彼此独立、互不相干的事物（物体）组成的，就如同一架大机器上的各种不同零件组合在一起一样，如果说事物与事物之间有着某种相互联系与相互作用的话，那也是不同的事物之间机械的相互联系与相互作用。这样，西方文化的还原分析观就必然要求人们在思维的过程中，首先要将人们所研究或思维的对象（事物）从与它事物纷繁芜杂的联系中分割开来，从而形成一个个独立的思维"单元"，再在这些独立的思维"单元"的基础上去建立它们之间的相互联系，而概念正是这样一种思维"单元"的体现。概念思维或逻辑思维在对所要研究的对象（事物）进行思维之前，总是要将所研究的对象（事物）从与它事物的"质"的规定性中区别开来，由此形成一个个不同的"概念"，再用判断和推理的方式来建立这些不同"概念"之间的相互联系。概念思维或逻辑思维的思维方式与西方文化的还原分析观对世界的认识方式是完全一致的。

东方文化的整体联系观把世界看成是一个相互联系的、不可分割的统一整体。把世界看成是一个相互联系、不可分割的统一整体，则事物与事物之间就不会有明显的界线和分别，天地之间的万事万物就都遵循着相同或相似的"道"，即相同或相似的运动变化规律（如阴阳、五行的运动变化规律等）。天地万物之"道"又是通过"象"的形式表现出来的，不同的事物之间只要它们表现出来的"象"是相同的，那么它们的运动变化规律即"道"就是相同的。因此，人们比较不同事物表现出来的"象"，就可以认识它们的运动变化规律，这正是中医学取象比类方法的认识论基础，中医学许多对人体生命活动规律的认识就是通过取象比类的方法获得的。中医的取象比类，往往是将人体表现出来的现象与自然界的现象进行类比，通过类比，从自然之"象"所反映的自然规律中推导出与自然之"象"相类似的人体之"象"所反映的人体生命运动的规律，前面列举的许多取象比类的方法就是如此。这样，"象"就成为人与自然界相联系的纽带和桥梁，而心悟或顿悟思维正是建立在"象"的基础上的取象思维。不难看出，取象思维的实质是一种形象思维，"象"是心悟或顿悟最基本的思维单元，心悟或顿悟思维与东方文化的整体联系观对世界的认识方式是一致的。

中医的心悟或顿悟思维又是一种感性的思维。中医的心悟或顿悟思维首先要求人们对被认识的事物形成一种印象或形象，而在这种印象或形象形成的过程中，人的主观感觉和主观意识就会不可避免地参与其中。比如，中医学认为肺居高位，为诸脏之华盖，上通于鼻窍，外合于皮毛等，就是肺在人们头脑中形成的印象或形象（"藏象"），而在肺的这一印象或形象的形成过程中就离不开人的主观感觉和主观意识的参与。在研究肺的生理功能时，人们认为肺为水之上源，就是将肺的这一形象（如肺居高位）与自然界的有关现象（如水从高处顺流而下）相比较或相类比而得出的，而在这一比较或类比的过程中，也必然要求有人的主观感觉和主观意识的参与。正是由于中医的心悟或顿悟思维更多的是依靠人的体悟，而在这一过程中又"掺杂"有许多感性的成分，因此，中医心悟或顿悟思维是一种感性思维。而西医的逻辑思维则尽量排除人的"感性"成分，在思维的过程中它不是借助于事物的"形象"来直观地反映客观世界的规律，而是运用概念、判断和推理等抽象的方式来间接地揭示客观世界的本质。有人形容逻辑思维是一种

"闭上眼睛的思维"，这就更形象地说明了逻辑思维的理性特点。

中医的心悟或顿悟思维是一种形象思维或感性思维，而西医的逻辑思维或概念思维是一种理性思维，因而长期以来，人们一直认为西医的逻辑思维或理性思维要高于中医的心悟或顿悟的感性思维，西医的逻辑思维或理性思维是一种科学的思维而中医的心悟或顿悟思维是一种非科学的思维，因此主张用西医的逻辑思维或理性思维来取代中医的心悟或顿悟思维。这种认识是完全错误的。在我们看来，感性认识（即中医的心悟或顿悟思维认识）和理性认识（即西医的逻辑思维认识）只是人们对客观世界两种不同的认识方法，而不是认识的两个不同的阶段，更没有一种认识高于另一种认识的说法。就人们对客观世界的认识而言，人们对客观世界的认识方法取决于人们的认识对象，人们对客观世界的认识对象不同，其认识的方法也就各异。从现代认识的角度讲，西医学认识的客观世界的对象是简单的、线性的，而中医学认识的客观世界的对象是复杂的、非线性的，因而它们所运用的思维方式就应该是不同的。如一个和尚一天能挑 5 担水，按西医逻辑的、理性的思维方式则两个和尚一天能挑 10 担水，然而实际的情况却有可能是两个和尚一天也只能挑 5 担水，也有可能挑 15 担，原因就在于两个和尚组成了一个系统，西医那种逻辑的或理性的思维方式也就不再适合。

从传统认识的角度讲，中医学对客观世界认识的对象是"道"，揭示的是"道"的客观规律。对"道"的规律的认识，要求人们在思维过程中必须运用与其相一致的思维方式。"道"所反映的是事物之间的相互关系，从中医的"道"论看来，人与天地一体、人与天地一理、人与天地相通，因此人们就可以通过天地之道来认识人体之道，这便是人与天地相参。人与天地相参，讲求运用中医的心悟或顿悟的取象思维，在反复比较天地自然和人体表现出来的现象之后，突然悟出或明白了它们之间在道理上相通的地方，也就从天地之道中悟出了人体之道，是故古人的"医者，意也"道出了中医的这种只可意会、不可言传的心悟或顿悟思维特点。西医学对客观世界的认识对象是"器"，揭示的是"器"的客观规律，"器"是事物的形态结构，对"器"的客观规律的认识，同样要求人们在思维过程中运用与其相一致的思维方式。从西医的"器"论看来，人与天地相分、人与天地理殊、人与天地对立，这就要求人们对客观事物（包括人体）规律的认识要客观、理性地去加以把握，而逻辑思维的方法正是这种认识在人的思维领域的反映。

五、中医的恒动观，西医的静态观

所谓的"恒动观"，就是认为事物之间的相互作用及其运动规律总是时刻发生变动的，这种变动性表现在事物之间的相互作用及其运动规律总是随着时间、地点、条件的变化而不断地发生变化，在一定的时间、地点、条件下表现为一种形式的相互作用及运动规律，而在另一时间、地点、条件下则表现为另一种形式的相互作用及运动规律。也就是说，事物之间的相互作用及其运动规律总会因为时间、地点、条件的变化而发生变化，事物之间的相互作用及其运动规律具有变动性。所谓的"静态观"，就是认为事物之间的相互作用及其运动规律总是相对恒定的，主要表现在事物之间的相互作用及其运动规律是不会随着时间、地点、条件的变化而发生变化，在一定的时间、地点、条件下表现为一种形式的相互作用及运动规律，而在另一时间、地点、条件下仍然保持着同样的相互作用及运动规律。也就是说，事物之间的相互作用及其运动规律是不会因为时间、地点、条件的变化而发生变化的，事物之间的相互作用及其运动规律具有相对的稳定性。

中医的恒动观与西医的静态观首先表现在对各自考察、研究的客观规律对象的认识上。中医学是探求天人之"道"的医学，而西医学是研究人体之"器"的医学，研究对象的"道"与"器"的不同决定了中西医学之间最根本的区别。"道"所反映的是事物之间的相互关系，而事物之间的相互关系又常常是发生变化的，在一定的时间、地点、条件下表现为一种形式的相互关系，在另一时间、地点、条件又可能表现为另一种形式的相互关系，因此作为代表事物之间相互关系的"道"就不可能是一成不变的，这种认为代表事物之间相互关系的"道"总是随着时间、地点、条件的变化而不断发生变化的观点就是中医学的恒动观。相对于"道"而言，"器"所指的是事物的形态结构，西医学所研究的人体的细胞、组织和器官等，就属于人体的形态结构，而事物的形态结构相较于事物之间的相互关系而言，则具有一种相对的稳定性，也就是说，在一定的时间、地点、条件下表现为一种形式的形态结构并不会因为时间、地点和条件的变化而变为另一种形式的形态结构。这种认为代表事物形态结构的"器"不因时间、地点和条件的变化而变化的观点，就是西医学的静态观。

中医的恒动观与西医的静态观还表现在对人体生命运动规律的认识上。中医学是探求天人之"道"的医学，因此中医学所说的人体生命运动的规律指的是天人之"道"的运动规律，也就是阴阳、五行的运动规律。阴阳运动的基本规律有阴阳交感、阴阳不交、阴阳互制与阴阳失制等不同的表现形式，阴阳之间究竟表现为何种形式的相互作用规律，则又取决于阴阳双方力量的对比和消长。而阴阳双方力量的对比和消长又总是随着时间、地点和条件的变化而不断地变化，在一定的时间、地点和条件下表现为阴阳交感或阴阳互制，随着阴阳双方力量的消长和变化，在另一时间、地点和条件下又有可能表现为阴阳不交或阴阳失制，因此随着时间、地点和条件的变化，人体阴阳运动的规律总是在不断地发生着变化。五行（五脏）运动的规律也一样。五行之间相互作用的规律主要表现为生、克、乘、侮，五行之间相互作用的关系是表现为相生、相克还是相乘与相侮等，也取决于五行之间力量的消长和对比，而五行之间力量的消长和对比也是随着时间、地点和条件的变化而不断地变化，因此不同时间、地点和条件下，五行之间亦表现出不同的相互作用规律。由此可见，中医学所认为的人体生命运动的规律就不是一成不变的，而是随着时间、地点、条件的变化而不断地发生着变化，这便是中医学在人体生命运动规律认识上的恒动观。

西医学是研究人体之"器"的医学，西医学所说的人体生命运动的规律是人体之"器"的运动规律。人体之"器"的运动规律就是人体内具有一定形态结构的各组织器官的生命活动规律。一般来说，作为实体结构的人体各组织器官的活动规律总是具有相对的稳定性，是不会随着时间、地点和条件的变化而发生变化的。比如，西医学认为人体的心脏具有血液循环的生理功能与作用，而人体心脏的这种血液循环的生理功能与作用规律是不会随着时间、地点和条件的变化而发生变化的；人体的肺脏具有呼吸的生理功能与作用，而人体肺脏的这种呼吸的生理功能与作用规律同样是不会随着时间、地点和条件的变化而发生变化的。又比如，人体各脏腑、组织和器官之间的相互作用规律，如心脏与肺脏之间相互作用的规律、肝脏与胆囊之间相互作用的规律、胃肠之间相互作用的规律等，在任何时候、任何地点、任何条件下都是相对不变的。正是从这个意义上讲，西医学在对人体生命运动规律的认识上是一种静态观。西医学对人体生命运动规律的认识是静态的，而中医学对人体生命运动规律的认识是动态的，这也是人们常看到的在西医学研究中所遵循的随机、双盲、对照、可重复的方法为什么不适合于中医学的最根本的原因（相比于西医学，中医学则更注重"个案"）。

在对于人体疾病规律的认识上，中医学表现为恒动的疾病观，而西医学则表现为静态的疾病观。中医学特别重视环境因素的变化对人体疾病发生的影响，并且认为环境因素的不同可以引起人体不同性质的疾病。在中医学看来，风、寒、暑、湿、燥、火（热）等是自然界六种不同的气候因素，而不同的气候因素可导致人体不同性质的疾病。比如说，风寒外袭可导致人体风寒性质的外感，风热外袭可导致人体风热性质的外感，湿热外邪的侵袭可导致人体湿热性质的疾病等。又因为自然界不同的时令、季节所主的"六气"不同，因此人体在不同的时令、季节所患疾病的性质亦不相同，而即使是同一性质的外邪，作用于不同地域、不同体质的人，其疾病的性质也可能大不相同甚至是完全相反。例如，同样是寒邪致病，由于西北地域的人多腠理致密，耐寒性强，因此所患疾病的程度就会较轻或不患病，而东南地域的人多腠理疏松，耐寒性差，因此所患疾病的程度就会较重。同样的寒邪，作用于寒性体质的人，一般表现为寒性疾病而不易化热；作用于热性体质的人，则多易化热而转化为热性疾病。可见，同样是外感性质的疾病，随着时间、地点和条件的变化而疾病的性质各不相同。外感性质的疾病如此，其他性质的疾病也同样如此，这便是中医学疾病规律认识上的恒动观。

与中医学在疾病规律认识上的恒动观相反，西医学认为，同一种疾病的发生在任何时间、任何地点、任何条件下其规律都是固定不变的，一种疾病的病因永远就只能引起一种相应的疾病，疾病的病因与其所引起的疾病的性质之间呈现的是一种机械的、因果的对应关系。同样以外感性质的疾病为例来加以说明，西医学认为，人体外感性疾病就是由于病毒或细菌等微生物引起的上呼吸道的炎性反应，一种外感性的疾病，如果是由于病毒的感染而引起的，就是病毒型外感，如果是由于细菌的感染而引起的，就是细菌型外感，而无论什么类型的外感，只要这种病原微生物一经确定，那么，不论在任何时间（如春季还是冬季）、任何地点（如南方或者北方），也不论任何条件下（如不同体质的人），其外感的性质和所引起的人体病理变化都是基本一致的，都遵循着相同或相似的疾病变化规律，这便是西医学静态的疾病观。

中医学恒动的疾病观与西医学静态的疾病观还表现在中医的辨证论治与西医的辨病论治之中。中医学常常把疾病的病因、病位、病性与病理变化等反映疾病本质的内容用"证"来加以概括，并且认为疾病的病因、病位、病性或病理变化等在疾病的过程中总会随时间的变化而不断地发生着变化。如疾病的过程中，病因可能会由寒证转化成热证，病位可能会由表证转化成里证，病性可能会由实证转化成虚证，病理变化可能会由气滞证转化成血瘀证等。这就意味着在疾病的过程中，一种疾病的"证"总是会随着时间的变化而不断地发生变化，因而决定了中医学对疾病的治疗是辨证论治而不是辨病论治，辨证论治体现了中医学恒动的疾病观。而西医学则认为，任何一种疾病一经确定，其病因、病位、病性及病理变化等就是固定不变的，是不会随着病程的变化而发生变化的。比如，乙型病毒性肝炎的病因是乙肝病毒，病位在肝，病性或病理变化是肝细胞坏死和变性；上呼吸道感染性疾病的病因是各种细菌和病毒，病位在气管和支气管，病性或病理变化是气管和支气管的炎性反应。在上述疾病的病程中，其病因、病位、病性及病理变化等都是固定不变的，这就决定了西医学对疾病的治疗是辨病论治而不是辨证论治，辨病论治体现的是西医学静态的疾病观。

六、中医重和谐，西医重对抗

"和"是中华传统文化的核心理念。"和"有和谐、和睦、和合的意思。人与人、人与社会、人与自然、人与万物的和谐、和睦相处，是中华传统文化所认同的最高价值观念。《道德经》中说"万物负阴而抱阳，冲气以为和"以及《论语》中所说的"和为贵"等，都是这种价值观的体现。与中国传统文化价值观相反的是，西方文化崇尚的是对立、对抗和斗争，主张人生活在世界上，就是要不断地与人、与社会、与自然及万物相对抗、相斗争，并在这种对抗和斗争中获得生存和发展，可以认为，对立、对抗和斗争是西方传统文化的核心理念。中医重和谐、西医重对抗的思维方式的差异体现在对事物的运动发展观、人体健康观和疾病观、治疗观、养生观以及人与自然的相互关系认识的各个方面。

在对事物的运动、发展和变化规律的认识上，中医学认为，推动事物运动、发展和变化的根本原因在于事物内部阴阳二气的相互运动。所谓的阴阳，指的是自然界一切事物或现象中属性相反且相互关联的两个方面，如日与月、天与地、男与女、热与寒、明与暗、上与下等。阴阳学说就是用阴阳的观点来解释宇宙中万事万物发生、发展和变化规律的学说，中医学则用阴阳学说来阐释人体的生命活动，疾病的发生、发展和变化规律。关于阴阳的关系问题，有人认为，阴阳之间是相互对立、相互斗争的，其实这是对阴阳关系认识的误解，误解的根源就在于将中国古代阴阳学说的阴阳关系简单地理解成西方哲学辩证法中的矛盾关系。实际上，中国古代的阴阳学说与西方哲学辩证法的矛盾学说有着本质的差别，这个差别反映了东西方文化在对待事物的运动、发展和变化规律认识上的根本的不同。阳阳文化是中国传统文化的代表，以阴阳形象为标志的太极图早已成为中华文化的符号，从某种意义上讲，理解了中国古代阴阳学说与西方哲学矛盾学说之间的差异，也就从根本上理解了东西方文化"和谐"与"斗争"的差异，理解了中西医学之间的差异。

中国古代阴阳学说并不是将阴阳之间的关系看成是"矛"与"盾"的相互对立的关系。阴阳之间虽然也有对立与斗争的一面，但对立与斗争并不是阴阳关系的主要方面，更多的情况下，阴阳双方是统一的，是一种和谐、协调与协同的关系。阴阳之间这种和谐的作用关系，中医学称为"阴阳交泰"。《周易·系辞》中说："天地氤氲，万物化醇。"《中庸》中亦说："致中和，天地位焉，万物育焉。"正是由于阴阳二气的和谐运动，才产生了自然界风、寒、暑、湿、燥、火（热）六气的消长与转化，出现了春、夏、秋、冬四季气候的更迭，发生着生、长、化、收、藏物候的变化；正是由于人体阴阳二气的和谐运动，才能推动生命物质的运动和变化，人体的生命活动才能正常进行。相反，阴阳二气的运动一旦失和，自然界就会发生气候的异常变化，在人体则会出现生命运动的异常，从而产生疾病。阴阳的观念集中地反映了中国古代哲学关于事物的运动、发展和变化的和谐思想。而在西方文化或哲学的观点看来，推动事物运动、发展和变化的根本原因在于事物内部的矛盾运动，在于矛盾双方的对立和斗争，矛盾双方的对立和斗争是推动事物运动、发展和变化的动力和源泉，矛盾的观点集中地反映了西方哲学关于事物运动、发展和变化的对抗思维。

在对健康和疾病的认识上，中医学主要是从人体与环境的关系是否和谐的角度来理解的。中医学认为，正常情况下人体与环境之间是一个协调、和谐与统一的整体，人体对环境保持着高度的适应性，而人体与环境之间的这种协调、和谐与统一的关系，就是中医学所说的天人和合或天人合一，此时人体的脏腑气血保持着阴阳平和的状态，即中医学所说的人体的健康态。但是如果因为某种原因（如环境因素的变化等）使得人体与环境之间这种协调、和谐的关系被打破，人体脏腑的气血和阴阳就会出现失和与紊乱，从而使人体产生疾病。西医学则往往从人体与环境相对抗的角度来理解和认识人体的健康与疾病，认为健康就是人体对各种环境因素的战胜。在人体与环境的斗争中，如果人体能够战胜各种环境因素的侵袭，如人体战胜了细菌、病毒等微生物的侵袭，人体就获得了健康；反之，如果人体不能战胜各种环境因素的侵袭，如人体不能战胜细菌、病毒等微生物的侵袭，细菌、病毒等微生物就会对人体造成损害，因而导致人体的疾病。

在对疾病的治疗上，中医学认为，人体发生疾病的根本原因在于人体与环境之间关系的不协调、不和谐以及由此而引起的人体脏腑气血与阴阳的失调与紊乱。因此，中医学治疗疾病的核心理念就重在调和，通过调和，调整人体与内外环境的关系，使疾病状态下失调了的阴阳关系和紊乱了的气血重新归于和谐与有序，人体也就恢复了健康。《素问·至真要大论》中所说的"谨察阴阳所在而调之，以平为期"，"因而和之，是谓圣度"等，表达的就是这种治疗疾病的调和理念，而诸如"寒者热之，热者寒之"，"实者泻之，虚者补之"，"急者缓之，散者收之"等治疗方法，则都是这种治疗理念的具体体现。中医学治疗疾病的"和"的理念，还表现在通过对疾病的治疗实现了人体与疾病的和谐相处。比如，中医学在治疗癌症时就不是以杀死或消灭癌细胞为目标，而是寻求人体与癌细胞的和谐共处，通过调整人体的阴阳与气血，改善人体的体质，增强人体的抵抗力，使癌细胞不对人体的健康产生危害，实现"带瘤生存"，以此来达到延年益寿的目的，体现的也是这种"和"的治疗观念。

由此可见，中医学治疗疾病，并不在于刻意地对抗、消灭疾病，而在于平衡人体的阴阳，协调人体与环境、人体各部分之间的关系。中医学认为人体的阴阳、人体与环境之间的关系协调和谐了，人体的正气就能够恢复，自然也就能够战胜疾病，达到"不战而屈人之兵"的目的。而反观西医学对疾病的治疗，则明显地可以看出其重在对抗。西医学认为，疾病产生的根本原因在于人体不能战胜各种致病因素，因此，疾病治疗的目的就是要通过各种手段去帮助人体战胜这些致病因素，只有帮助人体战胜了这些致病因素，人体才能恢复健康。比如，西医学认为各种细菌感染性疾病就是人体不能战胜各种细菌侵袭的结果，所以要想治愈这些细菌感染性疾病，就必须通过各种手段（比如使用各种抗生素等）杀灭细菌以帮助人体；癌症则是由于癌细胞的侵袭而产生的疾病，所以治疗癌症，就是要通过各种手段（如放疗、化疗、手术等）去消灭或杀灭癌细胞，人体才能获得健康。这无疑是西医学的对抗思维在疾病治疗中的具体体现。

在养生方面，中医学认为，人生活在环境中，人体的健康就是人体与环境的和谐统一，而要实现人与环境的和谐统一，就需要养生，通过养生，主动地调节或调整人与环境的关系，人与环境的关系和谐了，人体的阴阳气血才能通畅平和，人也就能够健康长寿。因此，养生的一个重要原则就是顺应自然，遵从自然规律而不与自然规律相违和，正如《素问·四气调神大论》中所说："夫四时阴阳者，万物之根本也。所以圣人春夏养阳，秋冬养阴，以从其根，故与万物沉浮于生长之门。"为此，《黄帝内经》提出了"春夏养阳，秋冬养阴"的四时养生理论。春三月"天地俱生，万物以荣"，人们的养生就应当"夜卧早起，广步于庭，被发缓形，以使志生"；夏三月"天地气交，万物华实"，人们的养生就应当"夜卧早起，无厌于日，使志无怒，使华英成秀"；秋三月"天气以急，地气以明"，人们的养生就应当"早卧早起，与鸡俱兴，使志安宁，以缓秋刑"；冬三月"水冰地坼，无扰乎阳"，人们的养生就应当"早卧晚起，必待日光，使志若伏若匿，若有私意"，从而达到人与环境关系的和谐与统一。西医学则认为，要保持人体的健康，就是要加强体育锻炼，强健体魄。只有人的体魄强健了，才能对抗各种致病因素的侵袭，才不会产生各种疾病。这种通过体育锻炼来强健体魄的观念，就其本质而言，正是西医学对抗思维方式的产物。

中医学"和"的观念体现在人与自然的相互关系中，就是追求人与自然的和谐相处，只有做到了人与自然的和谐相处，才有利于人类自身长远的发展。那么，怎样才能够做到人与自然的和谐相处呢？《素问·四气调神大论》中说："阴阳四时者，万物之终始也，死生之本也。逆之则灾害生，从之则苛疾不起，是谓得道。"可见，要做到人与自然的和谐相处，就必须尊重自然、敬畏自然、顺应自然，按自然规律办事。如果不是去尊重自然、敬畏自然、顺应自然，而是违反自然规律，无限度地去滥施杀伐和无休止地向自然掠夺与索取，就会破坏人与自然的关系，必然会遭到自然的报复，最终也将危害人类的自身。可以说，"和"的观念在中医学乃至中国文化中占据着极其重要的地位，中国人常说"和为贵"，就是因为"和"意味着人与环境关系的和谐与统一，意味着人体阴阳的不偏不倚与中正平和，意味着人体的健康和远离疾病。因此，中医学也被称为"中和"的医学。"和"是中医学所追求的永恒的目标，整个中医学或中国传统文化的哲学就是一门关于"和"的哲学。中医学所阐释的一切道理都是为了告诉人们，怎样去保持人与环境关系的和谐与统一，怎样去保持人体阴阳的中正平和，从而去保持人体的健康和远离疾病。

西医学"对抗"的思维方式则习惯于把人与环境的关系对立起来，把环境看作是人生存的对立面，认为人体与环境的关系是一种斗争的关系，人在环境中生存，要想获得健康就必须不断地与环境斗争，人体的健康就是从与环境的斗争中获得的，这就与中医学人与环境关系的理念恰恰相反。整个西医学或西方传统文化的哲学就是一门关于"斗争"的哲学。西医学所阐明的一切都是为了告诉人们，怎样去与环境做斗争，怎样在与环境的斗争中去战胜环境。西医学或西方文化的这种斗争的哲学观，反映到人与自然的关系上，就是强调人对自然的征服与掠夺，强调人对自然的占有和战胜。随着当代科学技术的迅猛发展，人类对于自然界的干预和破坏已日益深入和广泛，如环境的污染、资源的枯竭、臭氧层的消失、物种的灭绝、全球气候的变暖，人类自身不可持续发展的问题已日益凸显。在医学上，抗生素的滥用，已经造成了人类面对许多"超级细菌"感染无药可用的局面，所有这一切都使人类生存面临着巨大的危机。可以说，建立在"斗争"哲学基础上的西方科学（包括西医学）已经陷入了一种不可克服的矛盾之中，而以中医学为代表的中国文化"天人合一"的整体观所主张的人与自然相和谐的观念，则使我们看到了人类未来发展新的希望。

总之，人们的思维方式是由人们认识和研究的对象决定的，人们认识的事物对象不同，所运用的思维方式也就各异。中西医学虽然都是研究人体生命活动规律的科学，但中西医学研究人体生命活动规律的对象却是不同的，中医学研究人体生命活动规律的对象是"道"，西医学研究人体生命活动规律的对象是"器"。"道"与"器"反映的是同一事物客观规律的两个层面，人们研究事物哪一个层面的规律，就必须采取与这一层面规律相适应的思维方式。因此，中西医学两种思维方式也就没有孰优孰劣之分，也不能用一种思维方式去替代另一种思维方式。然而，现实的情况却是人们常常运用西医的思维方式来认识和研究中医，用研究人体之"器"的方法来研究人体之"道"，就必然会得出中医不科学的结论来。在我看来，研究中医，研究天人之"道"的规律，就必须运用中医的思维方式和研究方法，用西医的思维方式和研究方法来研究中医，则无异于缘木求鱼，中医的研究也将迷失方向，坚持中医就要坚持中医的特色，道理就在于此。中西医学的差异，就体现在它们思维方式的不同之中，懂得中医，就必须懂得中医学的思维方式。中医学是一个伟大的宝库，是中国古代科学的瑰宝，而找到了中西医学思维方式的差异以及这种差异产生的原因，我们也就找到了打开这一宝库的钥匙。

"天人合一"论

中医学是一门探求天人之"道"的医学，而中医学在探讨和研究人体之"道"时又特别强调对天地之"道"的认识和把握。中医学在探讨和研究人体之"道"时为什么要特别强调对天地之"道"的认识和把握呢？这是因为中医学在对人体之"道"的探讨和研究中离不开对天地之"道"的认识和把握，人们正是通过对天地之"道"的认识和把握来探讨和研究人体之"道"的。一名优秀的中医要上知天文、下识地理、中知人事，就是因为天道、地道、人道是相互贯通的，只有通晓了天文、历法、地理、气象、水利、物候、生物、物理、化学等天地之"道"，才能更好地认识和把握人体之"道"，才能更加深刻地理解人体生理、病理的规律。而通过对天地之"道"的认识来实现对人体之"道"的认识，又是建立在中国古代"天人合一"的认识论基础之上的。天人合一的认识论是中医学认识论的基础，没有天人合一的认识论，中国古代许多重要的自然哲学观，如元气论、阴阳理论、五行理论等就不能渗透到医学领域从而演变成中医学的基本理论，因而，也就没有中医学理论的产生和形成。天人合一的认识论观念在中医学的产生和发展中发挥着至关重要的作用。

天人合一的观念是中国人一种古老的自然观，也是中国古代天人关系学说中影响最为深远的哲学思想，它浸透在中国人的骨髓中，深刻地影响着中国人的思想行为和认知方式。那么，怎样正确地认识和理解中国古代天人合一的认识论呢？有人将中国古代的天人合一论理解成天人一体，天人不分，这其实是对中国古代天人合一认识论的一种误解。实际上，中国古代天人合一的认识论恰恰是建立在天人相分基础之上的，没有天人相分也就不存在天人合一。还有人将天人合一观念中的天人关系理解成神与人的关系，认为天是赋予人吉凶祸福的存在，同时君权神授，君主代表着神的意志主宰与统治世间万物。这种观念是一种唯心主义的认识，是封建统治阶级利用天人合一这一认识的科学性，扭曲并异化成欺骗、统治和奴役人民群众的精神枷锁，是必须进行彻底批判的。《黄帝内经》把天人合一思想中的天人关系理解成人与自然的关系，认为人与自然界是一个有机统一的整体，人体的生命活动与自然界息息相关、不可分割。这种观点无疑是正确的，《黄帝内经》也因此奠定了传统中医学理论的科学基础。《黄帝内经》全书贯穿了这种天人合一的思想，可以将其归结为人与天地同源、人与天地同理、人与天地相通、人与天地相应、人与天地相参五个不同的方面。

一、人与天地同源

在人与天地万物起源的问题上，中国古代哲学认为，人与天地万物共同起源于天地未分之前的某种原始的、混沌的本原物质——"道"或"元气"。老子认为天地万物起源于"道"，"道"是一种先天地而生的无名无状、恍恍惚惚、充斥于整个宇宙空间的混沌之物，并且认为"道生一，一生二，二生三，三生万物"，天地万物都是由"道"生成演化而成的。庄子继承和发展了老子的观点，认为气是"道"产生的一种极细微的物质，气是人与天地万物共同的物质基础。如《庄子·知北游》中说"通天下一气耳"，"人之生，气之聚也。聚则为生，散则为死"。在对万物起源问题的认识上，先秦诸子先后抽象出道、太初、太始、太极、太素等不同概念，用以说明人与自然万物的本原，至两汉时期，则最终被元气说所同化，发展成中国古代的气（元气）一元论——元气学说。如西汉初年的大儒董仲舒在《春秋繁露》中认为，"元者，始也"，"元者，万物之本"，并产生于"天地之前"。东汉唯物主义思想家王充认为元气自然存在，产生天地万物和人的道德精神。如《论衡·自然》中说"万物之生，皆禀元气"，"天地合气，万物自生"；《论衡·谈天》中说，"天地，含气之自然也"；《论衡·论死》中说，"气之生人，犹水之为冰也。水凝为冰，气凝为人"。气为万物之本原，故名"元气"。"元气"是构成宇宙万物和人的形体与道德精神的唯一本原。

元气是怎样演化生成宇宙万物的呢？综合古人的论述，我们认为，元气是古人认为的在宇宙未开化之前就已经存在的一种阴阳未分的混沌之气，由于元气内部的运动而分化为阴阳二气。在阴阳二气的相互作用下，阳化气，阳气清轻，升而化散为无形的虚空（气）；阴成形，阴气浊重，降而凝聚成有形的形质。有形的形质构成宇宙万物，无形的虚空（气）充满、弥漫于整个宇宙空间，有形的形质与无形的虚空通过气的集散作用发生着彼此之间的相互转化，有形的形质（物体）并不是一个个相互孤立的个体，而是通过无形的虚空（气）发生着感应、振荡和相互作用，整个宇宙就是一个通过"气"而联系起来的有机统一的整体，这便是中国古代元气学说为我们勾勒出来的整个宇宙生成的图景。人的生成，从起源上讲，与宇宙万物并没有本质的差别，也是由宇宙万物的本原——元气分化而成的。如《素问·宝命全形论》中说"夫人生于地，悬命于天，天地合气，命之曰人"，"人以天地之气生，四时之法成"，《灵枢·本神》中说"天之在我者德也，地之在我者气也，德流气薄而生也"，这些均说明了人与天地万物同源于气。正是因为人与天地万物同源于气，因此人与天地万物也就没有什么本质的不同，都是宇宙这个统一的、有机的整体中一个不可分割的组成部分，中国哲学史上著名的"民胞物与"的思想即根源于这一观念。

虽然人与天地万物有着共同的起源，并与天地万物共同参与构成了宇宙这个有机统一的整体，但是人与普通的万物还是有着根本的区别。人的生命运动是宇宙中最高级、最复杂的物质运动形式。如《素问·宝命全形论》中说"天覆地载，万物悉备，莫贵于人"，《淮南子·天文训》中说"烦气为虫，精气为人"，就是说，宇宙天地间的普通万物是由宇宙自然中一般的、普通的气构成的，而人则是由宇宙自然中最精华、最精粹的气构成的。人的生命物质运动是以精气为物质基础的，所以说人的生命运动是宇宙中最高级、最复杂的物质运动形式。那么，作为构成人体生命物质的精气是如何形成的呢？按照中国古代宇宙生成论的思想，天地万物是在阴阳二气相互作用的推动下生成的，并在阴阳二气的推动作用下由低级向高级不断地演进，最终形成自然界丰富多彩、千差万别的物质运动形式和物质的形态。而精气就是自然界物质不断运动、演化的过程中所形成的最高级的物质形态，是天地阴阳二气不断运动的过程中逐渐演进出来的最精华、最精粹的部分，人的生命即是由精气物质凝聚而成的。正如《管子·内业》中所说："人之生也，天出其精，地出其形，合此以为人。"

现代科学也充分地证明，人是自然进化的产物，从无机物到有机物，从有机小分子到有机大分子，从有机大分子的组合到生命，从生命的低级形态到生命的高级形态再到人，自然界物质的运动形式总是经历着由低级向高级不断演进的过程。从天地万物的运动形式看，整体的运动高于组成整体的各个部分的运动，关系（系统）的运动高于机械的、物理的、化学的运动（结构的运动），复杂系统的运动高于简单系统的运动。生命是宇宙中最复杂的系统，人的生命又是生命运动的最高表现形式，因此，人的生命运动就是宇宙自然界演进出来的最高级、最复杂的物质运动形式。正是因为人的生命是由宇宙自然界中最精华、最精粹的精气物质凝聚而成的，所以人就不仅仅是作为一种"物"的属性而存在，而是在于人有生命。人的生命作为一个高度复杂的自组织系统，能够自主地与环境进行物质、能量和信息的交换，更为重要的是精（气）能生神，作为宇宙自然界中最精华、最精粹的精气物质不仅能够产生人的形体，而且能够产生人的意识活动和道德精神，这样，人就不仅能够能动地认识、反映和改造客观世界，也能够提升自己的品德修养，人也因此而成为天地之镇、万物之灵。

人与天地同源不仅表现在人是自然进化的产物，还表现在自然界是人赖以生存的物质基础，构成人体所需的物质全部来源于人体赖以生存的自然界。人体要生存就必须同自然界不断地进行物质和能量的交换，通过人体的新陈代谢，不断地从自然界吸收有用的物质供人体利用，同时又把人体代谢的废物排出体外而回归于自然。《素问·宝命全形论》中说："天食人以五气，地食人以五味。五气入鼻，藏于心肺，上使五色修明，音声能彰。五味入口，藏于肠胃，味有所藏，以养五气，气和而生，津液相成，神乃自生。"五气、五味入于脏腑，达于肌表，使脏腑的功能协调、气血旺盛，人体的生命活动方能正常。此外，人由天地阴阳精气凝聚而成，人死又复散为气而重归于自然。如《庄子·知北游》说："人之生，气之聚也。聚则为生，散则为死。"《论衡·论死》说："阴阳之气，凝而为人；年终寿尽，死还为气。"人从自然中来，死后又复归于自然，也从另一个侧面说明了人与天地的同源性。正是由于人与天地之间的这种同源性，奠定了人与天地之间的其他相互关系（如人与天地同理、人与天地相通、人与天地相应、人与天地相参）的物质基础。

二、人与天地同理

理，指的是天地自然万事万物的道理，或天地自然万事万物所固有的内在运动变化规律。人与天地同理，就是说人与天地自然万事万物的道理或运动变化的规律是相同或相似的。人与天地万物为什么会具有相同或相似的规律和道理呢？从根本上讲，是由于人与天地万物所具有的同源性，即人与天地万物都是由同一种本原物质——元气生成演化而成的。元气是宇宙未开化之前（即天地万物未生成之前）就已经存在的一种阴阳未分的混沌之气。元气在向宇宙万物和人不断生成演化的过程中，最初分化成阴阳二气，在阴阳二气相互作用的推动下，阳化气，阴成形，最终演化生成宇宙天地间的万事万物及人的生命。虽然构成宇宙万物的种类千差万别，形态各异，但是从元气的分化到宇宙万物的生成以至于人的生命形成的过程中，阴阳二气的相互作用与运动——"道"却是始终如一的。"道"的运动的不变性，决定了天道、地道、人道是相互贯通的，都遵循着阴阳五行的运动变化规律。

人与天地同理，首先表现在人与天地万物都遵循着相同或相似的阴阳运动变化的规律。中医学是探求天人之"道"的医学。"道"代表的是事物之间的相互关系，"道"的运动变化规律就是事物之间相互关系的运动变化规律。因此，所谓的天地之道，就是天地万物相互关系的运动变化规律；人道，则是社会人事（包括人体）各种关系的运动变化规律。正是从天人之间相互关系的层面讲，人与天地之间具有相同或相似的运动变化规律，而天、地、人之间一切相互关系又可以用阴阳的关系来概括和说明，因而阴阳的运动规律就是人与天地万物所遵循的普遍规律。如自然界的"日中则昃，月盈则食"，"祸兮福之所倚，福兮祸之所伏"，人事社会的福祸、吉凶、兴衰、成败、得失之间的转化，人体生理与病理的"重阴必阳、重阳必阴""寒极生热、热极生寒"等，都是阴阳运动变化规律的体现。中华文化偏重于从关系的角度来思考和认识世界，中国传统的一切学问皆可归结为研究事物关系（"道"）的学问。《周易》所揭示的阴阳变化的规律正是天地自然社会人事关系的运动变化规律，所以古人说："易与天地准，故能弥纶天地之道。"《四库全书·总目提要》中亦说："易道广大，无所不包，旁及天文、地理、乐律、兵法、韵学、算术，以逮方外之炉火，皆可援易以为说。"唐代著名医家孙思邈尝言，"不知《易》，不足以言太医"，即指出了《周易》对中医的指导作用。中华文化的本质是易道文化，《周易》奠定了中国人的思维和行为方式，故《周易》也被称作是群经之首，大道之源。

人与天地同理还表现在人与天地万物都受着相同或相似的五行生克乘侮规律的制约。五行学说的理论认为，世界上的事物及其现象尽管纷繁复杂、无限多样，但都可以按照木、火、土、金、水五种物质的特性来进行简单归类。《灵枢·阴阳二十五人》中说："天地之间，六合之内，不离于五，人亦应之。"人类社会的各种现象及人体的各种生理与病理现象也都可以按照五行分类的方法来进行归类，为此中医学用五行分类的方法来划分人体的脏腑，即肝、心、脾、肺、肾五脏。五行学说的理论还认为，五行之间存在着生克乘侮的相互关系。所谓相生，指的是五行之间互相滋生、互相促进的关系，如木生火、火生土、土生金、金生水、水生木等，五脏之间也存在着这种相生的关系，如肝属木，心属火，故肝木能生心火。所谓相克，指的是五行之间相互克制、相互制约的关系，如木克土、土克水、水克火、火克金、金克木等，五脏之间也存在着这种相克的关系，如肝属木，脾属土，故肝木能克脾土。五行之间的相互作用（生克制化）是自然界万事万物（包括人类社会）作为一个整体保持协调、稳定、平衡而有序运行的根本原因。同样，五脏之间的相互作用也是人体的生命活动作为一个整体保持协调、稳定、平衡而有序运动的根本原因。

人体与自然界不仅共同受着阴阳、五行法则的制约与支配，而且还表现出相同或相似的物质运动变化的规律。比如说，在自然界由于阴阳二气的相互作用，形成风、寒、暑、湿、燥、火六种不同的自然环境因素，或者说六种不同形式的物质的运动，即中医学所说的"六气"，而伴随着风、寒、暑、湿、燥、火"六气"的消长与转化，又产生春、夏、长夏、秋、冬五季气候的更迭，发生着生、长、化、收、藏的物候变化，而在人体亦遵行着这种相同或者相似的物质运动变化规律。又比如，《素问·阴阳应象大论》中说"清阳为天，浊阴为地；地气上为云，天气下为雨；雨出地气，云出天气"，意思是说，自然界的清阳之气在上而为天，浊阴之气在下而为地，在地之雨水，由于地气上蒸，则升而为云，在天之云气，由于天气下迫，则降而为雨，这是自然界物质云升雨降的运动规律。在人体，物质运动的表现则是"清阳出上窍，浊阴出下窍；清阳发腠理，浊阴走五脏；清阳实四肢，浊阴归六腑"，即人体内清阳之气上升，发腠理，外达而实四肢，浊阴之气下降，走五脏，内敛而归六腑，这就与自然界物质运动的规律是相似或一致的。

三、人与天地相通

"通"，有交通、通达、通应之义。人与天地相通，就是说人与其赖以生存的外界环境之间具有某种相互交通、通达、通应的关系。那么，人与天地之间为什么能够相互交通呢？古人认为，最根本的原因是天地气交的缘故。《素问·六微旨大论》中说："言天者求之本，言地者求之位，言人者求之气交……上下之位，气交之中，人之居也。"天、地、人三气之中，天气居上，地气居下，人居其中，天、地、人三气是由一气贯通的，故天、地、人三气之间是能够相互交通的。人与天地相通，可广泛地表现在人体的生理、病理的各个方面。

在生理方面，人与天地（环境）相通的现象是广泛存在的。比如《素问·生气通天论》中说"夫自古通天者，生于本，本于阴阳。天地之间，六合之内，其气九州、九窍、五脏、十二节，皆通乎天气"，此为人与天地之气的相通。《素问·金匮真言论》中说，肝"上为岁星"，心"上为荧惑星"，脾"上为镇星"，肺"上为太白星"，肾"上为辰星"，此为人与五星的相通。《素问·阴阳应象大论》中说"风气通于肝，雷气通于心，雨气通于肾"，此为人与自然气候的相通。《素问·金匮真言论》中说"东方色青，入通于肝"，"南方色赤，入通于心"，"中央色黄，入通于脾"，"西方色白，入通于肺"，"北方色黑，入通于肾"，此为人与五方、五色的相通。《素问·阴阳应象大论》中说，肝"在音为角""在味为酸"，心"在音为徵""在味为苦"，脾"在音为宫""在味为甘"，肺"在音为商""在味为辛"，肾"在音为羽""在味为咸"，此为人与五音、五味的相通。《素问·金匮真言论》中说，肝"其类草木，其畜鸡，其谷麦"，心"其类火，其畜羊，其谷黍"，脾"其类土，其畜牛，其谷稷"，肺"其类金，其畜马，其谷稻"，肾"其类水，其畜彘，其谷豆"，此为人与五物、五畜、五谷的相通。中医学取自然界的金石草木、虫鱼鸟兽等治疗人体的疾病，从根本上讲就在于人与天地自然万物的相通性。

在病理方面，人体与环境（天地）因素的变化亦存在着许多相通性。如《素问·五脏生成》中说："多食咸，则脉凝泣而变色；多食苦，则皮槁而毛拔；多食辛，则筋急而爪枯；多食酸，则肉胝皱而唇揭；多食甘，则骨痛而发落。"《素问·五常政大论》中说："地有高下，气有温凉，高者气寒，下者气热，故适寒凉者胀，之温热者疮。"《素问·阴阳应象大论》中说："风胜则动，热胜则肿，燥胜则干，寒胜则浮，湿胜则濡泻。"《素问·金匮真言论》中说："春善病鼽衄，仲夏善病胸胁，长夏善病洞泄寒中，秋善病风疟，冬善病痹厥。"《素问·至真要大论》中说，"诸风掉眩，皆属于肝"，"诸寒收引，皆属于肾"，"诸湿肿满，皆属于脾"，"诸热瞀瘛，皆属于火（心）。"《素问·生气通天论》中说："春伤于风，邪气留连，乃为洞泄；夏伤于暑，秋为痎疟；秋伤于湿，上逆而咳，发为痿厥；冬伤于寒，春必温病。"《素问·举痛论》中说："怒则气上，喜则气缓，悲则气消，恐则气下，寒则气收，炅则气泄，惊则气乱，劳则气耗，思则气结。"《素问·阴阳应象大论》中说"怒伤肝""喜伤心""忧伤肺""思伤脾""恐伤肾"。这些论述都说明了人体的疾病与环境因素（如六气、五味、地域、季节、情绪等）的变化是相通的。

中医的"子午流注"理论能很好地反映人体与环境因素变化的这种相通性。子、丑、寅、卯、辰、巳、午、未、申、酉、戌、亥，是古人用来计时的十二个符号，统称为"地支"。"子午"是地支中的两个，是地支中的第一个和第七个。子为初，为夜间的23点至1点，是阳之始，阴之终；午为午间的11点至13点，是阳之终，阴之始。子午不但代表一天阴阳的盛衰，也代表一年四季阴阳的盛衰。阴历十一月为"子"，十一月冬至，阴尽而阳生；五月为"午"，五月夏至，阳尽而阴生。因此，"子午"所代表的是阴阳转化的起点与界线。"流注"是指流动、灌注，也有集中的意思。在古人看来，循环在人体经脉中的气血就如同海里的潮水一样有定时涨落的现象，由于人体的十二经脉分别与一日的十二个时辰是对应相通的，这样就会出现人体经脉中的气血迎时而至为盛，过时而去为衰的现象。因此，从子到午，又从午到子，时辰在变，不同经脉中的气血就会有着盛衰的不同变化。比如，子时（23点至1点）通应于胆经，因而子时胆经的气血最为旺盛；寅时（3点至5点）通应于肺经，因而寅时肺经的气血最为旺盛；午时（11点至13点）通应于心经，因而午时心经的气血最为旺盛；而酉时（17点至19点）通应于肾经，因而酉时肾经的气血最为旺盛等。古人根据人体经脉气血运行的这种迎时而开，过时而阖的规律，发明了子午流注针灸疗法，取得了良好的疗效，至今仍在临床上指导着针灸的治疗。

中医学中还有一种"五脏通于五季"的理论，也能够很好地说明人与天地之气的相通性。五脏通于五季的理论认为，肝与春气相通应，春天时人的肝气最为旺盛，同时也最易受病，因此春季养生应重在养肝；心与夏气相通应，夏天时人的心气最为旺盛，同时也最易受病，因此夏季养生应重在养心；脾与长夏之气相通应，长夏时人的脾气最为旺盛，同时也最易受病，因此长夏养生应重在养脾；肺与秋气相通应，秋天时人的肺气最为旺盛，同时也最易受病，因此秋季养生应重在养肺；肾与冬气相通应，冬天时人的肾气最为旺盛，同时也最易受病，因此冬季养生应重在养肾。五脏通于五季的根本原因就在于人体与天地之气的相通上。中医学所说的"四季平脉"现象，也能够反映出人与天地之气的相通性。所谓的"四季平脉"现象，指的是人体正常的脉象有随着四时的变化而不断发生变化的特性，表现出春弦、夏洪、秋毛、冬石的季节性规律。所谓的春弦，是指正常人春天的脉象总是表现出一点微弦的特征；所谓的夏洪，是指正常人夏天的脉象总是表现出一点微洪的特征；所谓的秋毛，是指正常人秋天的脉象总是表现出一点微浮的特征；所谓的冬石，是指正常人冬天的脉象总是表现出一点微沉的特征。为什么人体正常的脉象总是随着四时的变化而不断地发生变化呢？其根本原因也在于人与天地之气的相通上。

人与天地相通还表现在人体与自然界相同或相似的现象在道理上是相通的，也就是说，人与自然界中相同或相似的现象都有着相同或相似的物质运动变化规律。这样人们就可以把人体的生理或病理现象与自然界的各种现象相类比，通过类比，从自然之"象"所反映的自然规律中推导出与自然之"象"相类似的人体之"象"所反映的人体生命运动的规律，这就是中医学所说的取象比类。取象比类的方法是中医学认识事物及人体生命活动规律的重要的方法，也是中医学理论的重要来源，中医学的许多基本理论，如藏象理论、精气理论、经络理论等都主要是通过取象比类的方法而得出的。中医的辨证论治更是经常运用取象比类的方法来得到关于人体疾病的诊断。比如，看到患者表现为眩晕、抽搐、颈项强直、角弓反张、游走性疼痛的症状，因其特征类似于自然界"风"的动摇、游移不定、变幻无常的特点，因而诊断为"肝风内动"；看到患者表现为头重如裹、肢体重着、咳喘痰多、腹胀便溏、舌苔厚腻的症状，因其特征类似于自然界"湿"的重着、秽浊、黏腻的特点，因而诊断为"湿浊壅盛"。这些诊断结论就是中医学从取象比类的方法中得到的。

四、人与天地相应

所谓的"应"，有对应、感应、反应之义。人与天地相应实际上包含以下两个方面的含意：其一，是说人与自然界之间存在着某种相互对应的关系，比如，人与自然界之间对应着相同的阴阳五行的时空结构。其二，是说人与天地之间存在着某种相互感应的关系，人体能够感知环境因素的变化并对环境因素的变化做出相应的反应。

人与天地相应，首先表现为人与自然界之间对应着相同的阴阳五行的时空结构。如《素问·金匮真言论》中说："阴中有阴，阳中有阳。平旦至日中，天之阳，阳中之阳也……鸡鸣至平旦，天之阴，阴中之阳也。故人亦应之。"《灵枢·阴阳二十五人》中亦说："天地之间，六合之内，不离于五，人亦应之。"人与自然界万物以阴阳五行之同构为中介而相通相应，由此形成了中医学"四时五脏阴阳"的理论。人与天地相应，还表现在人与天地之数的相应上。如中医学诊脉的三部九候的方法，《素问·三部九候论》

中说："天地之至数，始于一，终于九焉……故人有三部，部有三候，以决死生，以处百病，以调虚实。"至于《黄帝内经》中"天有日月，人有两目"，"天有五音，人有五脏"，"天有六律，人有六腑"以及"地有十二经水，人有十二经脉"的说法，曾一度被人们认为是无稽之谈，并以此作为中医不科学的根据，但对于古人的上述说法，我们决不能以西方科学的那种指"实"的思维方式机械地加以理解，而应当把它们看成是古人在说明天人相应的道理时所运用的一种比附手段。现代科学已经证实，人体小天地，人体是天地这个大系统中的一个子系统，人体与宇宙（自然界）之间存在着某种全息对应的关系，而上述说法正是古人全息思想的萌芽。

人与天地相应，还表现在人与天地之间存在着某种相互感应的现象。环境的阴阳发生了变化，人体的生理功能和机能状态（即人体的阴阳）也会随之发生相应的变化和反应。如《素问·生气通天论》中说"阳气者，一日而主外，平旦人气生，日中而阳气隆，日西而阳气已虚，气门乃闭"，说明了人体的阴阳与自然界的阴阳存在着相互感应的现象。《素问·八正神明论》中说："天温日明，则人血淖液而卫气浮，故血易泻，气易行；天寒日阴，则人血凝泣而卫气沉。"《素问·离合真邪论》中说："夫圣人之起度数，必应于天地……天地温和，则经水安静；天寒地冻，则经水凝泣；天暑地热，则经水沸溢；卒风暴起，则经水波涌而陇起。"人体经脉的气血与自然气候之间亦存在着相互感应的现象。自然环境因素的变化亦影响着人体的疾病，《灵枢·顺气一日分为四时》中说："朝则人气始生，病气衰，故旦慧；日中人气长，长则胜邪，故安；夕则人气始衰，邪气始生，故加；夜半人气入藏，邪气独居于身，故甚也。"疾病现象的"旦慧""昼安""夕加""夜甚"就是人体疾病对环境因素变化的反应。在养生方面，古人根据人与天地相应的认识，提出了顺应四时的养生原则和方法，《素问·四气调神大论》中"春夏养阳，秋冬养阴"的观点，就是这种养生原则和方法的具体体现。

人是自然界长期进化的产物。人体在长期进化的过程中，逐渐形成了一种顺应自然环境的变化而变化的能力，比如《灵枢·五癃津液别》中说"天暑衣厚则腠理开，故汗出……天寒则腠理闭，气涩不行，水下流于膀胱，则为溺与气"。这种人与天地的相应，最明显地表现在人体的生理功能和机能状态（人体的阴阳）有随着环境因素（环境的阴阳）的变化而同步变化的周期性节律上。如《灵枢·营卫生会》中说，"夜半为阴隆，夜半后而为阴衰，平旦阴尽而阳气受矣。日中为阳隆，日西而阳衰，日入阳尽而阴受气矣"，这是人体的生理功能和机能状态随着一日之中自然界阴阳的变化而变化的日节律。《素问·八正神明论》中说"月始生则血气始精，卫气始行；月郭满，则血气实，肌肉坚；月郭空，则肌肉减，经络虚，卫气去"，这是人体的生理功能和机能状态随着自然环境因素的变化而变化的月节律。《灵枢·顺气一日分为四时》中说，"春生、夏长、秋收、冬藏，是气之常也，人亦应之"，这是人体的生理功能和机能状态随着自然环境因素的变化而变化的年节律。人体的生理功能和机能状态的这种日节律、月节律、年节律现象充分地体现了人与天地之间的相应性，而中医的"五运六气"学说更是对天人相应规律的深刻揭示。

人与天地相应的道理可以从现代科学的角度进行解释。现代科学常常将人体看成是一个与外界环境高度适应的自组织系统。人体作为一个自组织系统要想在环境中得以生存，就必须时刻与环境保持着物质、能量与信息交换上的平衡，而这种人体与环境之间的物质、能量与信息交换的平衡又是一种建立在不同速度上的动态的平衡，不同的环境条件下人体与环境物质、能量与信息交换的速度是不同的。因此，当环境条件随着环境因素的变化而改变时，人体自组织系统就必须做出某种适应性调整，使得人体与环境物质、能量与信息交换的速度由一种水平切换到另一种水平，只有这样才能实现不同环境条件下的人体与环境物质、能量与信息交换平衡的"转换"。人体的这种适应性调整，又是通过人体机能状态的改变而实现的。不同的人体机能状态对应着人体与环境之间物质、能量与信息交换不同的速度水平，通过人体机能状态的改变从而保证人体在不同的环境条件下与环境之间的物质、能量与信息交换在不同速度水平上的平衡。所以，人体的机能状态实际上是人体与环境关系的一种表现和反映，即人体与环境之间存在着什么样的相互关系，人体就会表现出与之相应的机能状态，从而表现出人体与环境因素的变化相一致的节律性。

人与天地相应的根本原因在于"心神"的调节作用。何谓心神？心神就是心主神明的功能。在中医学看来，人体的生理功能和机能状态之所以能够随着环境因素的变化而变化是在心神的调节作用下实现的，而心神的调节作用又可以概括为"感"与"应"两个方面。"感"就是感觉或感知，环境因素的变化作用于人体总是通过心神来感觉或感知的；"应"就是反应或应对，人体在感受到环境因素的变化后又总是通过心神来反应或应对的。可见，心神的"感应"作用是沟通人体与环境之间关系的纽带与桥梁，正是因为心神的这种"感应"作用将人与环境联系在一起，使人与环境形成一个有机统一的整体。心神对人体生理功能和机能状态的调整是通过心神对人体阴阳二气的调节与控制作用实现的。在心神的调节和控制作用下，环境因素发生了变化，人体的阴阳二气兴奋或抑制，人体的生理功能和机能状态也随之发生着增高或降低的改变，从而使人体不断地适应变化了的外界环境，保持着人体与环境之间的物质、能量与信息交换的动态平衡。

中医的心神感应学说与现代神经生理学的神经刺激学说实质是一致的。外界环境因素的变化刺激作用于人体，人体在感受到这一刺激后，必然要引起神经系统的兴奋性或抑制性反应（兴奋性为阳，抑制性为阴），进而导致人体机能状态的增高或降低，从而使人体不断适应变化了的外界环境。比如，气温升高，光照增强，月球对地球的引力增大，可刺激神经系统，使人体神经系统的兴奋性增强，并且气温越高，光照越强，月球对地球的引力越大，人体神经系统的兴奋性就越强；气温降低，光照减弱，月球对地球的引力减小，则刺激神经系统使人体神经系统的抑制性增强，并且气温越低，光照越弱，月球对地球的引力越小，人体神经系统的抑制性就越强。这样我们就从神经生理学的角度解释了人体的生理功能和机能状态随着环境因素变化而变化的日节律、月节律与年节律等这些天人相应的生理现象的成因。"神经刺激反应"或"心神调节反应"是人与天地相应（天人合一）的神经生理学机制和物质基础。

五、人与天地相参

中国古代哲学或医学为什么要认识和研究天道、地道呢？《素问·举痛论》中说："善言天者，必有验于人。"中国古代哲学或医学认识和研究天道、地道的最终目的或者说最终归宿是为了认识人道。在天道、地道与人道之中，中国古代哲学是以人道为中心的，中国古代哲学是以人（人道）为本的哲学。天道、地道，即天地之道，就是自然之道，是自然界的运动变化规律；人道则包括社会之道、人伦之道、为人之道和人体之道等，儒家关注的重点是社会之道与人伦之道，道家关注的重点是为人之道和人体之道，中医学更是以人体之道为研究对象，研究的是人体生命活动的规律。怎样去研究人道或人体生命活动的规律呢？这便是"天人相参"。《道德经》中说："人法地，地法天，天法道，道法自然。"天地自然之道是道的最高表现形式，也是人道的取法对象，因此古人"推天道以明人事"，人们推究天道或地道，目的是参照、参阅或参考天地自然的规律和现象来认识人道或人体生命活动的规律。

相对于自然界物质运动规律而言，人道或人的生命活动规律是一种更为高级、更为复杂的物质运动形式。人的生命活动规律的复杂性，决定了人们对于人的生命活动规律的不可直接认知性。然而，人的生命活动规律的不可直接认知性并不意味着人的生命活动规律不可认识。既然人与天地同源、人与天地同理、人与天地相通、人与天地相应，那么人也就能够与天地相参，因为自然界有什么样的规律和现象，人体也就有什么样的规律和现象，人体的规律和现象与自然界的规律和现象是一致的，因此，人们也就可以参照或参阅天地自然的规律和现象去认识和发现人体生命运动的规律和现象（包括社会和人事的规律和现象）。《黄帝内经》中提出的"人与天地相参也，与日月相应"，就是这一思想的集中体现。从某种意义上讲，不懂得建立在天人合一观念基础上的天人相参，就不能真正认识和理解中国传统的科学和文化，乃至中国传统的政治、社会、宗教、制度和道德人伦。中国古代有一种重要的认识方法叫格物致知。格物致知的实质就是天人相参。天人相参是中国文化区别于西方文化的一个显著特征。天人相参是中国古人认识的重要来源，它架起了一座通过天地自然来认识政治、社会、伦理、宗教、科学、文化、艺术包括人的生命的"桥梁"，中医学许多理论和观点也是在天人相参的认识论指导下产生和形成的。

人与天地相参是中医学理论的重要来源。中医学有许多重要的基本理论，如阴阳五行理论、精气理论、脏腑理论和经络理论等，这些理论最初都来源于古人原始朴素的自然哲学理论。那么，这些原始朴素的自然哲学理论是如何演变成中医学关于人体科学的理论呢？主要就是古人运用"天人相参"的方法得出的。比如说，阴阳五行的理论最早就是古人在对自然界长期的观察中得出关于自然界物质运动变化规律的理论。阴阳学说认为，自然界一切事物的运动、发展和变化都是在阴阳二气的推动作用下实现的，那么，根据天人同理的认识论原理，人体生命物质的运动也是在人体阴阳二气的推动作用下实现的，这样就把原本属于哲学的阴阳学说理论通过"天人相参"的方法变成了中医学关于人体生命运动规律的理论。五行学说认为，世界上的各种事物及其现象尽管纷繁复杂、无限多样，但都可以按照其基本的属性划分为木、火、土、金、水五种不同的类别，根据天人相应的认识论原理，人体的各种功能及其现象也可以依据其五行属性划分为木、火、土、金、水五大不同的功能系统，并分别由肝、心、脾、肺、肾来主管，这样就把本属于自然哲学的五行学说理论通过"天人相参"的方法变成了中医的五脏理论。

人体的精气学说理论则来源于自然哲学的精气学说。自然哲学的精气学说认为，精气是一种充塞、弥漫于宇宙天地间的精微物质，天地万物就是由精气这种精微物质生成而来的。早在《周易》之中即有"精气为物"的思想，认为宇宙万物都是由精气构成的。管子也认为精气是宇宙万物生成的本原，如《管子·内业》中说："凡物之精，此则为生。下生五谷，上为列星；流于天地之间，谓之鬼神；藏于胸中，谓之圣人。"根据天人同源或天人同理的认识论原理，古人认为人的生命也是由男女之精气相结合的产物，精气为人体的先天之本，如《管子·水地》中说："人，水也，男女精气合而水流形。"《周易·系辞》中亦认为"男女构精，万物化生"。这样，自然哲学的精气学说通过"天人相参"的方法就变成了人体的精气学说。人体的经络学说更是在"天人相参"的基础上演变而成的。古人认为，九州之中有东、西、南、北四海，中原有清、渭、海、湖、汝、渑、淮、漯、江、济、河、漳十二条河流注入四海，那么，根据天人相应的认识论原理，人体之中也应有十二条经脉对应地流注人体的四海，这便是人体十二经脉理论形成的最初来源。

取象比类的方法是天人相参的思想在中医学中的具体运用。所谓的取象比类，就是取人体生命活动中表现出来的"象"与自然界事物表现出来的"象"进行类比，通过类比，从自然之"象"所反映的自然规律中推导出与自然之"象"相类似的人体之"象"所反映的人体生命运动的规律。中医学之所以能用取象比类的方法来认识人体的生命规律和诊断人体的疾病，就是因为天人相通，人体与自然界相同或相似的现象在道理上是相通的，而取象比类的本质正是天人相参。中医学还有一种将人体的精气、脏腑与经络等内在之"藏"类比于自然界或社会的某种现象或形象的取象比类。如人们常说，人体的精气就像雾露一样地弥漫于人的全身，就是将人体的精气类比于自然界中雾露的形象，以此来说明人体的精气"熏肤，充身，泽毛"的生理特点和功能；说人体的经络就像地上纵横交错的河流一样流布人的全身，也是一种取象比类，意在说明经络的"行气血而营阴阳，濡筋骨，利关节"的功能与作用；将心比作"君主之官"，肺比作"相傅之官"，脾比作"仓廪之官"，肝比作"将军之官"，肾比作"作强之官"，胆比作"中正之官"等，也是运用取象比类的方法形象地说明各脏腑器官在人体生理功能中的作用和地位。中医学"藏象"学说的构建离不开天人相参。

天人相参的方法也常常用来解释和说明人体的各种生理与病理现象。比如中医学认为，自然界有风、寒、暑、湿、燥、火"六气"的运动，人体亦同样有风、寒、暑、湿、燥、火的"六气"；自然界有生、长、化、收、藏五季物候的变化，人体的五脏亦表现出生、长、化、收、藏的运动规律。中医的舌象与脉象也常常用天人相参的方法来解释和说明。舌诊是中医学诊断疾病的重要方法，西医学认为舌苔只不过是舌乳头上皮细胞轻度角化脱落而形成的一层白色薄苔，并不具有诊断疾病的意义。但中医学却认为舌苔是人胃中的生气所现，"舌之有苔，犹地之有苔。地之苔，湿气上泛而生；舌之苔，胃蒸脾湿上潮而生"，就是一种天人相参的取象比类之法。因此，观察舌苔的颜色、厚薄以及润燥的情况，就可以作为判断人体感受外邪的深浅、轻重以及胃气盛衰的依据。中医学运用天人相参的方法，将脉搏的跳动在人的指下形成的感觉与一些自然现象相类比，总结、归纳出 28 种不同的脉象，如浮脉、沉脉、弦脉、洪脉、迟脉、数脉等，以此来说明人体不同的生理与病理变化。如《素问·脉要精微论》中"春日浮，如鱼之游在波；夏日在肤，泛泛乎万物有余；秋日下肤，蛰虫将去；冬日在骨，蛰虫周密，君子居室"，就是将四时的脉象对应于四种不同的自然现象，用来说明人体四时气血的盛衰各不相同的道理。

中医学亦常用天人相参的方法来指导对疾病的治疗。《丹溪心法》记载："一男子病小便不通，医治以利药，益甚。翁诊之，右寸颇弦滑，曰'此积痰病也，积痰在肺。肺为上焦，而膀胱为下焦，上焦闭则下焦塞，譬如滴水之器，必上窍通，而后下窍之水出焉。'乃以法大吐之，吐已，病如失。"今人据此发展为"提壶揭盖"的治疗方法，即以宣通肺气的办法来治疗小便不通利的疾病，临床常能取得满意的疗效。这种治疗方法就是在天人相参的启示下得出的，其余如"增水行舟""釜底抽薪""扬汤止沸"的治疗方法也都是如此。又比如，中医的治疗中有一种"治上焦如羽，治中焦如衡，治下焦如权"的理论，就是说凡是治疗上焦部位的疾病，因上焦位置最高，非轻不举，故要运用轻清上浮之类的药物，如羽毛、花、草、叶等；凡是治疗下焦部位的疾病，因下焦位置最低，非重不沉，故要运用沉潜下降之类的药物，如金属、矿物质、贝壳等；而凡是治疗中焦部位的疾病，因中焦处于上、下焦之间，是人体升降出入的枢纽，犹如秤杆之平衡，非平不安，故临床宜运用中正平和、不偏不倚之品，也都是从天人相参的方法中得到的启示。

中医学是探求天人之"道"的医学，而"道"的最高境界便是"天人合一"。怎样达到天人合一的境界呢？养生是其中一条重要的途径，而古人的养生亦遵循着天人相参的原则。《黄帝内经》认为"人以天地之气生，四时之法成"，人与自然界是一个不可分割的统一整体，自然界的阴阳无时无刻不在影响着人体，因此人们的生活起居就必须"法于阴阳"，遵从自然界阴阳运动变化的规律，与自然界阴阳的运动保持协调一致，否则就会产生疾病。正如《素问·四气调神大论》中所说"阴阳四时者，万物之终始也，死生之本也。逆之则灾害生，从之则苛疾不起"，如此才能够达到"与万物沉浮于生长之门"。"与万物沉浮于生长之门"即是人与自然的和谐统一，也是古人所认为的天人合一。天人合一是"道"的最高境界，也是中医养生的最高境界，为此《黄帝内经》提出了"春夏养阳，秋冬养阴"的四时养生理论，如《素问·四气调神大论》中"春三月……夜卧早起，广步于庭，被发缓形，以使志生"，"夏三月……夜卧早起，无厌于日，使志无怒，使华英成秀，使气得泄"，"秋三月……早卧早起，与鸡俱兴，使志安宁"，"冬三月……早卧晚起，必待日光，使志若伏若匿"，这些养生原则和方法都是天人相参的体现。

六、结语

天人合一不但是我们认识和理解中医学的基础，也是我们认识和理解中国传统文化的关键。中国传统哲学的本质是一门天人哲学，参天地之道以明人事之道是中国传统哲学的主要特点。太史公尝谓，"究天人之际，通古今之变，成一家之言"，亦可以看成是中国传统哲学追求的最高境界。中国历史上的孔孟、老庄、程朱、陆王学说之所以能够自成一家，如日月经天，江河行地，万古不废，就是因为他们所创立的哲学被认为是法天则地、融汇古今、会通天地之道的终极真理。例如，被儒家所倡导、推崇的"三纲五常"的伦理道德观就被认为是符合天道自然的。其中，"三纲"（君为臣纲、父为子纲、夫为妻纲）是人类社会的三种最基本的关系，体现的是天道自然的阴阳关系；"五常"（仁、义、礼、智、信）则是人们处理这些关系时所要遵行的五种最基本的行为准则，体现的是天道自然的五行关系。"三纲五常"就是天道自然的阴阳五行关系在人类社会中的体现，这就为维护封建统治阶级的统治秩序找到了法理依据，而这一法理依据就是所谓的"天人合一"。这虽然是题外之义，但对于我们了解古人天人合一的观念，了解天人合一的观念对中国人的影响，包括对中医学的影响都具有十分重要的意义。

总之，中医学的本质是一门天人医学，天人合一是中医学追求的终极目标，也是中医学认识论的基础。我们并不否认那种将"天"看成是代表神的意志，天主宰着人，人受命于天的观念是唯心主义的天命观，是必须要彻底批驳的，但是如果将"天"看成是人生存的外界环境，把天人关系理解成人与环境的关系，则中国古代天人合一的认识论无疑是科学的、唯物的。正如任何真理向前跨出一步就是谬误一样，天人合一的认识论也不能超越一定的范围，这就是对天人之"道"的认识。因为正是在天人之"道"的层面上，天道、地道和人道才是相通的，才能够相互参照或参阅，而跨出了这一步，进入对形而下的"器"的认识中，就必须讲究"天人相分""主客对立"，也就是说自然界的规律和道理与人体的规律和道理是两种完全不同的规律和道理，必须把它们分开来进行研究，这也是中国古代天人合一的观念得不到现代科学理解和认同的根本原因，因为现代科学（包括西医学）是以形而下的"器"为研究对象的，而中医学之所以秉持"天人合一""主客相融"的认识论观念，就在于中医学是一门以形而上的"道"为研究对象的科学。自然科学总是在一定的人文环境和人文科学中生长起来的，中西医学只有把它们放在各自生长的人文环境和人文科学中，才能得到正确的认识和深刻的理解。

中医整体论

在比较中西医学思维方式的差异时人们常常会说，中医学一个最基本的思维方式是整体联系的思维方式，而西医学一个最基本的思维方式是还原分析的思维方式，整体联系的思维方式与还原分析的思维方式是中西医学思维方式最根本的差异。为什么说中医学最基本的思维方式是整体联系的思维方式，而西医学最基本的思维方式是还原分析的思维方式呢？中医学是建立在整体观念基础上的整体医学，而西医学是建立在还原观念基础上的还原医学，不同的思想观念产生不同的思维方式，不同的思维方式形成不同的健康观与疾病观，因而形成不同的医学观。我们常说，中医学与西医学是两种不同体系、不同性质的医学，关键就在于作为中西医学产生和形成基础的思想观念的不同，整体观与还原观是造成中西医学差异最根本的原因。由于整体观是中医学最基本的观念，中医学最根本的特征就体现在它的整体观上，因此，本文我们将就中医学的整体观做一深入的分析和探讨。

一、中医学整体观念的产生和形成

谈到中医的整体观念，首先得从中医整体观念的形成谈起。中医的整体观念是如何形成的呢？任何观念的形成都离不开这种观念形成的文化土壤，任何观念的差异都可以在产生这种观念的文化土壤中找到其差异产生的根本原因，东西方人思想观念中的整体观与还原观的产生亦是如此。东方人思想观念中的整体观的产生和发展根植于其赖以生存的东方文化（中国文化）的土壤并深深地打上了东方文化特征的烙印，而西方人思想观念中的还原观的产生和发展则根植于其赖以生存的西方文化的土壤亦深深地打上了西方文化特征的烙印，东西方人思想观念差异的实质是东西方文化的差异。而人类文化的产生又总是与一定的生产方式紧密地联系在一起的。马克思认为，文化是一种上层建筑，而生产方式则是经济基础，在上层建筑与经济基础的关系上，经济基础决定上层建筑，有什么样的经济基础就会产生与这种经济基础相适应的上层建筑。一般认为，东西方文化分别发源于源远流长的古老的中华文明和古希腊文明，因此东西方文化的差异，包括东西方人思想观念的差异，归根到底，是由东西方（中国和古希腊）早期的各自不同的生产方式所决定的。

生产方式的不同并不是人为选择的结果，而是决定于人们所生存的地域，特别是人类社会的早期，不同地域、不同地理环境的人们必然会选择不同的生产方式。具有五千年历史的中华文明发源于黄河流域和长江流域，这里三面环山，一面临海，通往外界的道路交通极不便利，形成了一个与外界相对隔绝、封闭的内陆型的地理环境。虽然地理环境相对封闭，但其内部却有着广阔的平原，河川纵横，土地肥沃，气候温润，这就为精耕细作的农业生产提供了得天独厚的自然条件，因而造就了辉煌灿烂的中国古代的农耕文明。农耕文明是一种以土地的耕种为主要生产方式的农业社会文明，它不仅给中国人以勤劳勇敢、自强不息的民族品格，也给了中国人以无为保守、知足求安的性格特点，更为重要的是，它形成了中国人"天人合一"的自然观。比方说，人们在将农作物种下之后，就要依赖大自然的风调雨顺，只有大自然风调雨顺了，才能五谷丰登，丰衣足食。而对土地的耕种又要求人们的行为必须与自然相顺应，春耕、夏作、秋收、冬藏，人们的生产和生活不能与大自然的变化和规律相违背，否则就会遭到大自然的惩罚。正是在这种对自然的依赖和顺应中逐渐形成了中国古人天人合一的自然观，认为人是天（自然）的不可分割的一部分，人与天之间是一个和谐统一的整体，人与天地同源、人与天地同理、人与天地相通、人与天地相应以及人与天地相参等则构成了天人合一观念的主要内容。一定的自然观产生一定的物质观，对中国古代科学与文化产生深远影响的元气论物质观就是在这种天人合一的自然观基础上产生的。

与长江、黄河流域的这种相对隔绝、封闭的内陆型地理环境不同的是，古希腊地处地中海中间，具有海上航运的天然优势，同时，地中海地区以其紧靠亚、欧、非三个大陆的地缘优势，成为当时世界物质与文化的交流中心。由于古希腊地区多山，土壤也多石灰质，这就使得古希腊人不能像地处黄河流域、长江流域的中国古人那样可以依靠对土地的耕种来维持生活，因此，远古的希腊人建立了较为发达的造船业和航运业，依靠商业交换来换取资源和财富而获得生存，这种特殊的地理环境造就了古希腊特有的以商品贸易为主的工商业生产方式。以工商业为主的生产方式，其显著的特点就是要获得更多的市场和资源，而地中海地区多是一些岛国，地域比较狭小，自然资源也相对贫瘠，因此维系工商业生产方式所需要的市场和资源就主要依靠战争，用征服和掠夺的方式获得。此外，古希腊人在航运贸易的过程中，经常要面临海上的风暴，这就迫使古希腊人需要不断与海洋抗争，通过不断提高航海技能和改进航海工具以战胜海洋的威胁，这样就在无形中培养了古希腊人开拓进取、创新求变的性格特点，在对人与自然（天）相互关系的认识上，也就产生"天人对立""天人两分"的自然观。这种自然观的核心就是以人为中心，把自然（天）看成是要改造和征服的对象，认为人的生存就是建立在战胜自然（天）的基础之上，从而将人与自然（天）完全对立起来，相信人定胜天，通过人的努力就一定能够战胜自然，而对西方科学与文化产生深远影响的原子论物质观则是在这种天人对立、天人两分的自然观基础上形成的。

元气论物质观是中国古人建立的关于宇宙万物生成演化的模型。元气论物质观将元气看成是天地万物生成的本原，认为在天地万物生成之前有一种阴阳未分的混沌之气充塞于宇宙天地之间，这种阴阳未分的混沌之气便是所谓的"元气"。老子将这种原始的、阴阳未分的混沌之气称为"道"。元气在生成天地万物的过程中，先是分化为阴阳二气，阴阳二气上升或者下降，彼此交感而分化成清与浊两个部分，其中清轻者为阳，重浊者为阴。阳化气，阴成形。阳气清轻，升而化散为无形的虚空（气）；阴气浊重，降而凝聚成为有形的万物。万物负阴而抱阳，天地万物并不是互不关联的一盘散沙，而是通过"气"联系起来的统一整体，故庄子有"通天下一气耳"之谓。作为万物之一的人，也是由气凝聚而成，气一旦消散，则意味着人的死亡，生命也即告终结。如《庄子·知北游》中说"人之生，气之聚也。聚则为生，散则为死"，《论衡·论死》中说"阴阳之气，凝而为人；年终寿尽，死还为气"，《素问·宝命全形论》中也说"人生于地，悬命于天，天地合气，命之曰人"，这些都说明了人与天地同源，人是整个世界不可分割的组成部分，人的生死过程，就是气的聚散的过程。元气论物质观为中国古人找到了解释和说明天人合一、天人一体自然观的理论基础。

而对西方文化产生深远影响的原子论物质观最初则来源于古希腊著名哲学家留基伯和他的学生德谟克利特提出的"原子学说"。按照原子学说的观点，所谓的原子，就是一些存在于自然界中的各种有形的、实体的、不可再分的微小粒状物。各种原子是构成自然界各种各样物质的"基石"和"原材料"，不同的原子以一定的数量，按照一定的比例排列组合、堆积成自然界中人们所看到的各种物体，整个世界就是由这样无限多个彼此独立、互不相干的物体如同一架大机器上的"零件"一样机械地组合在一起而形成的。同样，作为万物之一的人，其实亦如同自然界的万事万物一样，也是由各种各样的原子组合、堆积而成的，这样就在有意或无意之中把人与自然（天）分割开来，把人与自然（天）看成是互不相干、相互独立的两个部分，从而为古希腊人在看待人与自然（天）的关系中所形成的天人对立、天人两分的自然观找到了可供解释和说明的理论基础。

比较产生于中国古代的元气论物质观和产生于古希腊的原子论物质观，不难看出两者之间的差异是明显的。

第一，物质的本原不同。西方文化的原子论物质观是一种构成论物质观，而中国文化的元气论物质观是一种生成论物质观。原子论物质观认为，原子是物质的本原，原子是各种有形的、实体的、不可再分的微小粒子，世界上的万事万物就是由原子以一定的数量、按一定的比例，简单机械地组合堆积而成的。元气论物质观则认为，万物都起源于元气，元气是一种无形的、非实体的、充塞弥散于天地之间的气状物，元气是物质的本原。显然，原子论物质观说原子是物质的本原，说的是原子是构成物质的"原材料"，世界上的万事万物都是由原子构成的；而元气论物质观说元气是物质的本原，并不是说元气是构成物质的"原材料"，而是说世界上的万事万物都是由元气生成演化而来的，元气要演化生成万物必须经过一定的运动、发展和变化的过程，即由元气分化而成阴阳二气，再由阴阳二气通过相互作用而演化生成天地万物。

第二，物质的存在形式不同。原子论物质观认为所有的物质都是由原子堆积组合而成的，因此，实体结构是物质存在的唯一形式，物质实际上指的就是物体，在一个个有形物体之间是空无一物的虚空，虚空之中是没有任何物质存在的。而元气论物质观则认为，天地万物都是由元气生成演化而成的，在元气生成演化为天地万物的过程中，阳化气，阴成形，阳气清轻，升而化散为无形的虚空（气），阴气浊重，降而凝聚成有形的形质，万物负阴而抱阳，就是说天地万物同时存在着阴与阳的两重属性，即属阳的气与属阴的形，属阴的形构成物质有形的形质，属阳的气充塞于无形的虚空，天地万物就是由属阳的气与属阴的形两种存在形式的有机统一。

第三，物质之间相互作用的方式不同。在原子论物质观看来，实体结构是物质存在的唯一形式，因而所有的物质都是一个个有形的实体（物体），整个世界则是由一个个不同物体的"拼装"与"组合"，因为物与物之间是空无一物的虚空，因此，它们之间的相互作用就只能依靠直接的触碰或相互之间的撞击，否则别无其他途径。而元气论物质观则将物质看成是属阳的气与属阴的形两种不同形式的统一，在元气论物质观看来，形就是物质有形的形质，有形的形质之间充满着无形的气，在形与气的相互关系中，气聚而成形，形散而化气，形与气之间可以通过气的聚散作用而发生相互转化。不仅如此，气还是宇宙万物之间相互沟通与相互联络的中介，因而万有相通，整个世界就是在气的沟通、联络作用下而形成的一个不可分割的统一的整体。

二、中医学的整体联系观与西医学的还原分析观

中国古代在天人合一观念基础上所形成的元气论物质观与古希腊人在天人对立观念基础上所形成的原子论物质观对后世东西方学术思想发展的影响无疑是巨大的，可以毫不夸张地说，后世的东西方学术之所以走上了两种完全不同的发展道路，归根到底是由于东西方不同的物质观影响的结果。而这种影响最突出的表现之一，就是中国人在思维方式上的整体联系观和西方人在思维方式上的还原分析观。

中医学的整体联系观最重要的表现就是将人与天地（环境）看成是一个有机联系的整体，而人与天地同源、人与天地同理、人与天地相通、人与天地相应以及人与天地相参的"天人合一"观则是这种整体联系观的基本内容。人与天地同源，就是说人与天地万物共同起源于天地生成之初的某种原始的、混沌的本原物质，即古人所说的"道"或"元气"，因此，人同其他的天地万物共同参与构成了宇宙这样一个统一的、有机的整体，成为宇宙这个统一的、有机的整体中不可分割的组成部分。人与天地同理，就是说人与天地万物共同遵循着某种相同或相似的运动变化规律，如阴阳、五行的运动变化规律等。人与天地相通，就是说人体与自然环境是相互通应的，自然界有什么样的规律和现象，人体也会出现同样的规律和现象。人与天地相应，就是说人与天地之间存在着某种相互感应的现象，人能够感知环境因素的变化并对环境因素的变化做出相应的反应等。人与天地相参，则是说人体生命运动的规律和现象与自然界运动的规律和现象可以相互参照或参阅，自然界运动变化的规律和现象可以用来解释和说明人体生命运动的规律和现象，反之，人体生命运动的规律和现象也可以用来解释和说明自然界运动变化的规律和现象。

中医的整体观不仅将人与天地（环境）看成是一个整体，而且将人体的本身也看成是一个相互联系、相互作用的统一的整体。中医学认为，人体虽然是由各个不同的部分构成的，但人体的各个部分在结构上是不可分割的，在功能上是相互联系的，在病理上是相互影响的，都不能离开人的整体而独立存在。中医学常常用脏腑学说的理论来说明人体的这种统一性（整体性）。在中医学看来，人体是一个以五脏为中心，通过经络系

统把人的各个部分（如四肢百骸、形体官窍等）密切联系起来并在神的调节作用下完成统一生命活动的有机整体，这就是中医学形神一体的整体观。不仅如此，中医的脏腑理论还认为，人体的生理功能都是建立在各脏腑活动相互联系的基础之上，是在五脏的协同与配合作用下共同完成的，如《素问·经脉别论》中说："饮食入胃，游溢精气，上输于脾，脾气散精，上归于肺，通调水道，下输膀胱，水精四布，五经并行。"此外，中医的脏腑学说还用五行生克制化的理论来解释和说明五脏各系统之间的相互作用和相互关系，从而使人体的生命活动维持为一个协调、统一的整体。

中医的整体观还表现在对"气化"的认识上。古人认为，天地万物的运动、发展和变化是在气的推动作用下实现的，所谓气化，简单地说就是天地万物的运动、发展和变化。气化学说是中国古代元气学说的重要内容。气化学说理论认为，整个世界就是通过"气"联系起来的统一整体，宇宙中的一切事物无时无刻不处于运动变化之中，气化是自然界万事万物产生、发展、变化以至于消亡的根本原因，人体的生命活动和代谢过程中各种物质的运动变化也都是缘于人体内的气化。《素问·六微旨大论》中说："物之生从于化，物之极由乎变，变化之相薄，成败之所由也。"气化是自然界和人生生不息的生机之所在，一旦气化运动停止，整个世界将是一片死寂，人的生命也即告终结。产生气化的根本原因，是由于阴阳二气的相互作用，阴阳二气的相互作用，推动着自然界风、寒、暑、湿、燥、火"六气"的消长与转化，从而出现春、夏、秋、冬四季气候的更迭，发生着以生、长、化、收、藏为代表的五季物候的变化。因此，气化是推动宇宙万物运动的根本动力，将宇宙万物（包括人体）运动、发展和变化的根本原因归结为气的推动作用的结果，无疑是中医学整体观念的重要体现。

相对于中医学整体联系的思维方式，西医学所运用的则是一种还原分析的思维方式。如果说整体联系的思维方式是人们在研究、考察事物及事物的运动变化规律时，运用的是整体而不是分割、联系而不是孤立的观点来看待事物的一种思维方式，那么，还原分析的思维方式恰恰与之相反。还原分析的思维方式就是人们在研究、考察事物及事物的运动变化规律时运用的是分割而不是整体、孤立而不是联系的观点来看待事物的一种思维方式。还原分析的思维方式在对天人关系的认识上，就是将人与环境（天）严格地区分开来甚至对立起来，形成了天人关系的"天人两分观"。天人两分观虽然也承认人是自然进化的产物，人的生存离不开自然环境提供的物质和能量，但是人的生命一旦从自然界分化出来，就与自然界是互不相干的甚至完全对立的两个部分。人体有人体的运动变化规律，自然界有自然界运动变化的规律，人体的运动变化规律与自然界的运动变化规律是两种完全不同的运动变化规律，不能将人体的运动变化规律看成是自然界的运动变化规律，也不能将自然界的运动变化规律看成是人体的运动变化规律，这与中医学"天人一体"的整体观所认为的人与天地同理（即人体与自然界有着相同或相似的规律和道理）的认识是完全不同的。

天人两分观根本不承认人与天地（环境）之间存在着以无形的"气"为中介的相互作用，因此西医学在研究人体生命运动规律时，就不会像中医学那样把人放在环境中整体地、联系地加以考察和研究，而是把人与环境分离开来去孤立地、单独地加以研究，这是西医学还原分析思维方式的重要表现。西医学还原分析的思维方式还表现在它的人体观上。与中医学把人体看成是一个通过"气"的沟通、联络作用而形成的不可分割的统一整体相反，西医学把人体看成是由各种不同的解剖结构（如人体的脏腑、组织、器官等）组合而成的，人体就如同是一架可以任意拆分的机器，人体的各个部分（如人体的细胞、组织和器官等）则是被安装在这架机器上的各种不同的"零件"，而人体整体的生命活动乃是这架机器上各个"零件"的功能相加在一起的总和。这样，西医学在研究人体整体的生理功能时，就总是通过分析部分去了解整体，而又将整体归结为部分，将人体整体的生理功能归结、还原为组成人体的各个部分的生理功能，将人体整体的生理功能的异常归结、还原为组成人体的各个部分的生理功能的异常。

如果说元气论物质观将天地万物（包括人体）的运动、发展和变化的根本原因归结为存在于自然界中（包括人体内）的"气"的推动作用上，那么原子论物质观则孤立地看待一切事物的运动、发展和变化，将事物的运动、发展和变化的根本原因归结于事物自身结构的变化或改变上，这种孤立地看待事物的运动、发展和变化的观点，也是西医学还原分析思维方式的一种表现。比较中西医学天人观和人体观的差异，不难看出，中医的整体观实际上是建立在中国古代的"气"的观念的基础之上的，气不但是宇宙万物生成的本原和宇宙万物相互联系的中介，也是推动宇宙万事万物运动、发展和变化的根本动力，世界上的万事万物之所以能够形成一个统一的整体，就是在气的沟通、联络和推动作用下实现的。因此，正确理解古人所说的气，也就成为我们理解中医学整体观念的基础。那么，对于古人所说的气，我们今天应当如何去理解呢？按照古人的说法，气是一种存在于宇宙天地间（包括人体内）的、人的肉眼难以见到的精微物质，宇宙天地间的万事万物就是通过气这种精微物质相互作用和相互影响的。然而，在科学技术高度发达的今天，人们还依然难以寻觅到古人所说的这种精微物质（气）的"踪迹"，这也正是现代许多人否定气的存在进而质疑中医科学性的重要原因。

实际上，对于古人所说的气，我们必须抛弃西方科学结构决定论的物质观，而将其放到事物之间的相互关系中去理解。人与天地之间是一个不可分割的统一整体，人体各部分之间是一个不可分割的统一整体。在这个整体中，人与天地万物并不是各自独立、互不联系的，人体的各部分也不是各自独立、互不联系的，他们之间是通过各种相互作用与相互影响的方式联系在一起的，而这种将人与天地万物、人体的各部分之间联系在一起的各种相互作用与相互影响的关系即可以看成是古人所说的气。因此，对于中国古人所说的气，我们今天完全可以理解成事物与事物之间所结成的各种相互关系，理解成事物之间一切相互联系与相互作用的总和。在中医学看来，世界上万事万物不仅以实体结构的方式存在着，还以各种相互作用和相互影响的方式结成一定的相互关系，如果说以实体结构的方式存着的事物是一种物质的存在，那么事物之间所结成的相互关系也同样可以看成是一种物质的存在，物质的存在实际上是结构的存在与关系的存在的统一，而正是从这个意义上讲，气是一种物质。

这样，对于古人所说的整个世界是在气的沟通、联络作用下而形成的一个统一的整体，我们就可以理解成整个世界是在万事万物的相互联系与相互作用所结成的相互关系中所形成的统一的整体。不难看出，气实际上是古人从复杂的事物之间的相互关系中抽象出来的一个虚拟的"模型"，而作为实体结构的"气"其实是并不存在的，这也是现代科学难以找到气的结构存在的重要原因。理解了气的含义，我们也就不难理解古人所说的"气化"了。古人说天地万物（包括人体）的运动、发展和变化是在气的推动作用下实现的，就是说宇宙天地间万事万物的运动、发展和变化的根本原因来源于宇宙天地间万事万物的相互联系、相互作用和相互影响，来源于宇宙天地间万事万物所结成的相互关系。将宇宙天地间万事万物运动、发展和变化的根本原因或根本动力归结于宇宙万物间所结成的相互关系（即"气"的作用和影响），无疑是中医学整体联系观的重要体现。

三、中医学是研究人体整体功能的整体医学

也许有人会说，西医学只重部分（局部）不重整体、只讲区别不讲联系只是18、19世纪机械唯物主义时期的医学，现代的西医学也讲究甚至特别重视人体各部分之间的相互作用与相互联系，认为人体各部分之间的生理功能与生理活动是一个相互协调、相互制约的统一整体已成为人们普遍的共识，现代的西方医学对疾病的治疗也早已脱离了原来的"头痛医头，脚痛医脚"，只看局部、不看整体的对"症"式的治疗模式，因此现代的西医学也是一门建立在整体观念基础上的整体医学。这种说法看似有一定的道理，实则不然。在我们看来，判断一门医学是不是整体医学，最重要的是看这门医学是否真正从整体上来研究和认识人体，从系统论的角度讲，就是要把人体真正地当成一个系统来认识和研究。如果一门医学是真正地把人体当成一个整体（系统）来认识和研究，我们就说这门医学是整体医学；如果不是真正地把人体当成一个整体（系统）来认识和研究，我们就说这门医学不是整体医学。

如何把人体当成一个整体（系统）来认识和研究呢？这就是整体研究的方法。整体研究的方法是与还原分析的方法相对而言的，还原分析的方法是西方科学认识和研究事物的基本方法。还原分析的方法通常是将一个复杂的事物分解或拆解成若干相对独立的部分，通过对各个部分的分析来了解整体事物的功能或性能，即通过部分去了解整体是这种方法的基本思路，了解宇宙就必须先了解组成宇宙的"砖瓦"——原子、分子，是这种方法的基本信念。西方科学的实验研究是这种方法的具体体现，实验研究的方法就是将所研究的事物从与它事物的相互作用与相互关系中隔离开来，在最单纯的状况下（即排除其他事物干扰的状况下）来研究事物的运动规律。整体研究的方法则正好与之相反，其所研究的恰恰是一事物与它事物的相互作用与相互关系，是事物之间相互作用与相互关系的变化规律。用整体研究的方法来研究人体的生命活动规律，就是把人体的整体性作为认识和研究的对象，研究人体与环境、人体各个部分之间的相互作用与相互影响，研究由各个部分组成的有机整体（人体）怎样在与环境的相互作用中表现出协调一致的运动，因此它是以不破坏人体的整体性为前提条件的。

中医学是整体医学，就是因为中医学在研究人体的生命现象和生命规律时没有破坏人体的整体性，它所考察和研究的主要是人体的整体功能。整体功能是组成人体的各

个部分在整体的相互联系与相互作用中所产生或形成的功能，考察和研究人体的整体功能，就必须始终将人体的各个部分放在与整体（包括与环境）的相互关系中去进行，即将人体看成是一个有机联系的整体来加以认识和研究，如果将人体的各组成部分从与整体的相互联系中分割开来去进行研究，就必然不能得到人体的整体功能，中医学的特点决定了中医学是一门真正的整体医学。西医学是建立在西方自然科学还原论基础之上的，西医学也研究人体的整体性，但西医学在研究人体的整体性之前，总是先要对人体进行充分还原，如运用解剖学方法将人体分解或拆解成一个个不同的系统、组织和器官，并在弄清楚这些系统、组织和器官的功能与作用的基础上，再运用整体综合的办法将它们整合在一起，研究这些系统、组织和器官功能之间的相互作用和相互影响，这就是西医学所研究的人体的整体性。显然，这种建立在分析还原基础上的整体综合，是以破坏人体的整体性为前提条件的，这就与以不破坏人体的整体性为前提条件的中医学是恰好相反的。

不难看出，在研究人体的整体性时，西医学所说的整体是人体形态结构的整体，西医学总是从形态结构的角度出发将人体看成是一个整体，而人体整体的形态结构又是由人体的各种细胞、组织和器官等不同的部分组合而成的，因此西医学所研究的人体的整体是一种合成的整体，西医学的整体观是一种合整体观。中医学则始终将人的生命作为认识和研究的对象，生命功能是一种整体功能，是组成人体的各个部分（包括人体与环境）在整体的相互联系与相互作用中产生和形成的，是不能被分解的，而只能表现为各种不同的内容和形式，如中医学所说的心主血脉的功能、肺主宣发的功能、脾主运化的功能、肝主疏泄的功能、肾主纳气与藏精的功能等人体各脏腑的功能，就是人体生命功能的不同表现形式，因此中医学的人体整体观实际上是一种元整体观。元整体观与合整体观体现了中西医学在人体整体观上的根本差异。正是因为西医学所讲的联系和整体是建立在还原论基础之上的，而还原论是以破坏人体的整体性为前提条件的，所以无论西医学如何标榜自己已经发展成了整体医学，但从本质上讲，西医学仍是一门还原医学，还原分析的思维仍然是西医学最基本的思维方式。

中医学整体医学的属性体现在它研究的是人体的整体功能，因此在这里就有必要进一步探讨什么是整体功能。整体功能是与结构功能相对而言的，所谓的结构功能，简言之，就是由事物的结构所产生的功能，现代科学所说的物质的功能（包括西医学所说的人体的功能）多是指事物（人体）的结构功能。而所谓的整体功能，则是指事物在整体的相互作用与相互联系的相互关系中所产生的功能。大量的事实表明，事物在整体的相互作用与相互联系中能够产生出新的功能，比如，水分子（H_2O）是由两个氢原子（H）和一个氧原子（O）通过化合的方式结合在一起的，在水分子内部，作为水分子组成部分的氢原子和氧原子虽然有着各自的功能和属性，但水分子作为一个整体，却能够表现出不同于其各组成部分（氢原子和氧原子）的性能和特点，如水的颜色、状态、密度、熔点、沸点等，都是水分子作为一个整体表现出来的。又比如，王水是由浓硝酸（HNO_3）与浓盐酸（HCl）按体积比为1：3的比例混合而成的，王水作为由浓硝酸与浓盐酸按照一定的比例组合而成的整体，也能够产生出不同于其各组成部分（如浓硝酸和浓盐酸）的功能和特性，如强溶解性，一些不能够为浓硝酸或者浓盐酸所溶解的物质（如金、铂等）却能够溶解在王水之中。

可以看到，水分子之所以在整体上表现出不同于其各组成部分的性能和特点，王水之所以在整体上表现出不同于其各组成部分的功能和特性，就是因为水分子或王水的各组成成分在它们之间的相互作用与相互联系中产生了新的性能，这种新的性能就是水分子和王水作为一个整体所表现出来的整体性能。如果我们把水分子与王水的各组成部分的性能看成是结构功能，那么，水分子与王水作为一个整体所表现出来的性能就是整体功能。人们常说整体大于部分之和，即所谓的 1+1 > 2，显然，这个大于 2 的部分就是事物作为一个整体它的各组成部分在整体的相互作用与相互联系中所产生的新的功能，即整体功能。实际上，在日常生活中这种整体大于部分之和即 1+1 > 2 的现象是经常可以见到的。比如，一个配合默契的球队的战斗力大于各个队员的战斗力相加之和，一支纪律严明的军队的战斗力大于各个单兵的战斗力相加之和，这些现象也都是因为球队的各个成员之间、军队的各个士兵之间在整体的相互作用与相互联系中产生了整体的战斗力的缘故，而这个整体的战斗力就是整体功能。

人体也一样。人体作为一个整体，也是由各个具有一定结构的部分（如器官、组织和细胞等）组成的，因此，人体的功能也可以分为整体功能和结构功能。所谓人体的结构功能，就是人体的各组织结构所产生的功能。从解剖学的角度讲，人体是由各个具有一定解剖结构的组织器官组成的，西医以解剖学为基础将人体的结构划分成不同的系统，如循环系统、呼吸系统、消化系统、泌尿系统、神经系统、内分泌系统等，每一系统又是由不同的器官所组成，如循环系统由心脏、动脉、静脉、毛细血管等器官组成，呼吸系统由肺、气管、支气管等器官组成，消化系统由口腔、食管、胃、大小肠、肝、胆、胰腺等器官组成等，而每一个器官又是由不同的组织所构成，每一个组织又是由不同的细胞所构成。随着现代科学的发展，人们对人体结构的认识更是深入到分子、基因的水平，这些在不同的系统、器官、组织、细胞甚至分子与基因等结构的基础上所产生的功能就是所谓的结构功能。比如，循环功能是人的心脏所具有的功能，呼吸功能是人的肺脏所具有的功能，泌尿功能是人的肾脏所具有的功能，循环功能、呼吸功能与泌尿功能等就分别是建立在心脏、肺脏与肾脏等解剖结构基础上的功能，因而它们都属于人体的结构功能。

人体的整体功能不同于人体的结构功能，它不是以人体结构为基础所产生的功能，而是由组成人体的各个部分（结构）在整体的相互作用与相互联系的基础上所产生的功能。正如 2 个氢原子与 1 个氧原子组合成的水分子能够产生出新的功能（性能）一样，人体的各组成部分（结构）组合在一起也能产生出新的功能，这个新的功能就是人体的整体功能。比如，人体的生命功能（包括人的思维、意识、情感、心理活动等）就是一种整体功能，说人体的生命功能是一种整体功能，就是因为人体的生命功能是组成人体的各个部分在整体的相互联系与相互作用中所产生的功能。活着的生命体与尸体的本质区别就在于活着的生命体具有生命功能，而活着的生命体之所以具有生命功能，就在于活着的生命体的各个部分之间建立了相互作用与相互联系，生命功能就在这种相互作用与相互联系中产生了。尸体尽管可能有着与活着的生命体几乎完全相同的结构，但是由于尸体的各个部分失去了整体间的相互作用与相互联系，因而也就不再具有生命功能。中医学所说的人体各脏腑的功能，如心主血脉的功能、肺主宣发的功能、脾主运化的功能、肝主疏泄的功能、肾主纳气的功能等，即是人体生命功能的不同外在表现形式，因而它们在本质上也都属于人体的整体功能。

由此可见，整体功能是不能归结或还原到各组成部分的结构功能中去的，因此，整体功能也就不能用组成整体的各个部分的功能（结构功能）来解释和说明。比如，水分子是由氢原子和氧原子组合而形成的，但水分子的整体性能（整体功能）如水的颜色、状态、密度等，却不能用组成水分子的各个部分如氢原子和氧原子的性能来解释和说明。同样，王水的整体性能（整体功能）如王水的强溶解性等，也不能用组成王水的各个部分如浓硝酸和浓盐酸的性能来解释和说明。为什么整体功能不能用组成整体的各个部分的功能来解释和说明呢？原因就在于整体功能是在组成整体的各个部分的相互作用与相互联系中"涌现"出来的，如果将这种在整体的相互作用与相互联系中涌现出来的整体功能与组成整体的各个部分的结构功能相比较，不难发现，其运动形态和运动方式已经产生了质的变化，其所反映的是事物更高一层次（整体层次）的运动规律。由结构功能到整体功能，是事物的运动形式由低级向高级的跨越和飞跃，物质的运动规律遵循着严格的等级秩序。因此，高一层次（整体层次）事物的运动规律（整体功能）就不能离开整体之间的相互作用和相互联系而独立存在，它并不是低一层次（结构层次）事物的运动规律（结构功能）的简单加和。

人体的整体功能与结构功能的关系亦是如此。人体作为一个整体，人体的功能也有整体功能与结构功能之别，整体功能是组成人体的各个部分在整体的相互作用与相互联系中所产生的功能，反映的是人体整体层次上的生命运动规律，而结构功能则是人体的各组成部分（如人体的各个细胞、组织和器官等结构）所产生的功能，反映的是人体结构层次上的生命运动规律。然而西医学在研究人体生命运动的规律时，却无视人体生命运动规律的这种高层次与低层次的差别，没有充分认识到整体功能与结构功能是人体两个不同层次上的功能，整体功能是不能归结或还原到人体各组成部分的结构功能中去的。因此，西医学认为，整体等于部分之和，人体整体层次上的生命运动规律能够用人体各组成部分的运动规律来解释和说明。把高级的生命运动分解、还原成低级的物理的、化学的、生物的运动，把人体生命的本质看成是由组成人体各部分的器官、组织、细胞甚至更细微的基因所决定，正是西医学还原论思维方式的反映。中医学在研究人体生命运动的规律时，则充分地考虑到人体的这种整体性。在中医学看来，人体的生命运动虽然包含着物理的、化学的、生物的低级形式的运动，却不能将生命运动归结为这些低级形式的运动，生命运动的本质存在于人体各部分的整体联系之中，建立在整体层次上的人体生命运动规律（整体功能）只能放在人体整体的相互作用与相互联系中去认识和把握。

四、中药的药理作用机制

中药的药理作用机制也必须放在整体功能中去认识和研究。中药为什么能够治疗人体的疾病呢？我们知道，中药治疗人体的疾病依靠的是中药的四气、五味和中药升、降、沉、浮的特性。四气，也称四性，是指中药寒、凉、温、热四种不同的性质；五味是指中药酸、苦、甘、辛、咸五种不同的味道。四气、五味以及中药升、降、沉、浮的特性作用于人体，产生不同的功用，比如寒能清热、热能祛寒、酸能收涩、苦能燥湿坚阴、甘能补中和缓、辛能行散、咸能软坚、淡能渗泄等，以调节人体的阴阳、寒热和虚实，纠正人体气血的失调和气机的紊乱，从而发挥中药治疗疾病的效应。中药的四气五味以及升、降、沉、浮的特性即属于中药的整体功能（性能）。整体功能是由组成事物的各个部分在整体相互联系与相互作用中产生的功能，而中药的四气、五味及其升、降、沉、浮的特性等也是由组成中药的各种成分在整体的相互联系与相互作用中、在中药生长或炮制环境中产生和形成的。中药对疾病的治疗就是依靠中药的整体性能（功能）产生作用的。

以中药柴胡为例，中医学认为，柴胡味苦、性平、微寒，质轻而有升浮之性，具有和解少阳、疏肝解郁、升阳举陷的功能，临床用于治疗邪入半表半里、寒热往来的外感发热和肝郁气滞所导致的胁肋胀满疼痛、月经不调，以及中气不足、清阳下陷所致的脱肛、子宫下垂、胃下垂等疾病。柴胡之所以能够治疗上述疾病，就在于组成柴胡的各种成分在整体的相互联系与相互作用中（包括与环境的相互联系与相互作用中）所形成的上述独特的性、味和升降沉浮的整体功能。同样的道理，中医的方剂之所以能够治疗人体的疾病，也在于组成方剂的药物之间的相互联系与相互作用所形成的整体功能，由于方剂是由众多不同的药物按照一定的规则（如君、臣、佐、使等）组合而成的，因此，方剂就有比单一的药物更多、更复杂的组成成分，各成分之间的相互联系与相互作用也更多样和复杂，也就能够产生更多、更复杂的性味和升降沉浮的性能，从而取得比单味药物更多、更好的疗效。如小柴胡汤就是由柴胡、黄芩、人参、半夏、甘草、生姜、大枣组合而成的，具有疏肝解郁、和解少阳的功效，临床用于治疗热在半表半里的少阳伤寒证，就比单一的一味柴胡具有更好的疗效。

然而，西医学在研究中药药理作用时，却常常习惯于运用西医学还原思维的方法，将中药产生的功效归结于中药的某一成分或结构，因而总是试图在中药中找到或提取出产生某一功能的有效成分，"废医验药"就是这一思维的体现，这显然是与中药的药理机制相违背的。中药的药理作用存在于它的整体性能（功能）之中，因此离开了中药各成分之间的相互联系与相互作用、离开了中药与环境之间的相互联系与相互作用，用分析有效成分的还原论思维去研究中药的药理机制是注定行不通的。其次，运用中药来治疗人体的疾病，目的在于调整和纠正人体机能状态的异常，如人体的阴阳、寒热与虚实的偏颇以及人体气血的失调或气机的紊乱等，利用中药的药性之偏来纠正人体的病性之偏。而西医学所说的疾病则属于人体形态结构的异常，用西医的方法来研究中药的药理作用，往往观察的是中药对人体的形态结构所产生的作用和影响，但实际上中药并不是直接针对或作用于人体的形态结构的，这也是用西医还原论的思维来研究中药失败的根本原因之一。

五、整体观念是中医学最根本的特点

整体功能是事物（包括人体）的各组成部分在整体的相互作用与相互联系中所产生或表现出来的功能，但整体功能又绝不是脱离结构功能而凭空产生的某种特别的功能，整体功能不能离开结构功能而单独地存在，它总是建立在一定的结构功能基础之上的。在整体功能与结构功能的相互关系上，结构功能构成整体功能的某一方面和环节，而整体功能则是多个相关的结构功能综合在一起的总体的外在表现。比如，中医学常说脾具有主运化的功能，脾主运化的功能就是一种整体功能，但脾的运化功能又不是脱离人体的结构功能而独立存在的功能，而是由组成人体消化系统的各组织器官（如口腔、食管、胃、大小肠、胆囊、胰腺、肝脏等）的结构功能相互协调、相互配合综合在一起的整体的外在表现。又如，我们说心主血脉的功能也是人体的一种整体功能，就是因为血脉的运行并不是由心脏一个脏器独立完成的，而是心脏与循环系统的各组织器官（如全身血管等）在整体的相互协调、相互配合中共同完成的，心主血脉的功能实质是心脏和与之关联的各相关脏器的结构功能综合在一起的整体的外在表现。其余如中医学所说的肺主宣发的功能、肝主疏泄的功能、肾主纳气的功能等，也都是由人体各相关组织器官的结构功能综合在一起的整体的外在表现。

实际上，人们在临床中所观察到的各种生理现象都是人体整体功能的外在表现，人们所观察到的各种病理现象（即中医学所说的症或证候）则是人体整体功能异常的外在表现。比如，人们在临床上观察到的人的消化、吸收的功能现象，就是脾主运化的整体功能的外在表现，人们在临床上观察到的血液在脉管内运行的功能现象，就是心主血脉的整体功能的外在表现，这就不难理解中医学在研究人体的生命运动规律和疾病的规律时为什么要用"司外揣内"的方法。所谓的"司外"，就是观察和研究人体外在表现出来的生理与病理现象；所谓的"揣内"，就是揣测人体内在的生理与病理改变。中医的辨证论治就是一种典型的司外揣内的思维方式。所谓辨证论治，就是通过对疾病表现出来的症或证候进行辨别或辨析，以推求出表现为这种症或证候的疾病的本质——证，然后再针对疾病的"证"，即疾病的本质去进行论治，而"证"所反映的正是人体各种整体功能的异常，如心阳不足、肺失宣降、脾失健运、肝失疏泄等。中医学之所以要用司外揣内的方法去进行辨证论治，就是因为中医学是一门研究人体整体功能的整体医学，而研究整体功能就必须从整体功能所表现出来的人体的生理与病理现象着手。从人体表现出来的生理与病理现象出发来研究人体生命活动规律和疾病规律，是中医学整体医学的性质所决定的。

西医学则是透过人体的生理与病理现象去认识和研究人体和疾病的规律。这是因为西医学是一门结构医学，西医学所说的人体和人体疾病的规律是人体的结构和结构异常的规律。但人体生理与病理现象的实质却是人体整体功能的外在表现，是人体的各个部分（包括人体与环境）在整体的相互作用与相互联系中呈现出来的，是不能归结或还原到人体的结构或结构的异常中去的。因此,西医学就必然会把现象看成是本质之外的一种表象,本质不一定能决定现象,现象也不一定能反映本质,甚至会掩盖其内在的本质,因而人体和疾病的规律就必须透过人体的生理与病理现象去认识。在中医学看来,生命运动的本质存在于人体各部分的整体联系之中,生命运动的规律是人体各部分相互作用关系的规律,人体的生理与病理现象是人体整体功能的外在表现,而人体的整体功能又是在人体各部分的相互关系中产生和形成的,因此人体生理与病理现象的本质是人体的关系而不是人体的结构,这也是为什么在中医的辨证论治中,通过辨证所得大多是人体各部分关系的异常,如阴阳失调、气血紊乱、心肾不交、肝脾不调等,而不是像西医学的诊断那样,得到的多是诸如病毒性肝炎、胃十二指肠溃疡、动脉粥样硬化等关于人体形态结构的异常。

既然事物的结构与事物的关系都与事物的功能相关,那么,到底是事物的结构决定事物的功能,还是由事物的关系决定事物的功能呢?受西方哲学原子论物质观和近代西方自然科学的影响,长期以来人们都一直认为,结构是功能的基础,事物有什么样的结构就会有什么样的功能,因此是事物的结构决定事物的功能,这种观点我们称之为功能认识的结构决定论。实际上这种观点并不正确。建立在中国古代元气论物质观和整体观念基础上的中医学认为,结构并不能决定功能,结构只是产生功能(包括整体功能)的物质基础,真正决定功能的是事物(物质)之间的相互关系,即关系决定功能。我们生活的大自然之所以如此丰富多彩,正是在自然界事物之间错综复杂的关系中呈现出来的,而人体生命现象(包括人的思维和意识现象等)的复杂性,更不是用有限的人体的形态结构就能解释的,而只能用有限的人体形态结构所形成的无限的相互关系来加以说明。这种认为事物之间的相互关系决定事物功能的观点,我们称之为功能认识的关系决定论。功能认识的关系决定论与中国古代气学说理论的认识是完全一致的。中国古代气学说的理论认为,气是充塞于宇宙天地间(包括人体内)的一种极具活力的精微物质,气的运动产生气化,而事物的功能正是在气化运动中产生的,从现代认识的角度讲,气所代表的正是事物之间相互作用的关系。

功能认识的关系决定论的观点,我们可以从以下的一些实例中来加以说明。比如,人体的生命功能(包括中医学所说的人体各脏腑的功能)就是一种由人体的各个部分在整体的相互联系与相互作用中产生的整体功能,生命的本质就体现在人体各部分相互联系与相互作用的关系中,失去了人体各部分相互联系与相互作用的关系,人体也就失去了生命。可见,人体的整体功能是由人体各个部分的相互关系所决定的。实际上,不仅整体功能是由人体各个部分的相互关系所决定的,结构功能亦是由人体各个部分的相互关系所决定。尸体与活着的生命体可能有着完全相同的组织结构,但尸体的各组织结构却没有任何生理功能,就是因为尸体的各个部分失去了它们之间相互联系与相互作用的关系。又比如,人体的心脏在静息状态下功能减弱,而在运动状态下功能增强,两种情况下心脏的结构完全相同,但所表现出来的功能却有着显著的差异,原因就在于两种情况下心脏与人体内外环境的关系的不同。再比如,临床上早期室间隔缺损的患者,心脏的结构虽然发生了改变,但心脏的功能却没有表现出明显的异常,这说明结构并不能决定功能。

结构还是关系决定功能的问题，实际是哲学上的物质与功能关系的问题。在物质与功能关系的认识上，以亚里士多德为代表的西方古典哲学认为，结构第一性，功能第二性，因而是结构决定功能。在中国古代哲学看来，物质的存在既是结构的存在，也是关系的存在，是结构的存在与关系的存在的统一，在物质与功能关系的认识上，真正决定功能的是物质之间的关系，而不是物质本身的结构，这无疑是对西方哲学物质与功能关系认识的超越。功能认识的关系决定论包括两个方面的含意：其一，关系产生功能，一个有机系统，"驱动"其产生功能与活力的，正是系统的各部分所结成的相互关系；其二，关系决定功能状态，在一个有机系统（如人体）中，系统各个部分的功能状态是由系统内各个部分的相互关系决定的。功能认识的关系决定论让人们看到了现代科学与医学功能观的局限，它是我们基于中国传统哲学气学说的理论提出的物质与功能关系的全新认识，是对西方科学与哲学结构决定论功能观的突破和颠覆，它动摇了西方科学强加给中医学的结构决定论功能观，打破了西方科学还原论思维方式对人们思想的禁锢，掌握了功能认识的关系决定论，我们也就解开了困扰中医现代研究的"死结"，从而为中医的现代化开辟了道路。

功能认识的关系决定论是中医学治疗疾病的理论基础。人体为什么会表现出各种疾病的现象呢？从根本上讲是由于人体生理功能的异常，疾病状态下人体出现的各种症状和体征，如发热、头痛、鼻塞、咳嗽、腹痛、恶心、呕吐、黄疸、发斑、出血等，可以说都是人体生理功能异常的外在表现。人体的生理功能为什么会出现异常呢？最根本的原因在于人体各部分之间的相互关系出现了异常，人体与环境之间的相互关系出现了异常。中医学认为"百病皆生于气"，而气所代表的正是人体各部分（包括人体与环境）所结成的相互关系。说"百病皆生于气"，就是说人体的一切疾病都是缘于人体的各部分、人体与环境相互关系的异常。因此，中医学治病重在调"气"，所谓调气，就是调整人体各部分、人体与环境的相互关系，将人体各部分、人体与环境的相互关系由异常调整到正常，人体也就从疾病态（生理功能的异常态）恢复到健康态（生理功能的正常态），调整关系是治疗人体疾病的根本。人体各部分之间的相互关系又可以用阴阳的关系来概括，因此人体各部分相互关系的异常又可称为阴阳的失调，中医学治疗疾病重在调整人体的阴阳，而调整阴阳的实质，就是调整人体各部分的相互关系（包括人体与环境的相互关系）。

功能认识的关系决定论使我们能够解释在临床上许多西医学解释不了的疾病现象。西医学是一门建立在结构决定论物质观基础上的还原医学，这种建立在结构决定论物质观基础上的还原医学有一个显著的特点，就是认为人体的任何功能现象都必须有一定的结构学基础，即人体的任何功能现象都是建立在一定结构的基础之上的。反映在对人体疾病的认识上，就是人体任何的疾病现象都必须要找到结构上的证据，如果找不到结构上的证据，就不能认为是人体的疾病。实际上，许多功能性疾病只有症状和体征（即只有表现出来的现象）却不能发现任何器质性的改变，对于这类疾病，建立在结构决定论物质观基础上的西医学显然是无法解释的，因而只能称之为人体的亚健康状态。其实，这类功能性疾病很容易从功能认识的关系决定论中得到解释和说明。功能性疾病虽然没有人体形态结构的异常，但组成人体各部分（结构）之间的关系却发生了异常，而这种关系的异常则必然会导致人体功能的异常，因而出现相应的症状和体征。如一名诊断为"肝脾不调"的患者，临床上常有胸胁胀满疼痛、善太息、情志抑郁或急躁易怒、纳呆腹胀、便溏不爽、肠鸣矢气的症状，用西医学仪器的检查却不能发现任何器质性的改变，原因就在于人体脏腑的肝与脾之间的关系发生了异常的缘故。

临床上，一些器质性疾病（如癌症、高血压、糖尿病、乙型肝炎等）的早期人体通常并不会表现出任何症状与体征。为什么呢？西医学认为是由于疾病的早期机体的代偿功能尚未遭到破坏的缘故。这种说法看似有一定的道理，但其实并没有抓住问题的本质。实际上，人体的各种生理与病理现象都是人体整体功能的外在表现，如果一种器质性改变没有影响到与整体（或其他部分）间的关系，人体的整体功能就不会出现异常，就不会表现出任何的症状与体征；如果影响到了与整体（或其他部分）间的关系，人体的整体功能就会出现异常，因而表现出相应的症状与体征。可见，人体存在疾病并不意味着就会出现一定的症状与体征，癌症、高血压、糖尿病等疾病的早期，西医通过各种医学仪器的检查发现了人体器质性异常，只能说明人体存在疾病，但人体是否出现症状与体征，还取决于这种器质性病变是否影响到了与整体间的相互关系。如果影响到了与整体间的相互关系，则表现为发病；如果没有影响到与整体间的相互关系，则不表现为发病。中医的整体观使我们对人体的疾病现象有着更加深刻的认识。

受结构决定论思维方式的影响，现代人在研究中医的气、脏腑和经络时，总是要找到气、脏腑和经络的物质结构基础，这其实是中医研究中的一个误区。中医学是一门整体医学，它所研究的功能是人体的整体功能，整体功能是人体的各个部分在整体的相互作用与相互联系中所产生的功能，因而它就不可能像结构功能那样能够在人体内找到与之对应的实体结构的功能主体。然而按照人们的思维习惯，对于一种人体的功能（不论是结构功能还是整体功能），人们都希望将它看成是由某种功能主体所产生的功能，气、脏腑和经络的实质就是古人虚拟的与人体的某种（或某类）整体功能相对应的功能主体的模型。比如，生命功能就是人体的各部分在整体的相互联系与相互作用中产生的功能，而气就是古人虚拟出来的人体生命功能功能主体的模型。中医学按照五行分类的方法，将人体的各种生理功能及现象划分为木、火、土、金、水五大不同的系统，中医的肝、心、脾、肺、肾五脏即古人虚拟的人体这五大不同功能系统的功能主体的模型，而经络则是古人虚拟构建的人体内发挥沟通联络作用的功能主体的模型。可见，气、脏腑和经络等并不是人体内真实的实体结构，而是中医学整体观念的产物，气、脏腑和经络的本质只有在中医的整体观念中才能得到解释和说明。

中医学看待健康和疾病的观点也必须放在中医的整体观中才能得到正确的认识。健康和疾病是医学研究的主题，然而中西医学对人体的健康和疾病的认识却是完全不同的。疾病的产生归根到底是人体生理功能的异常，然而人体的生理功能为什么会出现异常呢？不同的思维方式有着不同的回答。建立在结构决定论功能观基础上的西医学运用还原分析的思维方式，孤立地看待人体的生理功能，将人体的生理功能看成由人体的结构所决定，结构决定功能，结构正常则人体的生理功能正常，结构异常则人体的生理功能异常。因此，在西医学看来，健康就是人体各组织器官形态结构的正常，而疾病则是人体一定的组织器官形态结构的异常，人体一定部位形态结构的异常是导致人体发生疾病的根本原因，这就形成了西医学以结构为中心的结构决定论医学观，西医学的一切就是围绕着寻找人体结构异常这一目标而展开的，一种疾病如果不能找到结构异常的原因，那么这种疾病是不可理解的，也是根本不存在的。实际上，人体的许多疾病都只有人体功能的异常，而没有人体结构的改变。西医学不能理解人体的功能性疾病，反映了西医学结构决定论医学观的局限性，而结构决定论医学观正是还原论思维方式在人体健康和疾病认识上的反映。

中医学则运用整体联系的思维方式来看待人体的生理功能，中医学在认识人体的生理功能时，总是将人体的生理功能放在人体与环境、人体各部分之间的相互关系中去考察，认为关系决定功能，人体与环境、人体各部分之间的相互关系正常，则人体的生理功能正常；反之，人体与环境、人体各部分之间的相互关系异常，则人体的生理功能异常。因此，在中医学看来，所谓健康，就是人体与环境、人体各部分之间关系的和谐与协调，疾病则是人体与环境、人体各部分之间关系的不和谐与不协调。一切事物的相互关系又可以用阴阳的关系来加以概括和说明，这样中医学将疾病的原因归结为外界环境因素的变化，如自然环境因素的"六淫"和社会环境因素所致的内伤"七情"等，将疾病看成是人体阴阳二气关系的失调，也就不难理解了。由于中医学在认识和研究人体的健康和疾病时，总是将人体的健康和疾病放在天人关系中整体地加以考察，因此人们又将中医学称为整体医学或天人医学，这就与西医学在研究人体的健康和疾病时，将人体与环境的关系对立起来，割裂人体与环境的关系孤立地去进行研究的还原论方法是根本不同的。

中医的整体观还体现在它对疾病的诊断、治疗及养生之中，这些内容我们在前文中已有过论述，在此不再重复。总之，整体观念是中医学看待人与自然以及人体本身的一个最基本的观念，它贯穿中医的生理、病理、药理、诊断、治疗和养生的各个方面。中医学的许多重要理论，如精气理论、脏腑理论、经络理论、健康与疾病理论、药物理论及治疗养生理论等，只有放在中医的整体观中才能得到正确的理解和合理的说明。整体观念是中医学最根本的特点，中医学理论是建立在整体观念的基础之上的，整体观念是我们理解中医学的关键，理解中医学要从理解中医学的整体观念开始。

阴阳论

阴阳，是中国古代哲学的一对基本范畴，指一切事物中相互关联、属性相反的两个方面。阴阳学说是中国古代哲学认识世界并用来解释和说明物质世界的运动、发展和变化规律的学说，是中国古人探求宇宙的本原、解释宇宙变化的一种世界观和方法论。阴阳学说用来解释物质世界运动、发展、变化规律的理论是阴阳理论，而阴阳理论又是古人在阴阳观念的基础上运用观"象"的方法得到的。阴阳学说的理论认为，世界上的一切事物及其现象无论多么复杂，都可以划分为阴与阳两个性质相反且又相互依存的两个方面，阴阳二气的相互影响与相互作用推动着事物的运动、发展和变化，阴阳二气的运动是一切事物运动、发展和变化的动力与源泉，阴阳运动的规律是世界上一切事物运动的总规律。《素问·阴阳应象大论》中"阴阳者，天地之道也，万物之纲纪，变化之父母，生杀之本始，神明之府也"，是古人对阴阳在事物的运动、发展和变化中的功能与作用的高度概括。阴阳学说的理论渗透到中医学领域，不但可以用来解释和说明人体的生理与病理变化，还可以用于指导疾病的诊断和治疗，成为贯穿中医学一切理论的指导思想，对中医学理论体系的产生、形成和发展产生了深刻的影响。在古人看来，"设能明彻阴阳，则医理虽玄，思过半矣"，阴阳在中医学中的重要作用和地位，由此可见一斑。

一、阴阳观念的起源

有学者认为，阴阳的认识最初起源于古人的两极观念。古人在长期的生产与生活中发现，人们生活的自然界和社会无不是由相对的两极所组成。比如，就人们生活的自然界而言，太阳每天从东方升起，从西方落下，人们日出而作，日落而息，于是有了白天和黑夜的两极观念；大地上的山川草木，向阳的一面明亮，背阳的一面阴暗，于是有了明亮和阴暗的两极观念；一年之中，随着四季的轮回，夏季炎热而冬季寒冷，于是有了炎热和寒冷的两极观念。原始社会由于生产力低下，人们的生产生活不得不需要依靠集体的力量，而集体力量的发展、壮大和维持都要依靠生命的繁衍，由此导致了先民们对生殖的崇拜，而在对生殖的崇拜中又强化了古人的两性观念，继而推演泛化为人类社会中相对的两极观念，如强与弱、尊与卑、贵与贱等。筮占是原始人类一项重要活动，筮占活动中得到的一系列结果，如奇偶、吉凶、福祸、行止、进退、攻守、喜悲、善恶、好坏、成败、利害、得失等，对古人两极观念的形成也有重要影响。此外，古人在日常生活中亦可观察到大量诸如天与地、日与月、上与下、高与低、左与右、前与后、明与暗、晴与阴、暖与冷、夏与冬等属性相对的两极关系，使得关于两极相对的观念在古人的意识中得到进一步加强。

阴阳并不是一开始就被古人赋予了哲学的含意，像天与地、日与月、明与暗、冷与暖一样，阴与阳最初也是古人观察到的事物两极现象中的一种。阴阳的最初含义实指日光的向背，向日为阳，背日为阴，如《说文解字》所言"阴，暗也，水之南，山之北也"，"阳，高明也"。而早在西周时期的《诗经·公刘》中所出现的"既景乃岗，相其阴阳"的句子，其阴阳的含义即指向阳和背阳这两种相互对立的现象。把阴阳赋予哲学含义的是中国古代哲学家们经过长期认真观察并抽象思辨的结果。

古代先哲们通过深入的观察发现，阴与阳在所有的两极现象中具有某种代表性的意义。比方说，向日为阳，向日，则意味着温暖和明亮，如阳春三月，气温回升，江河解冻，万物复苏，一派生意盎然的"动"的景象，于是人们又将阳与运动、兴奋、热烈联系起来；水遇热则化气，水汽升腾而无形，故阳又有上升的、无形的特点。背日为阴，背日，则意味着寒冷和阴暗，如每当冬季来临，气候严寒，万物归藏，江河冰封，一派肃杀萧条的"静"的景象，因此人们又将阴与静止、抑制、沉寂联系起来；水遇寒则凝固，水凝固而有形，水汽遇冷则成雨滴下降，故阴又有下降的、有形的特点。这样古人就用阴阳来对世界上的万事万物进行归类，把凡是运动的、兴奋的、温热的、明亮的、上升的、外向的、无形的事物及其现象归属于阳；而将静止的、抑制的、寒冷的、晦暗的、下降的、内守的、有形的事物和现象归属于阴。如以天地而言，由于天气轻清故属阳，地气重浊故属阴；以水火而言，由于火性热而炎上故属阳，水性寒而润下故属阴；以人体而言，由于"气"具有推动、温煦、兴奋的作用故属阳，"营"具有凝聚、滋润、抑制的作用故属阴。此时古人就将阴与阳从向日、背日的具象中抽象出来，成为划分事物及其现象具有对立两极特点的一对哲学范畴。

由此可见，所谓的阴阳，指的是一切事物中相互关联、属性相反的两个方面。这种相互关联、属性相反的两个方面，既可以指相互依存、属性相反的两种事物，如天与地、日与月、男与女、水与火等；也可以指同一事物中相互依存、属性相反的两种不同的性质与现象，如上与下、左与右、寒与热、升与降、动与静等。阴阳存在于自然界万事万物之中，然而阴阳的特点及其运动变化规律却是相同的，正如《素问·阴阳离合论》中所说："阴阳者，数之可十，推之可百，数之可千，推之可万，万之大不可胜数，然其要一也。"阴阳的特点及其运动变化规律又是通过事物的现象表现出来的。如《素问·五运行大论》中说："夫阴阳者，数之可十，推之可百，数之可千，推之可万。天地阴阳者，不以数推，以象之谓也。"《素问·阴阳应象大论》中说："天地者，万物之上下也；阴阳者，血气之男女也；左右者，阴阳之道路也；水火者，阴阳之征兆也；阴阳者，万物之能始也。"因此，人们可以通过观察和研究事物表现出来的现象来认识和掌握阴阳的特点及其运动变化规律。如果将事物表现出来的现象称为"象"，而将隐藏在现象背后的阴阳的特点及其运动变化规律看成是"道"，通过"象"来认识"道"正是中国古代哲学认识事物的主要途径。阴阳理论就是中国古人在观"象"的基础上得到的关于阴阳的特点及其运动变化规律的理论。

二、阴阳的特点及其运动变化规律

（一）阴阳的特点

一般说来，阴阳的特点或者说阴阳的特性可以概括为具象性与抽象性的统一、规定性、普遍性、相对性、相关性等几个方面。

1. 具象性与抽象性的统一

说阴阳是具象的，是说阴阳可指代自然界一切相互依存、属性相反的两种不同的事物，如天与地、日与月、男与女、水与火等；说阴阳是抽象的，是说阴阳包含着事物中相互依存、属性相反的两个方面，如上与下、左与右、寒与热、明与暗、动与静等。《灵枢·阴阳系日月》中说"夫阴阳者，有名而无形"，即是此意。说阴阳是具象性与抽象性的统一，就是说抽象的阴阳是从具象的阴阳中抽象而来，又能指导人们辨识具象的阴阳，人们对阴阳的认识是从具象走向抽象，又从抽象走向具象的过程。比如，人们从日光的向背这一具象的阴阳中，抽象出事物运动的、兴奋的、温热的、明亮的、上升的、无形的特征和现象为阳，而静止的、抑制的、寒冷的、晦暗的、下降的、有形的特征和现象为阴，这是人们对阴阳的认识从具象走向抽象。而当人们认识到阴阳的这一性质和特征之后，又指导着人们辨识具象的阴阳。如以天地而言，天气轻清，地气重浊，故天属阳，地属阴；以水火而言，火性热而炎上，水性寒而润下，故火属阳，水属阴；以人体而言，气无形而活跃，精有形而沉静，故气属阳，精属阴等。这是人们对阴阳的认识从抽象走向具象。人们对阴阳的认识从具象走向抽象，又从抽象走向具象，反映了人们对阴阳认识的不断深化，也是阴阳作为一种认识论和方法论的具体体现。

2. 规定性

阴阳的划分有着严格的属性性质的规定性。一般来说，凡是具有运动的、外向的、上升的、温热的、明亮的、无形的、兴奋的等特点和性质的事物及其现象都属于阳；而凡是有静止的、内守的、下降的、寒冷的、晦暗的、有形的、抑制的等特点和性质的事物及其现象都属于阴。如以天地而言，则天为阳，地为阴，是因为天气轻清故属阳，地气重浊故属阴；以日月而言，则日为阳，月为阴，是因为日光温暖而明亮故属阳，月光寒冷而晦暗故属阴；以水火而言，则火为阳，水为阴，是因为火性热而炎上故属阳，水性寒而润下故属阴；就人体的精气而言，则气为阳，精为阴，是因为气无形而活跃故属阳，精有形而沉静故属阴。正如《素问·阴阳应象大论》中所说："积阳为天，积阴为地。阴静阳躁，阳生阴长，阳杀阴藏。阳化气，阴成形。"阴阳双方各有其性质的规定性，一种事物或现象的特点和性质一旦确立，其阴阳的属性即被限定，而不能随意地改变或变更。如天气轻清，地气重浊，故天属阳地属阴，而不能反过来认为地属阳天属阴；又比如，火性热而炎上，水性寒而润下，故火属阳水属阴，而不能反过来认为水属阳火属阴等。

3. 普遍性

《素问·阴阳应象大论》中说阴阳为"万物之纲纪"，就是说阴阳统领世界上的万事万物，世界上的一切事物都可以用阴阳划分为属性相反而又相互联系的两个方面，阴阳普遍地存在于宇宙自然界的万事万物及其表现出来的现象之中。如就自然界的事物而言，天为阳，地为阴；日为阳，月为阴；火为阳，水为阴；昼为阳，夜为阴；春夏为阳，秋冬为阴。在空间方位上，上为阳，下为阴；外为阳，内为阴；左为阳，右为阴。在事物的性质上，热为阳，寒为阴；燥为阳，湿为阴；明为阳，暗为阴。在事物的运动状态上，动为阳，静为阴；升为阳，降为阴；出为阳，入为阴。就人体而言，气为阳，精（血）为阴；腑为阳，脏为阴；表为阳，里为阴；背为阳，腹为阴；兴奋为阳，抑制为阴。在疾病的现象中，则躁动为阳，沉静为阴；脉浮数为阳，脉沉迟为阴；表证、实证、热证为阳，里证、虚证、寒证为阴等。甚至药物的性味也可用阴阳来划分，如药性温、热者为阳，寒、凉者为阴；药味辛、甘者为阳，酸、苦者为阴；在药物的升降沉浮上，升、浮者为阳，沉、降者为阴等。可见，阴阳普遍存在于自然界的各种事物及其现象之中，正如《灵枢·阴阳系日月》中所说："夫阴阳者……数之可十，离之可百，散之可千，推之可万，此之谓也。"

4. 相对性

阴阳的相对性主要表现在以下几个方面。一是阴阳的可分性，即阴阳之中还可以再分阴阳。如《素问·金匮真言论》就一日而言"平旦至日中，天之阳，阳中之阳也；日中至黄昏，天之阳，阳为之阴也。合夜至鸡鸣，天之阴，阴中之阴也；鸡鸣至平旦，天之阴，阴中之阳也。"就人体而言，则"背为阳，阳中之阳，心也；背为阳，阳中之阴，肺也。腹为阴，阴中之阴，肾也；腹为阴，阴中之阳，肝也；腹为阴，阴中之至阴，脾也"。二是阴阳互藏，即阴阳双方的任何一方都蕴涵有另一方，阴阳之中包含阴阳，阳不是绝对纯粹的阳，阴也不是绝对纯粹的阴，而是"阴中有阳，阳中有阴"。三是阴阳的转化，事物的阴阳属性在一定的条件下可以向对方转化，原来以阴占主导地位的事物可转化成以阳占主导地位，反之亦然。这样事物的总体属性就会发生改变，原来属阴的事物变成了属阳，而原来属阳的事物则变成了属阴，即所谓的"寒极生热，热极生寒"，"重阴必阳，重阳必阴"。四是事物的阴阳属性可以随其对立面的变化而变化，即任何事物及其现象的阴阳属性，都是与其对立面相比较而言的，当其对立面发生了变化，事物的阴阳属性也会随之发生改变。比如说，秋凉相对夏热而言，其性属阴，但如果与冬寒相比，则其性又属阳，可见秋凉性质的属阴与属阳，是随着其对立面的变化而变化的。

5. 相关性

阴阳的相关性指的是用阴阳分析法所分析的事物或现象，应是建立在同一范畴，同一层次，即相关性的基础之上的。只有相互关联且属性相反的两种事物或现象，或一个事物的两个方面，才能用阴阳来表达。如天与地、昼与夜、明与暗、上与下、寒与热等，都是既相关联且又属性相对的两种事物或一个事物的两个方面，因而它们之间的关系才能构成阴阳。如果不是相互关联的事物或现象，则不能构成阴阳关系，如甲事物的"上"与乙事物的"下"，或乙事物的"上"与甲事物的"下"，以及表示方位属性属阳的"上"与表示温度属性属阴的"寒"，或者表示方位属性属阴的"下"与表示温度属性属阳的"热"等，由于不属于同一范畴或同一层次的概念，即它们之间没有相关性，因此也就不能构成阴阳。值得注意的是，虽有关联性，但属性并不对应相反的两个事物或现象，也不能用阴阳来加以说明，如标与本、因与果等是相互关联的一对范畴，但由于其属性并非对应相反，故也不能用阴阳来表示它们的关系。

（二）阴阳的运动变化规律

阴阳的运动变化规律主要表现在阴阳的互根互用、阴阳的相互吸引、阴阳的相互制约、阴阳的消长平衡、阴阳胜复等几个方面。

1. 阴阳的互根互用

阴阳的互根互用是阴阳之间最基本的运动变化规律，包括阴阳互根与阴阳互用两个方面。

（1）**阴阳互根**　所谓的阴阳互根，是指阴阳的双方之间互为根本。阴阳的双方相互参照、相互对应、相互依存，没有一方就没有另一方，一方的存在以另一方为前提和根据，双方共同存在于同一个事物或同一个统一体中。比如说，热和寒是描述事物温度状态属性相对的两个方面，按其阴阳属性来划分就是热为阳，寒为阴，热和寒之间相互参照、相互对应、相互依存、互为根本，没有热就无所谓寒，没有寒也无所谓热。因此，热和寒是相对而存在的，一方的存在以另一方为基础和根据，双方共同存在于同一事物或同一个统一体中。又比如，动与静是描述事物运动状态属性相对的两个方面，按其阴阳属性来划分则是动为阳，静为阴，动与静之间相互参照、相互对应、相互依存、互为根本，没有动就无所谓静，没有静也无所谓动。因此，动与静也是相对而存在的，一方的存在以另一方为基础和根据，双方共同存在于同一事物或同一个统一体中。

（2）**阴阳互用**　所谓的阴阳互用，包括两个方面的含意。一是指阴阳双方的相互为用，一方功能的发挥是建立在对另一方作用的基础之上的，离开了对另一方的作用则一方也就不能发挥其正常的功能。如《素问·阴阳应象大论》中说"阴在内，阳之守也；阳在外，阴之使也"，就是说，阴阳功能的"使"与"守"都是建立在对对方作用的基础之上的。二是指阴阳之间的相互资生。阴阳双方之间具有在相互依存的基础上不断地资生、促进和助长对方的特点。如《素问·生气通天论》中"阴者，藏精而起亟也；阳者，卫外而为固也"，就充分说明，阴阳双方一方的生长必须以另一方为根据和条件，阴阳双方的资生或生长存在着相互促进、相互资助的关系，阴阳双方如果离开另一方必然会出现"孤阴不长，独阳不生"的情形。必须指出的是，阴阳二气的相互为用是以阳气为主导的，阴气多处于一种从属的作用和地位，也就是说，阴气大多是随着阳气的运动和变化而运动变化的。《黄帝内经》中"阳生阴长""阳杀阴藏"，所言即是阴阳二气的相互作用中阴阳之间这种主导与从属的关系。

2. 阴阳的相互吸引

阴阳的相互吸引也称阴阳相吸或阴阳互引，阴阳互引能够把阴阳双方维系在同一个统一体内，是保证阴阳在同一个统一体中发生相互作用的根本原因。阴阳的相互吸引表现为阴阳双方中的一方对势力增长的另一方的牵引或吸引的作用，这种牵引或吸引的作用往往会随着势力增长的一方势力的增长而增长，当势力增长的一方势力增长到一定的程度时，另一方就能将其拉动向自己这一方的方向回归，从而使阴阳双方维系在同一个统一体中。比如，人体的兴奋功能属阳而抑制功能属阴，当人体的兴奋功能增强到一定的程度时，人体的抑制功能就会将其拉动向自己的方向回归，反之亦然。阴阳二气出现这种现象依靠的就是兴奋功能与抑制功能之间的这种相互吸引的作用，而正是依靠这种相互吸引的作用，将兴奋功能与抑制功能维系在人体的统一体中。人们常说"寒极生热，热极生寒"，"重阴必阳，重阳必阴"，阴阳与寒热之间的这种回归与转换，所依靠的正是阴阳或寒热之间的这种相互吸引的作用。然而，阴阳之间相互吸引的"引力"随着一方势力的增长而增长并不是绝对的，当阴阳双方中一方势力的增长超过某一极值时，这种相互吸引的"引力"就会突然减小甚至消失乃至发生相互排斥，阴阳之间便会由原来的相互吸引而变为阴阳格拒乃至阴阳离决，这时阴阳统一体瓦解，人的生命亦走向终结。

3. 阴阳互制

阴阳互制是指阴阳双方相互制约的意思，在阴阳双方相互作用的过程中，力量较弱的一方往往能够制约力量较强的一方，使其力量的增长限制在一定的范围内而不致过分地增长，这样就能够保证阴阳双方力量的对比不致过分悬殊，从而保持阴阳双方力量的相对平衡。比如，人体神经系统的兴奋功能与抑制功能就是一对相对平衡的力量。当人体神经系统的兴奋功能（阳气）活动过度增强时，人体神经系统的抑制功能（阴气）就会对其产生制约作用，从而把人体神经系统兴奋功能（阳气）的活动限制在一定的范围内而不使其太过增强；反之，当人体神经系统的抑制功能（阴气）活动过度增强时，人体神经系统的兴奋功能（阳气）也会对其产生制约作用，从而把人体神经系统抑制功能（阴气）的活动限制在一定的范围内而不致其太过增强。这样就能够保证人体神经系统的兴奋功能与抑制功能（即阴阳二气）的力量对比不致发生过分悬殊，从而维持人体神经系统的兴奋功能与抑制功能力量的相对平衡。

阴阳互制的另一种情形是阴阳反制。阴阳反制是指阴阳双方中力量较强的一方对力量相对较弱的一方的反向制约作用，这种反向的制约作用可以抑制力量较弱的一方力量的增长，使力量较弱的一方力量更加趋弱。比如，当人体神经系统的兴奋功能（阳气）活动增强时，一方面除人体神经系统的抑制功能（阴气）对不断增强的兴奋功能（阳气）产生制约作用之外，另一方面，人体神经系统的兴奋功能（阳气）也会对人体神经系统的抑制功能（阴气）产生反向的制约作用，使人体神经系统抑制功能（阴气）的力量不断减弱，从而保证人体神经系统的兴奋功能（阳气）与抑制功能（阴气）在彼此的相互作用中力量的消长有序和协调平衡。当阴阳双方失去了这种相互之间的制约作用时就会产生阴阳失制，阴阳失制往往会导致阴阳双方力量的对比失去相对平衡，对于人体而言，阴阳失制是导致人体产生疾病的根本原因。若阴阳双方一方力量极度增强，就会使得力量增强的一方对力量较弱的一方的反向制约作用进一步增强，而当这种反向制约的作用增强到一定的程度，就会对被反向制约的一方（即力量较弱的一方）产生耗损作用，此即阴阳互损。疾病之所以对人体造成损害或者损伤，阴阳互损是其中最重要的原因之一。

4. 阴阳的消长平衡

阴阳双方的力量对比并不是一成不变的，而是不断地发生运动变化的，阴阳的运动变化，古人用阴阳的消长来加以概括。《素问·五常政大论》中"阴阳更胜，气之先后"，说的就是阴阳二气的这种消长变化。《周易》丰卦中"日中则昃，月盈则食，天地盈虚，与时消息"，说明阴阳的消长变化是与时而变的。阴阳的消长变化是阴阳之间相对运动的基本表现形式，阴阳之间运动的和谐与有序，有赖于阴阳之间力量消长变化的平衡。阴阳之间力量消长变化的平衡可以概括为以下三种不同的表现形式。一是阴阳互为消长，包括阳长阴消与阴长阳消两种相反的过程。如《素问·脉要精微论》中"冬至四十五日，阳气微上，阴气微下；夏至四十五日，阴气微上，阳气微下"，即自然界阴阳二气的互为消长。二是阴阳互长。随着阳气的增长，阴气也随之增长，表现为阴阳皆长，如一年之中的春夏二季，随着阳气的增长，天地俱生，万物以荣，这是自然界呈现出来的阴阳俱长，即《黄帝内经》所说的"阳生阴长"。三是阴阳互消。随着阳气的消减，阴气也随之潜藏，表现为阴阳皆消。如一年之中的秋冬二季，随着阳气的收藏，草木凋零，万物容平，这是自然界呈现出来的阴阳俱消，即《黄帝内经》所说的"阳杀阴藏"。以上三种形式的阴阳消长变化，阴阳的互为消长是建立在阴阳互制的基础之上的，而阴阳互长和阴阳互消则是建立在阴阳相互资生的基础之上的。

5. 阴阳胜复

"胜"就是盛极，"复"就是转化、回归。物极必反，所谓的阴阳胜复，就是阴阳双方力量的消长变化达到极盛时就会向其相反的方向转化与回归。《黄帝内经》中所说的"寒极生热，热极生寒"，"重阴必阳，重阳必阴"即为此意，《道德经》说"反者，道之动"，阴阳的这种变化正是"道"的运动规律的反映。阴阳胜复的现象在自然界和人体的生命现象中是普遍存在的。比如说，冬至而一阳生，夏至而一阴生，以及"日中则昃，月盈则食"等，都是自然界中表现出来的阴阳胜复的现象。就人体而言，人体的兴奋功能属阳，人体的抑制功能属阴，人体的兴奋功能增强到达了极点，就要转入抑制；而人体的抑制功能增强到达了极点，就要转入兴奋。兴奋与抑制的交互出现，清醒与睡眠的交相轮回，是人体阴阳胜复的现象。阴阳胜复的根本原因在于阴阳二气之间的相互吸引和相互制约。在阴阳二气力量的消长变化中，随着阴阳双方之中一方势力的增长，另一方对势力增长一方的抑制或制约作用在不断地增强，同时对势力增长一方的牵引力或吸引力也在不断地增强，这样，当势力增长一方的势力增长到达某一极值时，另一方对势力增长一方的制约作用和牵引作用亦达到了最强，从而使得势力增长一方的势力不再继续增长，同时在不断增长的牵引力的作用下向其相反的方向回归，从而表现为阴阳之间的胜复转化。

阴阳之间的相互吸引、相互制约、胜复转化及消长平衡等规律是推动事物运动、发展与变化的根本原因。比如，古人认为"冬至四十五日，阳气微上，阴气微下；夏至四十五日，阴气微上，阳气微下"，就是因为冬至在一年之中的阴气最盛，阴气最盛则阳气对阴气的制约作用最强，同时对阴气的牵引（吸引）作用亦最大，这就使得阴气在到达冬至之日起不再增长，并在阳气的牵引作用下向阳气的一方胜复转归，从而表现为阳气渐长，阴气渐消，至夏至而阳气最盛；夏至在一年之中的阳气最盛，阳气最盛则阴气对阳气的制约作用最强，同时对阳气的牵引作用亦最大，这就使得阳气在到达夏至之日起不再增长，并在阴气的牵引作用下向阴气的一方胜复转归，从而表现为阴气渐长，阳气渐消，至冬至而阴气最盛，于是又开启了一年之中相同的阴阳消长变化的过程。正是由于上述阴阳二气消长变化的平衡，才保证了自然界阴阳二气之间运动的协调与有序，推动着一年四季春、夏、秋、冬的正常运行。如果在阴阳二气消长变化的过程中由于一方势力的过度增长，打破了阴阳二气之间力量上的相对平衡，阴阳之间就会失去原来那种相互制约的关系，阴阳双方中力量增强的一方就不能顺利地向力量减弱的一方胜复转归，阴阳二气之间的运动就会失去有序与和谐、有序地进行，表现在自然界就会出现气候的异常，表现在人体就会产生疾病。

三、阴阳学说的产生和发展

古人在对世界上万事万物及其现象的观察中总结出阴阳理论，又以阴阳理论为指导来分析他们所看到的物质世界及其现象，并以此来解释和说明物质世界的运动、发展和变化时，阴阳理论便发展、上升为阴阳学说。原始社会人类的科学知识十分落后，面对神秘的大自然，尤其是对大自然的运动变化和一些自然现象，如洪水、地震、雷电、日月食、地质变迁、四季更迭等，总是充满了恐惧、神秘和好奇，而正是这种恐惧、神秘和好奇，激起了古人探索自然的欲望。不难想象，人们最初总是从日常生活最常见的自然现象中去了解和探究自然界的运动和变化规律的，如日出日落、斗转星移、昼夜交替、四季更迭等，正是在对这些自然现象的观察中古人看到了阴阳的变化，因而推测阴阳的相互作用可能是自然界运动变化的原因，并试图以此为工具来解释在他们看来神秘莫测的自然现象。如在《国语·周语》中就记载了伯阳父用阴阳来解释周幽王二年（公元前780年）发生在陕西的大地震，"阳伏而不能出，阴迫而不能蒸，于是有地震"，伯阳父把地震发生的原因归结为大地内部阴阳两种相对势力运动的不协调与不和谐，说明先贤已经开始应用阴阳来分析、阐释一些难以理解或不能直接观察的复杂事物变化的机制。

春秋战国时期，诸子蜂起，百家争鸣，各种学术思想和学说空前活跃，中国古代文化进入了大发展、大繁荣的时期，作为哲学理论的阴阳学说也在这一时期逐渐形成。此时的哲学家们不仅认识到事物内部存在着阴阳两种相对的势力，而且认识到阴阳这两种相对的势力是运动变化、相互作用的，阴阳之间的相互作用是推动宇宙自然界一切事物运动变化的根本原因。比如，《管子·乘马》中"春秋冬夏，阴阳之推移也；时之短长，阴阳之利用也；日夜之易，阴阳之化也"，《国语·越语》中"阳至而阴，阴至而阳，日困而还，月盈而匡"，就是说四时与昼夜的更替、日的升落、月的圆缺等，皆是阴阳双方运动变化、相互作用的结果。同时，哲学家们还认为宇宙的万事万物中都蕴含着阴阳，阴阳的相互作用所产生的冲和之气是推动宇宙万物发生、发展和变化的根源，如《道德经》中"道生一，一生二，二生三，三生万物，万物负阴而抱阳，冲气以为和"，就是这种思想的代表和体现。

　　用阴阳学说来系统解释宇宙的发生、发展、运动和变化的当属《周易》。《周易》包括《易经》与《易传》两个部分。《易经》是我国上古时期人们占筮卜卦的一本书，但其中却包含着丰富的辩证法思想，更是中国古代阴阳思想的萌芽。从《易经》到《易传》，"人更三圣，世历三古"，经历了漫长的历史阶段，一般认为《易传》是用来阐释《易经》思想的，但实际上却是中国古代哲学家们借助对《易经》的阐发来阐释他们的哲学思想，是中国古代哲学思想的集大成之作。那么，《易传》阐释的是怎样的哲学思想呢？《庄子·天下》中说"《易》以道阴阳"，就是说《周易》是一本主要论道阴阳的书。从字义上讲，"易"的本义是指日月，日月者，阴阳也，《易传》认为，易道至简，世界上万事万物虽然纷繁复杂，变化莫测，但却都可以划分为阴与阳的两个方面，因此"易"又有"简易"之义；同时"易"又可以理解成"变易"，而《易传》正是阐释阴阳及阴阳运动变化规律的一本书。《周易》尤其是《易传》对阴阳的内涵、属性、功用及其和谐统一、转化变易等相互关系都进行了十分精辟的论述，从而奠定了中国哲学与文化的基础，对中华传统文化各个学科（包括中医学）的发展都产生了广泛而深远的影响。

　　《周易·系辞》中最早提出"一阴一阳之谓道"的思想，认为阴阳的规律就是道的运动变化规律，并进一步提出"易有太极，是生两仪，两仪生四象，四象生八卦"的观点，把天地之初的太极看成是宇宙万物生成的本原（太极即相当于老子所说的"道"），在太极的基础上生成阴阳二气（"两仪"即相当于阴阳二气），在阴阳二气的相互作用下生成"四象"（"四象"即少阳、太阳、少阴、太阴，代表着一年之中的春、夏、秋、冬四季），在"四象"的基础上生成八卦，而八卦所代表的正是世界中的万事万物。毫无疑问，《周易》之中的宇宙生成论思想对中国古代物质生成论思想——元气论物质观的形成产生了深刻的影响。

　　中国古代的哲学家们很早就认识到世界上万事万物的运动、发展和变化是在阴阳二气相互作用的推动下进行的。如《荀子·礼论》中说："天地合而万物生，阴阳接而变化起。"《周易》中则认为，天地万物的运动、发展和变化是在阴阳交泰、交感、和合的状态下实现的。所谓阴阳交泰，就是阴阳二气之间的和谐、有序地相互作用的一种运动状态。《周易·系辞》中说："天地氤氲，万物化醇。"《周易》咸卦中说："天地感而万物化生。"阴阳二气交泰、交感、和合，阴阳之间就能够有序、平稳地向对方转化，从而推动事物的运动、发展和变化，表现在自然界就是寒来暑往，风调雨顺，表现在人体则是阴平阳秘，身体健康。反之，阴阳之间如果不能有序、平稳地向对方转化，就会出现天地之气的痞塞不通，《周易》否卦中说："天地不交，否。"《周易》归妹卦中说："天地不交而万物不兴。"天地阴阳二气出现了痞塞不相交通，天地万物的运动、发展和变化就会出现异常甚至停止，表现在自然界就是寒热不调，气候异常，表现在人体就是阴阳失调，疾病的产生。《周易》中强调"易穷则变，变则通，通则久"，宇宙和自然界也因在事物的运动、发展和变化中生生不息，天长地久。

　　《周易》是如何运用阴阳学说的理论来阐释宇宙天地万物的运动、发展和变化的呢？以《周易》的十二消息卦为例来加以说明。十二消息卦为复、临、泰、大壮、夬、乾、姤、遁、否、观、剥、坤，是《周易》用来解释和说明自然界四季阴阳运动变化规律的十二种不同的卦象。从十二消息卦的卦象中可以看出，坤卦为至阴之卦，代表着二十四节气中阴气最盛的冬至，因而此时阴气的力量不再增长，并在阳气的吸引下向阳的方向转归，此即所谓"重阴必阳"，故坤卦之后是一阳生的复卦。从复卦开始，阳气的力量逐渐增长，阴气的力量渐渐减弱，是自然界阳长阴消的过程，直到乾卦阳气最盛阴气最弱为止。乾卦为至阳之卦，代表着二十四节气中阳气最盛的夏至，因而到了乾卦时阳气的力量便不再增长，并在阴气的吸引下开始向阴的方向转归，此即所谓"重阳必阴"，故乾卦之后是一阴生的姤卦。从姤卦开始，阴气的力量逐渐增长，阳气的力量渐渐减弱，是自然界阴长阳消的过程，直到坤卦阴气最盛阳气最弱为止，于是又开启了自然界新一轮的阴阳消长变化的过程。由此可见，地球上一年四季春、夏、秋、冬的交替和更迭是在自然界阴阳二气的消长变化中实现的，而随着四季气候的交替和更迭又推动着自然万物生、长、化、收、藏的运动和变化，阴阳二气的相互作用是推动世界上万事万物运动、发展和变化的根本原因。

元气论物质观是中国古人建立起来的关于宇宙万物生成演化的模型，是中国古代关于宇宙的生成和物质运动、发展、变化的最高理论。元气论物质观的发展和形成受到了中国古代阴阳学说的深刻影响。元气论物质观认为，在天地万物生成之前，宇宙间充满着一种阴阳未分的混沌之气，这就是古人所说的元气。元气在生成演化天地万物的过程中，先是分化为阴阳二气，阴阳二气上升或下降，彼此交感而分化成为清与浊两个部分，其中，清轻者为阳，浊重者为阴。阳气清轻，升而化散为无形的虚空；阴气浊重，降而凝聚成有形的万物，万物负阴而抱阳，整个世界就是通过气而联系起来的统一整体，故庄子有"通天下一气耳"之谓。作为万物之一的人，也是由气凝聚而成的。如《庄子·知北游》中"人之生，气之聚也。聚则为生，散则为死"；《论衡·论死》中"阴阳之气，凝而为人；年终寿尽，死还为气"；《素问·宝命全形论》中也说"人以天地之气生，四时之法成"等，都说明了人与天地万物同源于气。如果说人与天地万物有所区别的话，那就是人的生命是以精气为物质基础的。所谓精气者，气之精华也，精气是天地阴阳二气在不断运动的过程中逐渐演化而成的精华、精粹之气，所以《素问·宝命全形论》中说："天覆地载，万物悉备，莫贵于人。"人的生命运动是宇宙天地间最高级的物质运动形式。

在元气论物质观看来，不仅整个世界是由气生成演化而来的，宇宙天地间万事万物的运动、发展和变化也是在气的推动作用下实现的，并由此而产生了气化理论。所谓的气化，简单说就是天地万物的运动、发展和变化，因为古人认为天地万物的运动、发展和变化是在气的推动作用下实现的，即《素问·五常政大论》所说的"气始而生化，气散而有形，气布而蕃育，气终而象变"，因而称之为"气化"。气化学说是中国古代元气论学说的重要内容，气化学说的理论认为，宇宙天地中的万事万物无时无刻不处于运动变化之中，气化是宇宙天地万物产生、发展、变化以至消亡的原因，人的生命活动和代谢中各种物质的运动变化也是在气化的推动作用下进行的，正如《素问·六微旨大论》中所说："物之生从乎化，物之极由乎变，变化之相薄，成败之所由也。"气化运动是自然界和人生生不息的生机之所在，一旦气化运动停止，则如同《素问·五常政大论》所说的那样"不生不化，静之期也"，整个世界将是一片死寂而没有生机，在人体则意味着代谢活动的停止和生命的死亡。

气化的根本原因，是由于阴阳二气的相互作用，所以《素问·阴阳应象大论》中将阴阳二气的相互作用比喻成万物"变化之父母"。所谓父母者，根源也，就是说阴阳二气的相互作用是天地万物运动变化的根源。正是由于自然界阴阳二气的相互作用，推动着风、寒、暑、湿、燥、火（热）六气的消长与转化，从而出现了春、夏、秋、冬四季气候的交替与更迭，发生着以生、长、化、收、藏为代表的五季物候的运动和变化。正如《素问·天元纪大论》所说："太虚寥廓，肇基化元，万物资始，五运终天……曰阴曰阳，曰柔曰刚，幽显既位，寒暑弛张，生生化化，品物咸章。"可见，由阴阳二气的相互作用所产生的气化是推动宇宙自然万物（包括人体）运动、发展和变化的根本动力。以上即是中国古代元气论物质观的主要内容，而元气论物质观的形成也标志着中国古代阴阳学说发展的成熟。

四、阴阳学说理论在中医学领域的应用

阴阳理论或阴阳学说渗透到中医学领域有力地促进了中医学的成熟和发展。实际上早在《黄帝内经》出现以前，随着阴阳学说的兴起和形成，人们在用阴阳学说的理论来解释和说明各种自然和社会现象的同时，也开始尝试用阴阳学说的理论来解释疾病的原因及其形成的机制。据《左传》记载，昭公元年（公元前541年）秦国名医医和在给晋侯看病时说："天有六气，降生五味，发为五色，徵为五声，淫生六疾。六气曰阴、阳、风、雨、晦、明也。分为四时，序为五节，过则为灾。阴淫寒疾，阳淫热疾，风淫末疾，雨淫腹疾，晦淫惑疾，明淫心疾。"不难看出，此时的阴阳还是指使人致病的"六气"，阴阳在医学领域的应用显然还存在着很大的局限性。真正把阴阳作为一种指导思想广泛地应用于医学领域当属《黄帝内经》。《黄帝内经》在充分吸取前人积累的丰富医疗实践经验的基础上，运用阴阳学说的理论对医学知识加以总结、归纳、整理和提高，使中医学上升成一门系统的、科学的理论，而理论的形成，又标志着中医学的发展已脱离了原始经验医学的阶段，成为一门成熟的医学科学。阴阳理论或阴阳学说对中医学领域的影响和渗透，贯穿了中医学关于人体的功能结构、病理生理、病因病机、诊断治疗和养生用药各个方面。

（一）说明人体的结构与功能

阴阳理论常常用来说明人体的结构与功能。人体是一个有机统一的整体，但人体这一有机的整体又是由各个部分组成的。《素问·宝命全形论》中"人生有形，不离阴阳"，就是说组成人体的各个部分是可以用阴阳来进行划分的。比如，就人体的部位而言，上为阳，下为阴；表为阳，里为阴；背为阳，腹为阴。就人体的脏腑而言，五脏藏精气而不泄，故属阴；六腑传化物而不藏，故属阳。就人体物质而言，气无形而有推动、温煦的作用与功能，故属阳；精有形而具濡养、滋润的作用与功能，故属阴。就人

体的功能而言，人体神经系统的兴奋功能属阳，人体神经系统的抑制功能属阴。人体的生命活动是在人体神经系统的兴奋与抑制功能交替支配与调节作用下进行的，故中医学也将人体神经系统的兴奋与抑制功能称为人体的阴阳二气，阴阳二气的相互作用是推动人体生命运动和代谢活动的根本动力，而疾病则是人体阴阳二气关系失调的结果。就功能与形质（结构）的关系而言，因为形质为体而功能为用，故功能为阳而形质属阴，如心的功能为阳，心的形质属阴；肝的功能为阳，肝的形质属阴。根据阴阳相对性原理，阴阳之中又可再分阴阳，如《素问·金匮真言论》中"背为阳，阳中之阳，心也；背为阳，阳中之阴，肺也。腹为阴，阴中之阴，肾也；腹为阴，阴中之阳，肝也；腹为阴，阴中之至阴，脾也"，就是这种分类方法的体现。

（二）阐释人体的生理与病理功能现象

中医学常用阴阳学说的理论来阐释人体的生理功能现象。气化是人体一种常见的生理功能现象。所谓气化，就是人体生命活动的过程中各种物质的运动变化。中医学认为，气化是人体保持旺盛生命活力的根本原因，而产生气化的根源就在于人体阴阳二气的相互作用。中医学是研究天人关系的医学，在天人关系的认识上，古人很早就观察到人体的生理功能和机能状态有随着环境因素的变化而变化的现象，并且运用阴阳学说的理论来加以解释。比如《灵枢·营卫生会》中"夜半为阴隆，夜半后而为阴衰，平旦阴尽而阳气受矣。日中为阳隆，日西而阳衰，日入阳尽而阴受气矣"，这是人体的阴阳随环境阴阳的变化而变化的日节律。又如《素问·八正神明论》中"月始生则血气始精，卫气始行；月郭满，则血气实，肌肉坚；月郭空，则肌肉减，经络虚，卫气去"；《灵枢·顺气一日分为四时》中"春生、夏长、秋收、冬藏，是气之常也，人亦应之"，这是人体的阴阳随环境阴阳的变化而变化的月节律和年节律。睡眠与觉醒也是人体一种重要的生理功能现象，对此古人亦是用阴阳学说的理论来解释和说明。据《灵枢·营卫生会》中的描述，营气为阴，行于脉中，卫气为阳，行于脉外，营卫之气环周运行，如环无端，没有休止，五十度而复大会，其中卫气行于阴二十五度，行于阳二十五度，分为昼夜，卫气行于阳分则人起立活动，行于阴分则人进入睡眠，从而使人保持着觉醒与睡眠的周期。

中医学又以阴阳学说的理论来阐释人体的各种病理现象。中医学常常按照阴阳学说的理论将人体的疾病分为阴性疾病与阳性疾病两种不同的类型。临床上，凡是符合"阴"的一般属性的疾病，如慢性的、安静的、抑制的、功能衰减的、代谢减退的疾病等都可以归结为阴性疾病，"阴盛则寒"，故阴性疾病大多表现为寒的证候，如畏寒、肢冷、精神不振、面白、喜暖喜按、舌淡苔白、脉沉迟等；凡是符合"阳"的一般属性的疾病，如急性的、躁动的、兴奋的、功能亢进的、代谢增强的疾病等都可以归结为阳性疾病，"阳盛则热"，故阳性疾病大多表现为热的证候，如高热、汗出、口渴、面赤、舌红、脉数等。临床上人们常能看到，阳性疾病常可导致人体阴液的亏损，而阴性疾病每多导致人体阳气的虚衰，对此古人常用"阴盛则阳病，阳盛则阴病"来概括，而阴阳互损是导致此类疾病现象的根本原因。阴阳互损的另一种表现形式，就是阴阳双方中任何一方虚损到一定的程度也会造成另一方的虚损或不足，如阴虚日久导致阳虚，阳虚日久导致阴虚，最终导致人体的阴阳两虚，而造成人体出现上述病理现象的根本原因在于阴阳之间不能相互资生。临床上，人们还经常可以看到一种"寒极生热"与"热极生寒"的病理现象，对此中医学常用"重阴必阳，重阳必阴"来加以解释，究其实质乃是由于阴阳之间力量的极度不平衡而导致的阴阳格拒。

（三）分析病因与病机

作为一种指导思想和分析问题的方法，中医学常常运用阴阳学说的理论来分析疾病的病因和病机。所谓的病因，就是引起人体产生疾病的原因。中医学将导致人体疾病的原因归结为外感"六淫"、内伤"七情"及饮食起居等，如《素问·至真要大论》中"夫百病之所始生者，必起于燥湿、寒暑、风雨、阴阳、喜怒、饮食居处"，较好地概括了导致人体疾病产生的原因。而对于上述病因，中医学又常常按其阴阳属性的不同来进行分类，如《素问·调经论》中说："夫邪之生也，或生于阴，或生于阳。其生于阳者，得之风雨寒暑；其生于阴者，得之饮食居处，阴阳喜怒。"这样就把疾病的病因分为阴与阳两种不同的类型。比如"六淫"之中的风邪具有轻扬、开泄、善行多变的特点，因而古人认为风为阳邪，而湿邪则具有黏滞、重着、趋下的特点，因而古人认为湿为阴邪。病邪的性质不同，致病的部位和致病的特点亦不相同，如《素问·太阴阳明论》中说："伤于风者，上先受之，伤于湿者，下先受之。"风为阳邪，其性轻扬，故多易侵犯人体的上部，如头面部和肌表，其病症特点亦以头痛、汗出、恶风等为主；而湿为阴邪，其性趋下，故多易侵犯人体的下部，如下焦或下肢，症状的特点亦以淋浊、带下、下肢水肿等下焦或下肢的症状为主。

疾病是如何产生的呢？中医学认为，疾病的产生是在致病因素的作用下而导致的人体阴阳二气关系的失调。正常情况下，人体的阴阳二气维持在一个相对平衡的水平上，故人体机能状态既不偏盛也不偏衰，这就是中医学所说的人体的阴阳平和态。阴阳平和态下，人体的生理功能既不过度增强也不过度减弱，因此阴阳平和态就是中医学所认为的人体的健康态。在致病因素的作用下，人体阴阳二气的力量平衡被打破，因而出现人体阴阳二气关系的失调。人体阴阳二气关系的失调意味着人体的阴阳二气失去了相互制约的作用，从而导致人体机能状态的过度增强或过度减弱，人体的生理功能亦会出现异常的增高或降低，而使人体产生疾病。在中医学看来，人体的疾病总会发生人体机能状态的异常改变，这种机能状态的异常改变，要么是人体机能状态异常增高的阳亢态，要么是人体机能状态异常降低的阴盛态，因此人体的疾病也就可以根据其阴阳属性的不同而划分为两种不同的性质，即人体的阳气功能偏胜，机能状态及生理功能偏亢的阳性疾病和人体的阴气功能偏胜，机能状态及生理功能偏衰的阴性疾病，而阴阳也就成为统领人体所有疾病的总纲。

（四）指导疾病的诊断和治疗

疾病是人体阴阳二气关系的失调，因此，中医学诊断疾病的首要任务就是要辨别疾病的阴阳。面对一种疾病，首先要诊断清楚的，就是这种疾病的阴阳属性，是阳性疾病还是阴性疾病。所谓的阳性疾病，就是阳气功能亢盛、人体机能状态增高的疾病；所谓的阴性疾病，则是阴气功能亢盛、人体机能状态降低的疾病。中医学是一门研究人体机能状态的医学，因此中医学对疾病的辨证最重要的就是要辨别人体的机能状态，如疾病的阴阳、寒热和虚实等，而这一切又正好是八纲辨证的主要内容。这就是中医学为什么要将八纲辨证视为一切辨证的总纲的原因。而阴阳又是八纲之中的总纲，在中医学看来，任何疾病无论其临床表现多么复杂，都可以用阴阳两纲来加以概括，正如《类经·阴阳类》中所说："人之疾病……必有所本，或本于阴，或本于阳，病变虽多，其本则一。"故临床辨证最重要的就是辨别疾病的阴阳，《素问·阴阳应象大论》中说"善诊者，察色按脉，先别阴阳"，就是这个道理。

由于疾病的本质是人体阴阳二气的失调，所以中医学治疗疾病的关键是调整人体的阴阳，通过药物、针灸、按摩等各种治疗手段，使人体的阴阳二气恢复到阴阳平和的状态，正如《素问·至真要大论》中所说："谨察阴阳所在而调之，以平为期。"治疗原则是"寒者热之，热者寒之"，"实者泻之，虚者补之"。对于阴阳偏盛的实热或实寒证，采取"实者泻之"的办法，阳热亢盛者，用寒凉性质的药物以清其热；阴寒偏胜者，用温热性质的药物以祛其寒。对于阴阳偏衰的虚热或虚寒证，采取"虚者补之"的办法，因阳虚而致的阴寒偏盛者，用扶阳益火之法，即所谓的"益火之源，以消阴翳"；因阴虚而致的虚火亢盛者，用壮水制火之法，即所谓的"壮水之主，以制阳光"。中医学在治疗阴损及阳、阳损及阴、阴阳俱损的疾病时，常根据阴阳互根互用、相互资生的原理，采用"阴中求阳，阳中求阴"之法，于补阴之中佐以补阳，于补阳之中辅以补阴，以达到阴阳双补的目的，著名的方剂"金匮肾气丸"就体现了这一组方原理。中医学常用的"从阴引阳，从阳引阴"，"左病治右，右病治左"，"病在上者取之下，病在下者取之上"的治疗原则和方法，也是在阴阳理论指导下的具体运用。

（五）指导人体的养生和用药

《素问·宝命全形论》中说"人以天地之气生，四时之法成"，人与天地自然是一个不可分割的统一的整体，自然界阴阳的运动变化无时无刻不在影响着人体，因此为了保持人体的健康，古人提出了"法于阴阳，和于术数"的养生理念。所谓"法于阴阳"，就是遵循自然界阴阳二气的运动变化规律，与自然界阴阳的运动变化保持协调一致。《素问·四气调神大论》中"故四时阴阳者，万物之终始也，死生之本也，逆之则灾害生，从之则苛疾不起"，就是把健康的原因归结为对四时阴阳的顺从，而疾病的原因则是对四时阴阳的违背。"术数"即人们在养生中所运用的具体操作方法，如导引、吐纳、按摩等。所谓的"和于术数"，就是通过各种养生的"术数"追求人与环境关系的和谐，为此《黄帝内经》中提出了"春夏养阳，秋冬养阴"的养生原则和方法。中医学还认为，疾病就是在环境因素的作用下人体阴阳二气关系的失调，因此要想保持健康还要避免各种不良环境因素的侵袭及饮食劳逸和各种不良的生活习惯等，做到"虚邪贼风，避之有时"，"食饮有节，起居有常，不妄劳作"，"恬淡虚无，真气从之，精神内守"，"志闲而少欲，心安而不惧，形劳而不倦"，"美其食，任其服，乐其俗，高下不相慕"，才能够保持人体阴阳的平衡而远离疾病。

中药的气、味和升降沉浮的特性等也是借助于阴阳学说的理论来加以说明的。气与味，指的是药物的四气与五味。四气，即中药的寒、凉、温、热四种不同的性质。五味是指中药酸、苦、甘、辛、咸五种不同的味道。四气之中，温、热属阳；寒、凉属阴。五味之中，辛味能散、能行，甘能益气，故辛甘属阳；酸味能收，苦能泻下，故酸苦属阴；淡味能渗泄利尿，故属阳；咸能润下，故属阴。如《素问·至真要大论》中说："辛甘发散为阳，酸苦涌泄为阴，咸味涌泄为阴，淡味渗泄为阳。"此外，《黄帝内经》还将药物按质地与功用分为"气"与"味"两类。"气"类药物是指质地较轻，具有发散和温热性质的药物，故属阳；"味"类药物是指质地厚重，具有通泄和滋养性质的药物，故属阴。如《素问·阴阳应象大论》中说："阳为气，阴为味……阴味出下窍，阳气出上窍。味厚者为阴，薄为阴之阳。气厚者为阳，薄为阳之阴。味厚则泄，薄则通。气薄则发泄，厚则发热。"升降沉浮是指药物进入人体后的作用特点，凡是具有升浮作用的药物，大都具有升散发表、祛风散寒、涌吐、开窍的功能，故属阳；而凡是具有沉降作用的药物，大都具有泻下、清热、利尿、重镇安神、潜阳息风、消积导滞、降逆止呕、收敛散气的效果，故属阴。疾病的治疗是根据中药药性的阴阳之偏来纠正疾病病性的阴阳之偏，从而达到"以平为期"的目的。

五、阴阳学说理论的现代认识

以上我们论述了阴阳理论和阴阳学说，以及阴阳理论和阴阳学说在中医学中的应用，知道了阴阳理论是古人关于阴阳的特点及其运动变化规律的理论，阴阳学说则是中国古代哲学运用阴阳理论来解释和说明物质世界的起源及物质的运动、发展和变化的学说。阴阳学说的理论认为，所谓的阴阳，是指一切事物中相互关联而又属性相反的两个方面，世界上一切事物的运动、发展和变化都是阴阳运动推动的结果。然而中国古代阴阳学说的理论却难以得到现代科学的认同，甚至被认为是无稽之谈。因为现代科学认为，世界上一切物质的运动都是力的作用的结果，而不是什么阴阳的推动。比如说物体从一个地方运动到另一个地方，是人们给物体施加了一个作用力；电荷从一个位置移动到另一个位置，是因为受到了电场力或磁场力的作用；行星围绕着太阳运行，是受到了万有引力作用的结果。可见，古人阴阳学说的理论完全是一种臆想和猜测，并没有科学理论的根据。但在我们看来，持上述观点的人是没有真正认识东西方哲学物质和物质运动观的差异，没有真正地懂得中国古代哲学的物质和物质运动观，因而也就不可能真正地认识中国古代哲学的阴阳理论和阴阳学说。

中国古代哲学是研究天人之"道"的学问。"道"除了有天地万物本原的含意之外，还指天地万物的运动变化规律。"道"的运动变化规律，并不是现代物理学、化学等现代科学所揭示的物质运动规律，如万有引力定律、牛顿三大运动定律、能量守恒定律等，而是指事物阴阳运动变化的规律，如《周易·系辞》中"一阴一阳之谓道"，《素问·阴阳应象大论》中"阴阳者，天地之道也"，都是说"道"为事物阴阳运动变化的规律。此外，"道"还表示天地万物的一种存在方式。中国古代哲学认为世界上一切事物（物质）都有两种存在方式，一种是"道"的存在方式，另一种是"器"的存在方式。《周易·系辞》中说："形而上者谓之道，形而下者谓之器。"所谓"道"的存在方式，就是一切事物看不见、摸不着、无形质的一种存在方式，即"形而上"的存在方式；而"器"的存在方式，则是一切事物看得见、摸得着、有形质的一种存在方式，即"形而下"的存在方式。如果将事物形而上的、无形质的"道"的存在方式看成是阳，而将事物形而下的、有形质的"器"的存在方式看成是阴，《道德经》所说的"万物负阴而抱阳"，就可以说成是世界上一切事物（物质）的存在方式都是有形与无形、阴与阳、"器"与"道"的统一。

如何理解事物（物质）的存在方式是有形与无形、阴与阳、"器"与"道"的统一呢？这就涉及对现代科学物质观的再认识。现代科学的物质观继承了古希腊哲学的结构决定论物质观，发源于古希腊的原子学说正是结构决定论物质观的典型代表。结构决定论物质观认为，结构是物质存在的基础，一切物质都存在着一定的结构，没有没有结构的物质，即只要是物质，就必定存在一定的结构。有了这种物质观作指导，现代科学也就认为形质（形态结构）是物质的存在方式，并且是唯一的存在方式。在我们看来，物质除了以形质（"形而下"）的方式存在之外，还有一种无形质（"形而上"）的方式存在，这就是关系的存在。所谓关系的存在，就是事物与事物之间相互作用、相互影响的存在。现代科学虽然认识到事物形态结构的存在，但却忽视了事物之间相互关系的存在，即不同形质的事物（物体）之间同时还会以不同形式的相互作用和相互影响结成各种不同的相互关系。

比如，太阳、地球、月球和人是物质的存在，如果从物质结构的角度上讲，它们当然是以一定形态结构（形质）的方式存在着，但太阳、地球、月球和人又不仅仅是以结构的方式存在着，它们之间还会以各种不同形式的相互作用和相互影响（如引力、磁场力、光照、热辐射、电磁辐射等）结成各种不同的相互关系，这就是事物（物质）之间的相互关系的存在。辩证唯物主义的物质观认为，物质是一种存在于人的意识之外的客观实在。如果说物质的结构可以看成是一种物质的存在，那么结构与结构之间所结成的相互关系也同样可以看成是一种物质的存在，它们是物质存在的两种不同的形式（态），这就与古人所说的物质的存在是有形与无形、阴与阳、"器"与"道"的统一是一致的。如果用现代科学或哲学的语言来表述，就是说事物（物质）的存在是结构形态的存在与关系形态存在的统一。

中国古代哲学不仅将物质的存在看成是有形与无形、阴与阳、"器"与"道"的统一，即结构与关系的统一，而且认为关系是决定事物运动、发展和变化的原因，一切事物的运动、发展和变化都是由事物之间相互关系的变化引起的。比如说，地球上一年春、夏、秋、冬四季气候的更迭，自然界万物生、长、化、收、藏的变化等，都是在太阳对地球的作用与影响下产生和形成的；人体与环境变化相一致的日节律、月节律与年节律的运动，人体疾病的"旦慧、昼安、夕加、夜甚"等生理与病理现象，也都与太阳、地球和月球对人体的作用和影响有关。太阳和月球为什么能够对地球和人体产生这些作用和影响呢？就是由于太阳、地球、月球和人在它们的运动中相互关系发生了改变的缘故。可见事物与事物之间相互关系的改变是引起事物运动、发展和变化的根本原因，而阴阳正是对事物之间相互关系的抽象和概括。如《黄帝内经》中说"冬至四十五日，阳气微上，阴气微下"，就是指太阳与地球之间的关系日照强度的由弱变强；而"夏至四十五日，阴气微上，阳气微下"，则是指太阳与地球之间的关系日照强度的由强变弱。正是由于太阳与地球之间的相互关系的变化，如日照强度的由弱变强以及由强变弱的交替转化（即阴阳之间的交替转化），推动着地球上一年春、夏、秋、冬四季的更迭和自然万物生、长、化、收、藏的运动变化。

人体的生命运动也是人体各部分之间相互关系变化推动作用的结果。中医学常用人体的阴阳二气来概括和说明人体各部分之间的相互关系。人体的阴阳二气，究其实质乃是人体神经系统的兴奋与抑制功能，从现代科学的角度看，人体的生命活动正是在人体神经系统兴奋与抑制功能交替转化的过程中进行的。可见，世界上一切事物的运动、发展与变化都是在阴阳的运动变化中产生和形成的。而所谓的阴阳，反映的正是事物之间各种不同的相互关系，如动与静、外与内、升与降、热与寒、明与暗、无形与有形、兴奋与抑制等。所谓阴阳的运动，就是事物之间相互关系的转化，比如运动的向静止的转化、明亮的向晦暗的转化、温热的向寒冷的转化、兴奋的向抑制的转化等。《周易·系辞》中说："刚柔相推而生变化。"《素问·六微旨大论》中说："天气下降，气流于地；地气上升，气腾于天。故高下相召，升降相因，而变作矣。"阴阳双方在向对方的转化中，事物的变化也就产生了，所以说阴阳的运动是推动一切事物运动、发展与变化的根本动力。中医学把事物之间相互作用和相互影响所结成的相互关系看成是"气"，并且认为事物的运动、发展与变化是在阴阳二气相互作用的推动下进行的。因此，中医学将这种在"气"的推动作用下的事物的运动、发展与变化称之为气化。

不难看出，中国古代哲学（或中医学）所说的物质并不同于西方自然科学所说的物质，中国古代哲学所说的物质的运动也不同于西方自然科学所说的物质的运动。中国古代哲学与西方自然科学所说的物质与物质的运动存在着"道"与"器"的区别。西方自然科学的物质观是建立在结构决定论物质观的基础之上的，因此，西方自然科学所说的物质是指具有一定形态结构的物质（物体），而西方自然科学所理解的物质的运动大多指的是具有一定结构的物质的机械的、物理的、化学的运动等，空间位置的改变、成分或数量的增多或减少是这种运动的基本表现形式，而支配这些运动的规律就是西方自然科学所发现的各种物理的、化学的定律，如万有引力定律、牛顿三大运动定律、能量守恒定律等。中国古代哲学或自然科学虽然也研究物质及物质的运动，但中国古代哲学或自然科学所说的物质及物质的运动并不是指有形物质（物体）的机械的、物理的、化学的运动，而是指宇宙自然万物（包括人体）的生化（生成和变化）运动，如地球上一年四季春、夏、秋、冬的变换与更迭和自然界万物生、长、化、收、藏的变化运动等，而推动宇宙自然万物生化运动的根本原因又在于宇宙自然万物之间的相互作用和相互影响所结成的各种相互关系，因为宇宙万物所结成的相互关系具有"形而上"的特点，因而中国古代哲学又将其称之为"道"。

中国古人认为推动万物运动变化的原因在"道"而不在"器"，所以中国古代哲学和科学素有重"道"而轻"器"的传统，这也是近代科学没有在中国兴起的重要原因之一。所谓的"道"，就是事物之间的相互关系，这种事物之间的相互关系又被古人抽象为气或精气，因此，中国古代哲学所说的物质的运动实质上是"道"的运动，是事物之间相互关系的运动。而一切事物的相互关系又可以用阴阳来概括，所以"道"的运动就是阴阳的运动，其本质是事物之间的相互关系的变化，其所遵循的是阴阳之间的运动变化规律，阴阳的运动变化规律就是事物之间相互关系的运动变化规律。恩格斯说："一个民族要想站在科学的最高峰，就一刻也不能没有理论思维。"中华民族是富于理论创新的民族，如果说万有引力定律、牛顿三大运动定律等现代科学的理论揭示的是"器"的层面上物质的运动变化规律，那么，阴阳五行运动规律的理论则是揭示"道"的层面上物质的运动变化规律。就揭示物质运动变化的规律而言，中国古人所发现的阴阳五行运动变化规律的理论与西方自然科学所发现的自然科学理论如万有引力定律、牛顿三大运动定律等在人类科学史上具有同样伟大的意义，它们都是人类文明智慧的结晶，都是揭示物质世界本质规律的科学理论，只不过它们所反映的是物质世界不同层面上的规律和理论而已。

东西方之间的这种物质与物质运动观的差异深刻地影响着东西方人的思维方式、文化特征和价值取向。比较东西方的科学与文化，人们不难发现，中国传统科学是一门研究阴阳的科学，中国传统文化是一门关于阴阳的文化。中国古人为何如此崇尚阴阳呢？就是因为中国古代的一切学问（包括科学与文化乃至政治、社会、人事、军事、宗教、哲学、艺术等）都是研究事物之间相互关系的学问，而阴阳所揭示的正是事物之间相互关系的规律。在东西方文化的表现特征上，发源于古希腊的西方文化具有明显的空间特征，人们常常习惯于以空间为坐标系来观察和认识世界，因而属于空间文化，建立在古希腊原子论物质观基础上的西方科学就是典型的空间文化的产物。而诞生在黄河、长江流域的中华文化则具有显著的时间特征，中国古人很早就形成了"天下随时"的观念，如《周易》随卦中"天下随时，随时之义大矣哉"。《周易》丰卦中说："日中则昃，月盈则食，天地盈虚，与时消息。"人们常常习惯于以时间为坐标系来观察和认识世界，建立在中国古代元气论物质观基础之上的中国哲学和中医学就是这种典型的时间文化的产物。

长期以来一个令学术界困惑的问题是：到底是什么原因造成了中国人选择以时间为坐标来观察和认识世界，而西方人却选择以空间为坐标来观察和认识世界？我们认为，形成这种现象的根本原因还在于东西方人物质与物质运动观的不同。

西方自然科学和哲学所说的物质和物质的运动是形而下的"器"和"器"的形式的物质的运动，也就是事物结构的运动，其表现形式为各种机械的、物理的、化学的运动等。这种运动显著的特征就是其对运动的描述是以空间为参照系的，即物质的运动依赖于空间位置的改变，物质的运动存在于空间之中。而中国古代哲学和科学所说的物质（气或精气）和物质的运动，乃是形而上的"道"和"道"的形式的物质的运动，也就是事物之间相互关系的运动，即阴阳的运动，而事物之间的相互关系（阴阳的变化）总是随着时间的变化而发生变化，在此一时间表现为一种相互关系，在另一时间又会表现为另一种相互关系。因此，这种运动的显著特征就是其对运动的描述是以时间为参照系的，即物质的运动依赖于时间顺序的改变，物质的运动存在于时间之中。这便是东西方的人们为何要选择从不同的角度（时间或空间）来观察和认识世界的真正原因。实际上，物质的存在既有结构的存在，也有关系的存在，是结构（"器"）的存在与关系（"道"）的存在的统一，物质的运动统一在"四维"的时空之中，东西方文化与科学是从不同的层面和角度来认识物质及物质的运动变化规律的。

东西方之间物质观的差异也决定了东西方不同的思维方式。中国人物质观的核心是"道"，而"道"强调的是事物之间的相互联系，庄子谓"通天下一气耳"，在中国人的观念里，世界万物是通过气或精气而联系起来的统一整体，由此形成了中国人整体联系的思维方式。西方人物质观的核心是"器"，而"器"所强调的是一个个具有独立形态结构的个体，在西方人的观念里，整个世界就是由这些相互独立、互不联系的个体组合而成的，由此形成了西方人还原分析的思维方式。反映在医学领域，中医学在研究人体的健康和疾病时，总是运用整体联系的观点，把人体的健康和疾病放在人体与环境的相互关系中去认识和考察，放在人体各部分之间的相互关系中去认识和考察。中医学认为人体的健康就是人体与环境之间关系的和谐与适应，是人体阴阳二气关系的调和，而疾病则是人体与环境之间关系的不和谐与不适应，是人体阴阳二气关系的失调，因此，从本质上讲，中医学是一门研究天人关系的天人医学或整体医学。而西医学则割裂人与环境的关系，单纯地、孤立地去研究人体形态结构的改变，研究形态结构的改变对人体生理与病理的影响，因此，从本质上讲，西医学是一门研究人体形态结构的结构医学或还原医学。中西医学的根本差异是由东西方人的物质观和思维方式决定的。

六、阴阳学说的"阴阳"与西方哲学辩证法的"矛盾"

最后，笔者还想谈一谈阴阳学说中的"阴阳"与西方哲学辩证法中的"矛盾"的相关问题。古人说"阴阳者，一分为二也"，阴阳指的是统一体内部属性相反而又相互依存的两个方面，而矛盾反映的是统一体内部相互排斥、相互对立的两种势力，它们是完全不同的两个哲学范畴。然而许多人在研究中国古代的阴阳时，往往将其庸俗地附会或简单地等同于西方哲学辩证法中的矛盾，这是完全错误的。的确，中国古代的阴阳学说有着强烈的辩证思维的特征，但它不等同于西方哲学中的辩证法。用西方哲学的辩证法来取代中国传统哲学的阴阳学说，不但与阴阳学说的精神实质相违背，阻碍了人们对阴阳学说的正确认识，也使我们丧失了以阴阳学说为代表的中华文化的主体地位，让优秀灿烂、源远流长的中华文化在绚烂多彩的现代文明中迷失了方向，也让几千年来一直让我们引以为自豪的文化自信丧失殆尽，因此，在这里有必要来一次彻底的正本清源。在我们看来，中国古代的阴阳学说与西方哲学辩证法中的矛盾学说虽然都是关于事物的运动、发展和变化的学说，但它们之间有着本质的区别。它们不但代表了东西方两种不同的宇宙观和世界观，更是代表着两种不同的文化，为此笔者特从以下两个方面加以说明。

其一，中国古代哲学的阴阳论和西方哲学的矛盾论集中地体现了东西方人对事物的运动、发展和变化的不同认识。中国古代哲学的阴阳学说认为阴阳是推动事物运动、发展和变化的根本动力，而西方哲学的矛盾学说则认为矛盾是推动事物运动、发展和变化的根本动力，但阴阳并不等于矛盾。西方哲学的辩证法认为，矛盾是事物内部相互对立的两个方面、两种势力，通常情况下，敌对的矛盾双方表现为既对立又统一的关系。矛盾双方的对立性即斗争性是绝对的，无条件的，占主导地位的，是矛盾关系的常态；而统一性即同一性是相对的，有条件的，居从属地位的，是矛盾关系的非常态。通过矛盾双方的对立和斗争，推动着事物的运动、变化和发展。而中国古代哲学的阴阳学说却认为，阴与阳之间并非是"矛"与"盾"的对立关系即斗争关系，通常的情况下，阴阳双方是统一的，是一种和谐的、协调的、协同的关系，表现出"和"的一种状态。《易传·系辞》中说："天地氤氲，万物化醇；男女构精，万物化生。"《素问·天元纪大论》说："在天为气，在地成形，形气相感而化生万物矣。"所谓的"天地氤氲"与"形气相感"，就是指阴阳二气缠绵交合的"和"的状态。正是阴阳二气这种相互交感的"和"的状态才能化生万物，推动着事物的运动、发展和变化。

同样是对事物的运动、发展和变化规律的认识，东西方的哲学观为什么会有如此大的不同呢？最根本的原因，还在于东西方哲学物质与物质运动观的不同，阴阳学说揭示的是"道"的运动变化规律的理论，而矛盾学说揭示的是"器"的运动变化规律的理论。中国古代哲学所说的物质和物质的运动是形而上的"道"和"道"的运动，而"道"的实质是事物之间的相互关系，"道"的运动则是事物之间相互关系的变化，因为一切事物的相互关系又可以用阴阳的关系来加以概括，所以说"道"的运动或者说事物之间相互关系的运动就是阴阳的运动。因为"道"的运动是事物之间相互关系的转化，如运动的向静止的转化，明亮的向晦暗的转化，温热的向寒冷的转化等，而这一切关系的转化又是建立在事物关系和谐的基础之上的，或者说是建立在阴阳关系和谐或和合的基础之上的，正是在这种事物之间关系阴阳和合的相互转化中，事物的运动、发展和变化也就产生了，所以中国古代哲学将阴阳的运动看成是推动事物运动、发展和变化的根本原因。而西方哲学的辩证法研究的物质和物质的运动是形而下的"器"和"器"的运动，"器"的运动在没有外力推动的作用下是根本不可能发生的，而外力的作用所反映的正是矛盾双方的对抗和斗争，所以西方哲学的辩证法认为事物的运动、发展和变化是矛盾推动作用的结果。

其二，从以上分析中不难看出，阴阳观念的核心思想是"和"，因为"和"才能实现阴阳关系的转化，才能推动事物的运动、变化和发展，宇宙天地万物之所以生生不息而气象万千，都是建立在阴阳关系"和"的基础之上的。而"和"又有着和谐、和睦与和合之意，主张人与人、人与社会、人与自然、人与万物和谐、和睦相处，可以说由阴阳观念所派生出来的"和"的观念已根植于中国人思想的深处而成为中华文化的核心价值观，《道德经》中说"万物负阴而抱阳，冲气以为和"以及《论语》中"和为贵"的思想都是这种价值观的体现。而矛盾观念的核心思想则是"斗争"，在西方人看来，只有通过"斗争"旧的统一体才能瓦解，新的统一体才能建立，新事物才能战胜旧事物，才能实现事物的运动、变化和发展。而斗争则意味着对立与对抗，主张人生活在世界上就应该不断地与他人、与社会、与自然、与万物相对抗、相斗争，可以说，由矛盾观念所派生出来的"斗争"观念已根植于西方人思想的深处而成为西方文化的核心价值观。显然，建立在阴阳观念基础上的中国哲学本质上是一门"和"的哲学，而建立在矛盾观念基础上的西方辩证法哲学本质上是一门"斗争"的哲学，两种不同的哲学观反映到对人与世界关系的认识上，表现出东西方人对事物认知方式的根本差异。

比如，在对人体健康和疾病的认识上，中医学认为健康就是人与环境之间关系的和谐，而疾病则是人与环境之间和谐关系的破坏；西医学则往往从人与环境相对抗的角度来理解人体的健康与疾病，认为健康就是人体对各种致病因素（比如细菌、病毒等微生物）的战胜，反之，人体如果不能战胜致病因素的侵袭，就会产生疾病。对于疾病的治疗，中医学也贯穿了这种"和"的思想，"因而和之，是谓圣度"，认为治疗疾病重在调和，通过调和，使人体失和了的阴阳和紊乱了的气血重新归于和谐与有序，人体也就恢复了健康。西医学对疾病的治疗则重在对抗，在西医学看来，人体的疾病往往是由于人体不能战胜各种致病因素的侵袭而造成的，因此疾病的治疗就是要通过各种手段（如杀灭病毒和细菌等）去帮助人体战胜这些致病因素，从而恢复人体的健康。中医学治疗疾病（如 SARS，新冠肺炎等）并不是要去刻意杀死病毒，而是通过调整人体的阴阳（如寒者热之，热者寒之；实则泻之，虚则补之等），纠正人体异常的机能状态，消除人体对病毒的过激反应，也就消除了病毒对人体产生的危害，这就与西医学在对疾病的治疗中总是想方设法地去杀死病毒的对抗思维存在着截然的不同。

中国人"和"的观念反映到人与自然的关系上，就是尊重自然、敬畏自然和顺应自然，做到人与自然的和谐相处，即中国人所说的"天人合一"。西方人的"斗争"观念反映到人与自然的关系上，就是征服自然、战胜自然，无限制地去向自然界掠夺和索取。不可否认的是，西方人的"斗争"观念在帮助人类探索自然、认识自然、改造自然的实践中发挥过巨大的作用，创造出了辉煌灿烂的现代物质文明与精神文明（包括现代科学）。但人类社会发展到今天，由于对环境的过度开发与利用、资源的枯竭、环境的污染、臭氧层的消失、物种的灭绝、抗生素的滥用等人类自身不可持续发展的问题已日益凸显。此时，当我们再回望倡导以"和"为贵的古老的中华文明时，则不能不给我们以新的、有益的启示。

五行论

阴阳的相互作用是推动事物运动、发展和变化的根本动力，然而世界上的事物又是纷繁复杂、无限多样的。古人在长期的生产、生活中观察到，纷繁复杂、无限多样的事物的运动并不是杂乱无章、各行其是的，而是作为一个整体按照一定的规则协调、稳定、平衡而有序地运行的。世界上万事万物为什么能够作为一个整体按照一定的规则协调、稳定、平衡而有序地运行呢？古人认为是五行规律支配的结果。所谓的五行，指的是自然界木、火、土、金、水五种不同的物质。中国古代哲学认为，世界上事物尽管纷繁复杂、种类多样，但都可以按照木、火、土、金、水五种物质的特性来进行简单归类，五种不同类别的事物之间相互作用、相互促进、相互制约，使得事物之间的运动协调、稳定、平衡和有序。所谓五行学说，就是研究五行的内涵、特性、归类及作用规律，并阐明自然界的各种事物如何在五行规律的作用下保持协调、稳定、平衡而有序运行的学说。作为一种哲学思想和分析问题的方法，五行学说渗透到中医学领域，与阴阳学说结合在一起，对解释人体的生理与病理现象，说明人与自然、社会以及人体自身各部分之间的相互联系，指导中医的临床诊断、病理分析、治疗用药、刺灸取穴以至心理调摄等各个方面发挥了重要作用，对中医学理论（特别是脏腑理论）体系的构建与形成产生了广泛而深刻的影响。

一、五行观念的起源

五行学说的产生、发展和形成经历了一个漫长的历史过程。据有关学者考证，最早记载"五行"的文献可追溯到《尚书》之《甘誓》与《洪范》两篇。《甘誓》记载夏启征讨有扈氏的誓词，其中宣告有扈氏的罪状是"威侮五行，怠弃三正"。首次全面阐述五行具体内容的是《洪范》。《洪范》记载了周武王问道于商朝遗老箕子，箕子用五行之说喻成败兴衰之理，列举了治国安邦的九条根本法则"洪范九畴"，"五行"为其中的一项。《洪范》中说："一曰水，二曰火，三曰木，四曰金，五曰土。水曰润下，火曰炎上，木曰曲直，金曰从革，土爰稼穑。润下作咸，炎上作苦，曲直作酸，从革作辛，稼穑作甘。"以上对五行的相关描述中不但指出了五行是自然界的木、火、土、金、水五种物质，而且对五行中每一行的特性做了认真细致的观察，如水的特性是"润下"，火的特性是"炎上"，木的特性是"曲直"，金的特性是"从革"，土的特性是"稼穑"等，并且还将五行与五味（咸、苦、酸、辛、甘等）联系起来，对五行的内容、性质和作用进行了初步的描述。尽管不少学者认为《甘誓》与《洪范》这两篇文献均为后人托名而作，但从《左传》《墨子》中引用《洪范》的文字来看，其记载的内容基本上可以认定为西周初年的史实，由此可见，至少在西周初年人们已经开始有了"五行"的观念。

像阴阳一样，五行也不是一开始就被赋予了哲学的含意。从史书的记载看，最初的五行指的是"五材"。五材是人们的生产与生活中所能利用的木、火、土、金、水五种基本的材质，也是自然界中五种最基本的物质。正如《尚书大传》中所说："水火者，百姓之所饮食也；金木者，百姓之所兴作也；土者，万物之所资生，是为人用。五行即五材也。"《左传·襄公二十七年》中说："天生五材，民并用之。"至于人们为何要将生产与生活中的基本材质用"五"来进行划分，可能缘于远古时期人们的数字崇拜。数字崇拜是远古时期人类普遍存在的文化与宗教现象。远古人类在从事某些重要的生产或生活活动（如祭祀活动等）时，可能会经常遇到或观察到某一数字的多次重复出现，这种现象使得古人相信，世界上的事物和现象尽管纷繁复杂、种类多样，但在道理上却有着某种相同或相通之处，都遵循或遵从着某种"数"的变化规律，特定的"数"反映着特定的自然规律或自然现象，因而，也就把这些"数"当成是上天或神灵对人的启示来加以崇拜。据有关学者考证，早在殷商时期人们便有了"五方"的观念，殷人将商朝的领域称为"中商"，并以此为基点来分辨东西南北四方，"五方"的观念即由此而形成。从甲骨文的卜辞中可以看出，殷人是把东、西、南、北四方和四方风当作自然神祇来祭祀或祈求丰年的。

"五方"观念的出现导致了人们对"五时"的认识。人们在长期的生产和生活中发现，不同的方位有着不同的气候，如东方的气候温润，南方的气候炎热，西方的气候干燥，北方的气候寒冷，而中央方位的气候多潮湿，这就是古人所说的"五方之候"，而五方之候又恰好与一年之中不同时段的气候特征相吻合，于是古人就将一年的时间分为五个时段，每一个时段看成是一个季节，这就是春、夏、长夏、秋、冬五季，由此产生了"五时"观念。既然表示时间的季节和表示空间的方位都能以"五"来进行划分，由此不难猜想，古人一定会认为"五"这一数字必定是时空（宇宙）的存在形式，而存在于时空之中的万物也就都能够以"五"来进行划分，故《周易》将"五"视为天地之数，如《周易·系辞》中说："天一地二，天三地四，天五地六，天七地八，天九地十。天数五，地数五，五位相得而各有合，天数二十有五，地数三十。凡天地之数五十有五，此所以成变化而行鬼神也。"从先秦时期的古籍中，人们就能看到这种将世界上的事物进行以"五"为数的分类，如五谷、五果、五畜、五色、五气、五味、五音等，甚至将人的脏腑组织器官也用"五"来进行划分，如五脏、五腑、五体、五官、五窍等。将人们生产生活中经常利用的基本材质划分为木、火、土、金、水的"五行（材）"，也是这种分类方法的体现。

西周末期，人们开始用五行分类的方法对世界上的万事万物进行五行的归类，使五行开始脱离原始物质实体（五材）的本义而上升为一种哲学的范畴。五行一开始并不具有哲学的含意，五行即"五材"，是古人对事物进行以"五"为数的分类中的一种，这种分类，如同古人对五谷、五色、五气、五味的分类一样，都是缘于古人对于"五"这一数字的崇拜。古人认识事物的方法是"近取诸身，远取诸物"，从观察到的个别事物的特殊现象和特殊规律中抽象、提炼出具有一般意义的普遍现象和普遍规律，从而赋予这种规律和现象哲学含意，此即为古人所说的"以通神明之德，以类万物之情"。气（精气）、阴阳和五行等就是通过这样的认识方法逐渐上升到哲学范畴的。就人们对五行的认识而言，随着人们对木、火、土、金、水五行（五材）认识的不断加深，逐渐发现用五行（五材）的特性可以归纳和概括世界上所有的事物，世界上的万事万物都可以按照五行物质的特性而分别归类到五行的体系之中。这样五行就逐渐脱离了其原来物质实体（五材）的本义，而蜕变或演变成具有一定功能与属性的五类物质的符号或代称，成为人们认识事物、看待世界的模式和思维工具，从而完成了五行从具体事物（五材）向哲学抽象的转化。

最早用"五行"来对世界上的万事万物进行归类的史籍记载见于《国语》。《国语·郑语》中记录有周幽王八年（公元前774年）史伯在和郑恒公议政时的言论："夫和实生物，同则不继。以他平他谓之和，故能丰长而物归之；若以同裨同，尽乃弃矣。故先王以土与金木水火杂以成百物。"从这段议论中不难看出，古人认为"和"能促进事物的生长，"同"则对事物的生长有阻碍作用，而"和"的前提就是事物之间的差别性。由此可见，古人很早就认识到事物之间的不同和差别，而千差万别的事物又是由木、火、土、金、水五种不同的类别杂合而成的，这是古人五行分类思想的萌芽。嗣后《左传》又将五味、五色、五声等自然界的各种事物及其现象归属到五行之中，如《左传·昭公元年》载："天有六气，降生五味，发为五色，徵为五声，淫生六疾……分为四时，序为五节，过则为灾。"《管子》则将五气、五数、五季、五谷、五虫等也纳入五行的时空体系中，以至于在后来的发展过程中，人们以"五行"为纲，把季节、天象、物候等自然现象与农事、政令、祭祀等社会活动联系起来，构成了一个无所不包的整体系统，五行分类的思想已渗入人们日常生活的各个方面。

二、五行学说的产生、形成和发展

春秋至战国时期，诸子蜂起，百家争鸣，随着社会生产力的发展和人们认识水平的提高，人们对木、火、土、金、水五种物质的观察和认识也在不断地加深，此时人们已经认识到，五行不单是自然界五种不同的物质，世界上的万事万物不仅能够用五行来进行分类，五行的各行之间亦存在着不同的相互作用。这样五行之中的"行"也就由最初的"类别"转变成"流转""运行"之义，正是由于五行之中各行之间的这种"流转"和"运行"，推动着世界上事物的运动、变化和发展。由此，人们开始普遍用五行之间的相互作用来推知和预测人们日常生活中的人事祸福、起居宜忌、气候变化，甚至战争的胜负等。这标志着五行学说的产生、形成和发展。因此，春秋至战国时期的典籍文献中，就有许多利用五行的思想来解释自然灾害、战争和梦境的例子，如《左传·昭公三十一年》就记载了占星家史墨为赵简子占梦时说过的一段话"庚午之日，日始有谪，火胜金，故弗克"，《左传·哀公九年》史墨答晋国赵鞅请占卜用兵时又说过"水胜火"等。以上的言论虽然没有五行相克的完整论述，但已经可以看到了五行相克思想的雏形。

墨家和兵家则赋予五行以动态属性。《孙子兵法·虚实》篇中以"五行无常胜，四时无常位，日有短长，月有死生"，来比喻和说明"兵无常胜，水无常形"，敌对双方的力量总是会受各种因素（如时间、地点、条件等）的影响而发生相应变化的道理。这就如同五行之中没有哪一行能永远战胜其他各行，五行之中各行的力量永远都在不停地消长变化之中，一年四季不断地交替变化，白天有长有短，月亮有盈有亏，都是因为五行力量消长变化的结果。墨子也从长期的生产、生活的实践中总结出"五行无常胜，说在宜"的结论。如《墨子·经上》"火烁金，火多也；金靡炭，金多也"，指出了五行相胜的根本原因在于某一行的力量过度增强。《管子》将一年分为五个时段，每个时段各72天，配以木、火、土、金、水五行，并在此基础上进一步提出木生火、火生土、土生金、金生水、水生木，从而使五行学说的理论得到了进一步发展和完善。

随着五行学说理论的发展和完善，人们开始用五行学说的理论来解释各种自然和社会现象。在先秦诸子中，儒家的思孟学派被认为是五行人性说的倡导者。五行之"行"本有"德行"之义，思孟学派把人性、道德品质同五行之"德行"联系起来，把仁、义、礼、智、信这些道德规范说成是来自天命，是自然界金、木、水、火、土五行在人性的具体体现，从而把五行应用于人性的层面。战国末期，阴阳五行理论的集大成者邹衍针对木、火、土、金、水五种物质之间的关系，提出了"五德终始"理论。五德终始理论认为，五行就是木、火、土、金、水五种物质的德行，五种物质之间存在着相生相克、终而复始，循环不已的关系，如"木德代土德""火德代金德""土德代水德""金德代木德""水德代火德"等，以此来解释古代王朝兴替的历史规律，并提出了"五德从所不胜，虞土、夏木、殷金、周火"的观点，来印证其"五德终始"的正确性。西汉大儒董仲舒根据中国古代"天人合一"思想，认为天在运行之中，产生了阴阳五行，并通过五行来和人沟通，五行相生，体现天的恩德，五行相克，体现天的刑罚，以此来说明其"君权神授"的理论。

毫无疑问，以上的理论和学说在维护封建统治阶级的伦理纲常，规范人们的行为准则，维持统治阶级的统治秩序上发挥了积极作用，但其中掺杂的唯心主义天命观也是显而易见的，因而是反科学的，是对古代朴素唯物主义五行学说的歪曲和篡改，而这种唯心主义天命观自然也就遭到了唯物主义哲学家的猛烈批判。荀子就针对儒家所鼓吹的天命观提出了"天行有常，不为尧存，不为桀亡"的著名论断，指出天地万物的运动变化是遵循其固有规律的，是不以人的意志为转移的。以《黄帝内经》为代表的古代医学家更是坚持辩证唯物主义的哲学观，认为五行的相互作用是天地万物的运动变化规律，天地万物的运动变化和生生不息离不开五行间的相互作用。如《素问·天元纪大论》中说："天有五行，御五位，以生寒暑燥湿风……论言五运相袭而皆治之，终期之日，周而复始。""夫五运阴阳者，天地之道也。""五气运行，各终期日，非独主时也……万物资始，五运终天。"《素问·五运行大论》中说："上者右行，下者左行，左右周天，余而复会也。""天地动静，五行迁复……夫变化之用，天垂象，地成形，七曜纬虚，五行丽地。"这些论述都是这种思想的体现。

五行学说作为古人解释物质世界运动变化规律的一种理论，主要是用它来说明物质世界的统一性。在中国古人看来，世界上的万事万物虽然丰富多彩，变化万千，但它们的运动又并不是杂乱无章和各行其是的，而是一个统一的、不可分割的整体，天地万物是一个统一的整体，人与自然是一个统一的整体，人与社会是一个统一的整体，天地万物与人都具有某种（或几种）相同或相似的特性，都遵从或遵循着某种（或几种）相同或相似的运动变化规律，故中国古人很早就有"通天下一气耳"之谓。世界上的万事万物之所以能够形成一个统一的整体，人与天地之所以是一个统一的整体，又是五行规律将它们联系在一起的。五行学说的理论认为，世界上的事物尽管纷繁复杂、无限多样，但就其基本特性而言，都可以按照木、火、土、金、水五种物质的特性来进行简单归类，五行的特性就是天地万物共同的特性，五行相互作用的规律就是天地万物所遵循的共同的规律。

用五行学说来说明物质世界的统一性，首先体现在古人用五行的特性来对世界上的万事万物进行五行的归类。比如说，"木曰曲直"，是对木的"枝曲干直"形态的形象描述，进而引申出木具有生长、升发、条达、舒畅的性质和特点，而自然界中凡是具有上述性质和特点的事物及现象均可归属于木。又比如，"火曰炎上"，是说火在燃烧时具有温暖明亮、光热四散、升腾向上之象，进而引申出火具有温热、光亮、躁动、升腾的性质和特点；"土爰稼穑"，是说土具有播种庄稼、收获五谷、化生万物的作用，进而引申出土具有生长、化生、承载、受纳的性质和特点；"金曰从革"，是来源于古人生产生活中对金属物质能够顺从人意、改变外形、制成各种不同形状的器皿的认识，进而引申出金具有变革、洁净、肃降、收敛的性质和特点；"水曰润下"，是指水所具有的滋润寒凉、性质柔顺、流动趋下的特性，进而引申出水具有寒凉、滋润、趋下、闭藏的性质和特点。由此，古人对自然界中的各类事物及其现象都进行了五行的归属和分类，从而将大千世界的万事万物统一于五行之中。

其次，是用五行学说的理论来解释物质世界的运动、变化和发展。世界上的万事万物之所以能够作为一个整体按照一定的规则协调、稳定、平衡而有序地运行，如太阳的东升西落、月亮的圆缺盈亏、四季的更迭交替、万物的生长收藏等，都是在五行规律的支配下进行的。而人与天地同理，人的生命运动也同样遵循着五行运动变化的规律，《灵枢·阴阳二十五人》中说："天地之间，六合之内，不离于五，人亦应之。"中医学用五行分类的方法将人体的各种生理功能现象分为五种不同的类别，再将每一类别的生理功能现象归结为人体的一个属性相同的脏腑来主管，即肝、心、脾、肺、肾五脏；人体各个脏腑的生理活动作为一个有机统一的整体之所以保持协调、稳定、平衡而有序的运动，也是在五行规律的支配作用下进行的。古人根据"天人合一"的认识论观念，更是将五行运动的规律扩展到人事社会领域，如儒家学说的"五常"理论就认为，仁、义、礼、智、信是人们处理各种社会关系的五种最基本的行为准则。"五常"是自然界的五行关系在人类社会中的体现，人们遵循这些行为准则去行事，社会作为一个有机的整体就能保持安定、和谐而有序，这样古人就用五行学说的理论说明了宇宙、自然、社会、人事包括人的生命运动的统一性。

三、五行的分类方法及作用规律

(一) 五行的分类方法

那么，古人究竟是用什么方法来对事物进行五行归类的呢？古人运用的是一种叫作五行推演的方法。五行推演的方法是古人在对事物进行五行归类时所运用的一种特殊的思维方法，它并不是古人凭空的猜测和想象，而是建立在古人对事物及其现象的大量观察、对事物之间相互关系及作用规律的深刻揭示和把握的基础之上的，也是中国古人观察和认识世界一种特有的世界观和方法论。五行推演的方法包括取象类比法与推演络绎法两种不同的形式。

1. 取象类比法

所谓取象类比法，是指将某一事物特有的征象与五行之中某一行的特征属性相类比，如果某一事物的征象与五行之中某一行的特征属性相类似，就将这一事物归为五行之中的这一行。比如说，日出东方，与五行之中木的升发特性相类似，故将东方归属于木；南方酷热，与五行之中火的炎热特性相类似，故将南方归属于火；日落西方，与五行之中金的沉降特性相类似，故将西方归属于金；北方寒冷，与五行之中水的寒凉特性相类似，故将北方归属于水；中原河川纵横，土地肥沃，万物繁茂，与五行之中土的稼穑特性相类似，故将中央归属于土等，以上即属于取象类比法。取象类比的方法总是在一定的"象"的基础上通过合理的联想来对事物进行类比，因而，取象类比的方法又称为类比联想的方法。

2. 推演络绎法

推演络绎法即在进行五行归类时，只要某一事物或现象与五行之中某一行相关联，就将这一事物或现象归属为五行之中的这一行。如春季草木萌生，和风习习，蛰虫苏醒，万物生发，大地一片青葱，绿意盎然，而青色的木类植物多有酸涩的味道，因此，古人就将春季、风气、生发、青色、酸味等事物或现象联系在一起而归属于木；夏日炎炎，酷热似火，万物由生而长，而火的颜色为赤，被火烤焦了的食物多为苦味，因此，古人就将夏季、暑气、成长、赤色、苦味等事物或现象联系在一起而归属于火；长夏闷热而潮湿，万物由长而化，土的颜色为黄，五谷之味多甘，因此，古人就将长夏、湿气、变化、黄色、甘味等事物或现象联系在一起而归属于土；秋季气候干燥，其气凛冽而肃杀，万物由化而熟，生长之机已经收敛，其在色为白，与辛味有关，因此，古人就将秋季、燥气、收敛、白色、辛味等事物或现象联系在一起而归属于金；冬季气候寒冷，万物潜藏，其在色为黑，在味为咸，因此，古人就将冬季、寒气、闭藏、黑色、咸味等事物或现象联系在一起而归属于水。此即为推演络绎法。

(二) 五行的作用规律

世界上的万事万物作为一个整体协调、稳定、平衡而有序地运行，在于五行之间的生克制化，五行的生克制化是五行之间相互作用的基本规律。五行的生克制化包括五行相生、五行相克与五行制化三个基本方面。

1. 五行相生

五行相生是指木、火、土、金、水五行之间存在着有序的递相资生、助长和促进的关系。五行相生的次序是木生火、火生土、土生金、金生水、水生木，木又生火，依次递相资生，往复不休。五行相生的次序，有人认为是来自古人对季节气候变化顺序的分析而得出的认识，如《春秋繁露·五行之义》中说："木，五行之始也；水，五行之终也；土，五行之中也，此其天次之序也。"亦有人认为五行相生的次序与五种物质的体用有关，如木燃烧为火，火燃烧后的灰烬成土，冶炼金属的矿石埋藏于土中，金属熔化成水，水又能够滋养树木。在五行相生的关系中，任何一行都有"生我"与"我生"两方面的关系，《难经》中把它们比喻为"母"与"子"的关系。"生我"者为母，"我生"者为子。所以五行相生关系又称"母子关系"。以火为例，生"我"者木，木能生火，故木为火之母；"我"生者土，火能生土，故土为火之子，依此类推。

2. 五行相克

五行相克是指木、火、土、金、水五行之间存在着有序的递相克制、制约的关系。五行相克的次序是木克土、土克水、水克火、火克金、金克木，木又克土，依次递相克制、制约，循环不已。五行相克的次序，可能源于古人对四时（五季）气候"相胜"认识的反映，如《素问·金匮真言论》中说："春胜长夏，长夏胜冬，夏胜秋，秋胜春。"也有人认为五行相克与古人对五种物质相互作用过程中的直观认识有关。如《白虎通·五行》中说："五行所以相害者，天地之性，众胜寡，故水胜火也；精胜坚，故火胜金；刚胜柔，故金胜木；专胜散，故木胜土；实胜虚，故土胜水也。"《素问·宝命全形论》中说："木得金而伐，火得水而灭，土得木而达，金得火而缺，水得土而绝。万物尽然，不可胜竭。"在相克的关系中，任何一行都有"克我"与"我克"两方面的关系，《黄帝内经》中称为"所不胜"与"所胜"的关系。"克我"者为"所不胜"，"我克"者为"所胜"。如以土为例，"克我"者木，则木为土之"所不胜"；"我克"者水，则水为土之"所胜"，依此类推。

3. 五行制化

制为克制，化为生化，五行制化是指五行相生与相克关系的结合，亦即五行之间既相互资生（促进）又相互制约，以维持五行之间的协调、平衡与稳定。五行的制化规律就是《素问·六微旨大论》中所说的"亢则害，承乃制，制则生化"。五行之中某一行"亢而为害"时，必然承之以"相制"，通过"相制"来平息这种"过亢"，以维持事物的生化不息。也就是说，五行之中只要有一行的功能过于亢盛，就必然紧接着有另一行来对它进行克制，从而使这种亢盛的功能受到制约。如木行过盛其必克土，然土能生金，而金又能克木，通过这种调节，使木行既不能过度克土，又不能过度被金行所克。总之，五行之间的相生与相克是不可分割的两个方面，没有相生，就没有事物的发生和发展；没有相克，事物的发展就不能受到相应的制约则亢而为害。只有生中有克，克中有生，相反相成，协调平衡，事物才能生化不息，生命运动才能正常地进行。诚如张景岳在《类经图翼》中所说："造化之机，不可无生，亦不可无制，无生则发育无由，无制则亢而为害。"

（三）五行关系的异常

五行的生克是五行之间的正常关系，而这种生克关系一旦遭到破坏，就会出现五行关系的异常。《汉书·艺文志》中即有"五行之序乱，五星之变作"的记载，说明五行关系的失常（序乱），就会引起天地运行的异常（变作）。五行关系的异常既有五行相生的异常亦有五行相克的异常。

五行相生的异常包括母病及子和子病犯母两种不同的情况。母病及子，是指五行中的某一行异常，影响到子行，导致母子两行均出现异常。母病及子较常见的有两类：一是母行不足，累及子行，导致母子两行均不足，即所谓的母令子虚。如水虚不能滋木，引起木行亦不足，临床常见的肾精不足，引起肝阴亦不足的肝肾阴虚者即属此类。二是母行过亢，引起其子行亦盛，导致母子两行皆亢。如木行过亢，可引起火行过旺，导致木火俱盛，临床常见的由肝火亢盛而导致的心火亢盛者，即属此类。子病犯母，是指五行中的某一行异常，影响其母行，导致子母两行均异常的变化。子病犯母较常见的有三种类型：一是子行亢盛，引起母行亢盛，导致子母两行俱亢盛的，称子令母实，如临床常见的心火过亢引起肝火亦亢者。二是子行亢盛，劫夺母行，令母行不足的，称子盗母气，如肝火亢盛，下劫肾阴，致肾阴不足的。三是子行不足，上累母行，引起母行亦不足的，称为子不养母，临床常见的心血不足而致的肝血不足即为此。

五行相克的异常包括相乘与相侮两种不同的情况。五行相乘，是指五行中的某一行对其"所胜"行的过度克制和制约。五行相乘实为五行之间的过度相克，故五行相乘的次序与五行相克的次序完全相同，即木乘土、土乘水、水乘火、火乘金、金乘木等。五行相乘的原因，一是五行之中的某一行过于亢盛，因而对其所胜行的克制太过而使其虚弱的，如木行太过则乘其所胜的土行，导致土行不足的，称木旺乘土。二是五行之中某一行若出现过分虚弱，则其所不胜一行相对偏亢而出现的过度克制现象，如土行过度虚弱，则木行相对偏亢，故而出现木行对土行的相乘，称为土虚木乘。五行相侮，是指五行中的某一行对其"所不胜"行的反向制约和克制，五行相侮的实质乃五行间的反向克制，故五行相侮的次序是木侮金、金侮火、火侮水、水侮土、土侮木。五行相侮的原因，一是五行之中的某一行过于亢盛，则不仅不受其"所不胜"一行的克制，却反过来克制其"所不胜"的一行，从而出现相侮的现象，如木行过亢，则不但不受金行的克制，而反过来克制金行，称为木火刑金。二是五行之中的某一行过于虚弱，则其"所胜"的一行相对偏亢，故受到其反向的克制而出现相侮，如金行虚弱不足造成木行相对偏亢，木行就会对金行出现反向的克制，称为金虚木侮。

（四）五行反映的是一个复杂系统各部分的相互关系

现代系统论认为，宇宙与自然界是一个复杂系统，人体也是一个复杂系统，而五行所反映的正是一个复杂系统各部分的相互关系。五行之间的相生与相克，反映的是系统各部分之间的相互关系与相互作用；五行之间的制化，反映的是这种相互关系与相互作用带来的影响与结果。五行之间的生克制化维持着系统的稳定与平衡，若五行间的生克制化的关系失常，系统的稳定与平衡就会遭到破坏，事物的运动就会出现异常。五行间的生克制化不是简单的两行或三行之间的相互关系，而是五行之间彼此作用的连锁反应，具有牵一发而动全身的作用和效应。研究表明，五行间的生克制化与现代控制论所揭示的反馈调节原理极其相似，即五行中的每一行既是控制系统，又是被控对象，五行的生与克，实际上代表着控制信号与反馈信号两个方面，五行的生克和制化就是由控制系统和被控对象构成的复杂调控系统，通过这种调节和控制以维持系统的协调和稳定。比如，木的功能太过则克土，系统原来所保持的稳定与平衡被打破，但土能生金，而金又反过来克木，通过这种反馈调节，使过于亢盛的木的功能得到抑制，从而使系统重新恢复稳定与平衡。诚如张景岳《类经图翼》中所说："木之太过，土受伤矣，土之子金，出而制焉。"

那么，古人为什么要选择五行而不是三行、四行、六行或七行等来表达复杂系统的各部分关系呢？对于一个复杂系统，不论系统内各部分（各行）之间的关系如何复杂，单就每一个部分与其他部分的相互关系而言，都可以概括为生我、克我、我生、我克四种关系。根据拓扑学原理，能够完整表达这四种关系的只能是三行、五行、七行、十一行等奇素数行，但三行只能表达简单系统各行之间的关系，而七行、十一行等虽能表达复杂系统各行之间的这种关系，却又过于繁复，只有五行才是表达复杂系统各行之间关系的最简洁的模式。但五行毕竟只是一种简化的模型，是对复杂系统各部分关系的简单模拟，用它来说明宇宙、自然界与人体等复杂系统各部分的相互关系时，未免会有一些机械与刻板，甚至有一定的牵强附会，这是五行模型的局限性。但瑕不掩瑜，早在两千多年前的中国古人就拥有现代人的系统思维，并用如此简洁的五行模型将一个复杂系统各部分的关系完整地表达出来，不能不令人感叹我们祖先的聪明和智慧。

四、"元气－阴阳－五行"模型的构建

五行学说在后来的发展中，逐渐与元气论、阴阳学说理论结合起来，从而构建起"元气－阴阳－五行"模型，用来解释和说明世界万物的发生（起源）、发展和演化。用元气－阴阳－五行模型来解释和说明世界万物的发生、发展和演化最典型地体现在《周易》之中。《周易》包括《易经》与《易传》两个部分。《易经》是我国上古时期人们占筮卜卦的一本书，是中国古代阴阳思想的萌芽。《易传》从表面上看是后来人阐释《易经》思想和内容的，但实际上却是中国古代哲学思想的集大成之作。在论述天地万物的生成、起源和演化时，《周易·系辞》中说："易有太极，是生两仪，两仪生四象，四象生八卦。"所谓的"太极"，也就是古人所说的元气，元气是天地万物生成之前充塞于天地之间的阴阳未分的混沌之气，由元气分化而成的阴阳二气，是为"两仪"，由阴阳二气的相互作用而成"四象"，"四象"即少阳、太阳、少阴、太阴，象征着一年之中的春、夏、秋、冬四个不同的季节，在四季的基础上生成"八卦"，而"八卦"所代表的正是宇宙自然界中的万事万物。

《易传》中的这句话阐释了世界上万事万物的生成、发展和变化的过程，与老子所

说的"道生一,一生二,二生三,三生万物"所表达的意思一样,集中地体现了中国古代哲学的宇宙生成论思想。从《易传》所描述的宇宙万物的生成过程中,我们虽然看不到古人所说的五行,但五行之义已包含在其中。这是因为由阴阳二气的相互作用而生成的象征着一年四季春、夏、秋、冬的"四象",即少阳、太阳、少阴、太阴,所代表的正是五行之中木、火、金、水的四行。《易传》中说四象生万物(即"四象生八卦"),但实际上,四象(即木、火、金、水四行)离开了"土"是不能生万物的,四象若要生万物还必须与"土"行相结合,因为"土"载万物,由少阳、太阳、少阴、太阴四象的相互作用所生成的万物还必须以"土"来承载。所以,《易传》中所说的"四象生万物"其实是五行生万物,少阳、太阳、少阴、太阴四象必须与"土"相合,即木、火、金、水四行必须与土行相合才能够化生为世界上的万事万物。正如《素问·天元纪大论》中所说:"太虚寥廓,肇基化元,万物资始,五运终天……曰阴曰阳,曰柔曰刚,幽位既显,寒暑弛张,生生化化,品物咸章。"

　　元气 – 阴阳 – 五行之所以能够结合在一起而成为古人解释和说明宇宙生成与演化的模型,是因为三者之间具有内在的统一性。气是中国古代哲学和中医学的物质基础,整个中国古代哲学和中医学就是建立在气这么一个物质基础之上的。在中国古代哲学看来,气(元气)是宇宙生成的本原,它充满了整个宇宙空间,世界上万事万物都是由气生成的,气的运动产生气化,气化是推动宇宙万物运动变化的根本动力。那么,气的实质到底是什么?在我们看来,气所代表的正是事物之间(包括事物内部)相互关系的存在,是古人从事物之间复杂的相互关系中抽象出来的虚拟的模型,反映的是事物之间所结成的一切相互关系的总和。而阴阳、五行所揭示的正是事物之间的这些相互关系,其中阴阳所揭示的是事物内部的相互关系(内部联系),五行所揭示的是事物之间的相互关系(外部联系),因此,阴阳、五行又可以称为阴阳之气与五行之气。如果将阴阳的运动变化看成是事物发展变化的内因,那么,五行的运动变化就是事物发展变化的外因,正是在内因与外因即阴阳之气与五行之气的共同作用下,推动着事物的运动、发展和变化。

　　用阴阳与五行相结合来解释事物的运动、发展和变化的学说在中国古代又合称为阴阳五行学说。阴阳五行学说和现代辩证唯物主义哲学关于事物运动、发展与变化的内外因说有异曲同工之妙。由于事物的无限可分性,事物的内部联系与外部联系并没有绝对的界限,在一定的范围和层次上属于内部联系的,在另一个范围和层次上又属于外部联系,反之亦然。因此,阴阳之中寓有五行,五行之中亦寓有阴阳,阴阳与五行之间,你中有我,我中有你,相互包含,相辅相成,共同推动事物的运动、发展和变化。另一方面,从太极生两仪,两仪生四象,四象合"土"而生万物的过程来看,阴阳与五行其实又是统一的,阴阳演化而为五行,五行关系(如五行的生克制化)的实质仍可以归结为阴阳,阴阳与五行之间具有不可分割的内在联系。正如北宋周敦颐在《太极图说》中所说:"阳变阴合而生水、火、木、金、土。五气顺布,四时行焉。"明代著名医家张景岳在《类经图翼·五行统论》中说:"五行者,水火木金土也。五行即阴阳之质,阴阳即五行之气,气非质不立,质非气不行。行也者,所以行阴阳之气也。"气、阴阳与五行的结合，是中国古代哲学物质运动理论发展的顶峰，标志着中国古代哲学气学说、阴阳学说和五行学说的成熟。

五、五行学说理论在中医学领域的应用

五行学说理论渗透到中医学领域有力地促进了中医学的成熟和发展。早在阴阳五行学说的理论形成之前，人们就已经进行了养生和同疾病做斗争的实践，在长期的养生和同疾病做斗争的实践中，古人观察到大量的人体生理与病理现象并积累了丰富的医疗实践经验，但是由于没有先进的思想和方法的指导，这些经验和知识就只能是零碎的、不成体系的，不能形成一种科学的、系统的理论。而随着阴阳、五行学说在哲学中的成熟和发展，人们开始运用这些理论和学说来解释各种自然现象和社会现象。中医学也不例外，人们以阴阳、五行学说为思想武器和理论工具，对人们在长期的医疗实践中积累的医学知识和经验加以总结、归纳和整理，由此形成了中医学独特的理论体系，又反过来以这一理论体系来指导人们的医疗实践。正是在以阴阳、五行学说为代表的哲学思想指导下，又借鉴和吸收了当时的物理、化学、天文、地理、历法、生物、气象、水利等方面的科学知识，中医学便开始由一门原始的、以经验为主的医学逐渐上升和发展为一门系统的、有着完整理论体系的医学科学。五行学说对中医学的渗透体现在中医的生理、病理、诊断、治疗、用药等理论体系构建的各个方面。

五行学说对中医学的渗透促进了中医脏腑学说的形成。古人在长期的养生和医疗实践中观察到大量的人体生理与病理现象，这些不同的人体生理与病理现象是如何产生的呢？在古人看来"有诸内者，必形诸外"，人体的这些生理与病理现象是由人体内脏腑的功能活动产生的。那么，人体内又存在着哪些脏腑呢？《灵枢·阴阳二十五人》认为："天地之间，六合之内，不离于五，人亦应之。"人体的脏腑及其产生的功能现象也可以用五行分类的办法来进行划分。古人按照五行分类的方法将人体不同的生理功能现象分成五大不同的功能类别（系统），再将每一类别（系统）的生理功能看成是由人体的一个与其五行属性相同的脏腑来主管，这就是中医学肝、心、脾、肺、肾五脏。如中医学认为肝主疏泄、心主血脉、脾主运化等即是由此推论而来。中医学又用五行分类的方法，将人的五腑、五体、五官、五窍、五志等纳入五脏系统之中，这样中医学就通过五行学说的理论，在人体建立起一个以五脏为中心，把人的五官九窍、四肢百骸等有机联系起来的统一的整体。而人体之所以能够作为一个有机的整体表现出协调一致的运动，又在于五脏之间存在着生克制化的作用关系。

中医学不仅运用五行学说的理论说明了人体是一个以五脏为中心的有机统一的整体，而且运用五行学说的理论说明了人与天地之间也是一个有机统一的整体。根据五行学说的理论，世界上的万事万物都可以按照五行分类的方法来进行五行的归类，自然界的五方、五时、五气、五色、五味、五谷、五星、五音、五化等都可以划归到五行的体系之中，而同一属性的事物之间往往又具有某种天然的"相通"性，即古人所说的"同类相召""同气相求"，表现在人的五脏与自然界五行属性相同的事物之间的相互通应上。如《素问·六节藏象论》中认为，肝与"春气"相通应，心与"夏气"相通应，脾

与"长夏之气"相通应，肺与"秋气"相通应，肾与"冬气"相通应等，这是五脏与五季的相通。《素问·金匮真言论》中说，"东方色青，入通于肝""南方色赤，入通于心""中央色黄，入通于脾""西方色白，入通于肺""北方色黑，入通于肾"，这是五脏与五方、五色的相通。《素问·阴阳应象大论》中说，肝"在味为酸"，心"在味为苦"，脾"在味为甘"，肺"在味为辛"，肾"在味为咸"，这是五脏与五味的相通。此外，还有五脏与五星、五音、五气、五畜、五谷的相通等。人与天地相通充分说明了人与天地之间是一个有机统一的整体。

中医学常用五行生克乘侮的理论来解释人体的生理与病理现象。如临床常见的心脾两虚的证候，中医学就是用五行相生的理论来解释的。中医脏腑学说理论认为，心的五行属火，脾的五行属土，火能生土，心（火）对脾（土）具有温养作用，病理情况下，心（火）不足而致脾（土）机能减退的，是火不生土（母病及子），脾（土）机能减退而致心血不足的，是子病及母，故心脾两虚的证候每多相互兼见。临床上，肝肾阴虚的证候中医学也常用五行相生的理论来加以解释。中医学认为，肾属水，肝属木，水能生木，肾（水）对肝（木）具有滋养作用，故病理情况下，肾精亏虚可致肝血不足，肝血不足亦可致肾精亏虚。临床常见的脾肾阳虚导致的肾虚水泛、肝失疏泄导致的脾失健运等，中医学又常用五行相克的理论来解释。如中医学认为，肝的五行属木，脾的五行属土，正常情况下，木能克土，即肝（木）对脾（土）具有一定的克制、制约作用，这种克制与制约作用能够保持肝（木）脾（土）之间力量对比的协调平衡。病理的情况下，肝（木）脾（土）之间力量的对比平衡遭到了破坏，就会出现肝脾不调的证候。如肝（木）的功能亢进导致脾（土）功能虚弱的，叫作"肝木乘脾"；反之若脾（土）壅塞太甚，则土反侮木，可引起肝（木）的疏泄功能失常，叫作"土壅木郁"。

中医学还用五行学说的理论来诊断人体的疾病。比如，五味之中的酸、五色之中的青、五官之中的目、五体之中的筋等与人体五脏之中的肝同属于木，因而它们之间是相互通应的，这样当看到人的面色发青，或喜食酸味，或两目昏花，或筋脉拘挛时，就可以判断疾病的病位在肝。同样，五味之中的咸、五色之中的黑、五官之中的耳、五体之中的骨等与人体五脏之中的肾同属于水，因而它们之间是相互通应的，这样当看到人的面色黧黑，或口中发咸，或耳聋耳鸣，或骨骼痿软时，就可以判断疾病的病位在肾等。古人还利用五行生克的理论来推测病情的轻重和判断疾病的预后。比如，古人认为脏色为主，时色为客，客色胜主色，为顺，病情较轻；而主色胜客色，为逆，病情亦较重。如脾病若见面色为青，为顺，因为此为木克土的"客胜主"；若见面色为黑，则为逆，因为此为土克水的"主胜客"。古人还用"色脉合参"的方法来判断疾病的预后，如《灵枢·邪气脏腑病形》中说："见其色而不得其脉，反得其相胜之脉，则死矣；得其相生之脉，则病已矣。"《素问·五脏生成》认为："能合脉色，可以万全。"如肝病面色青，并见弦脉，为色脉相符，乃平安之象；若反见浮脉，因其为相胜之脉（浮脉为肺脉属金，青色属木，金克木），故病情预后不良；若此时兼见沉脉，因其为相生之脉（沉脉为肾脉属水，青色属木，水生木），故病情预后良好。

五行学说的理论亦常常用来指导疾病的治疗。根据五行相生的理论，可以通过补益母脏的方法来治疗子脏的虚证，也可以通过攻泻子脏的方法来治疗母脏的实证。比如临床对于肝阴（血）不足的患者，常在补养肝阴（血）的基础上加入滋养肾阴的药物，往往能够取得更好的疗效，这叫滋水涵木法，是虚则补其母；又如肝火亢盛的患者，若在清肝火的基础上加入一些清泻心火的药物，则清肝火的作用进一步增强，这叫泻火清木法，是实则泻其子，类似的方法还有培土生金法、泻土清火法等。根据五行相克的原理确立的治疗原则是抑强扶弱，通过抑强，损其有余，通过扶弱，补其不足，达到五行各行之间力量的相对平衡。如肝（木）功能太过，而脾（土）功能减弱，可以采取抑木扶土的方法，以达到疏肝健脾的目的。又如由脾土虚衰无以制水而致的水湿泛滥，可采取培土制水的方法，即在利水除湿的基础上辅以温运脾阳之法，可取得较好的疗效。此外，根据五行学说的理论，掌握五行的生克规律，做好预防性的治疗，可防止疾病进一步发展和传变。如《金匮要略》中说："见肝之病，知肝传脾，当先实脾。"原因就在于肝属木，脾属土，肝木可乘脾土，肝气亢盛有余必然乘脾而导致脾的疾病，而为防止肝病传脾，此时可采取培补脾土的办法，脾气充实则肝无所乘，自然也就阻断了肝病进一步向脾传变的可能。

五行理论对疾病治疗的指导作用还体现在中医的用药、针灸和情志疗法之中。五行学说将五脏和药物的五味、五色等分属于五行，按照"同气相求"的原理，在同一行中具有某种色味的药物与某一脏腑之间存在着某种特殊的"亲和"关系，能够进入到该脏腑中并调整该脏腑的功能。比如，青色、酸味入肝，赤色、苦味入心，黄色、甘味入脾，白色、辛味入肺，黑色、咸味入肾等。药物的五色、五味理论，指导着人们的临床实践，如白芍、山茱萸味酸，故能入肝而滋养肝之精血；朱砂色赤，故能入心而镇心安神；石膏色白，故能入肺而清泻肺热；黄芪、甘草色黄，故能入脾而补益脾气；元参、生地黄色黑而味咸，故能入肾而滋养肾阴。中医学用五行分类的方法将十二经脉膝、肘以下的穴位分为井、荥、输、经、合五种不同的类别，其气血的流注顺序是"所出为井，所溜为荥，所注为输，所行为经，所入为合"，并将其配属于五行之中，所谓"冬刺井、春刺荥、夏刺输、长夏刺经、秋刺合"的刺法理论即是从五输穴五行分属的理论中推演而来。此外，中医学还有"情志相胜"的心理疗法，如悲胜怒、恐胜喜、怒胜思、喜胜忧、思胜恐等，也是在五行相克理论的指导下产生和发展起来的。

六、五行的作用与价值需要重新认识和发现

在五行的现代研究中，还有人将中国古代的五行学说与发源于古希腊的四元素说进行比较，认为五行学说与四元素说同是关于物质世界组成的学说，只不过是组成物质的成分不同而已。发源于古希腊的四元素说认为，世界上的万事万物都是由水、火、土、气四种基本元素构成的，四种元素按照不同的比例混合，便形成了世界上不同性质的物质，四元素说后来发展成为对西方医学产生了深远影响的"四体液说"。比较四元素说与五行学说的基本观点，可以明显地看到两者之间的差异。中国古代的五行学说并不是说世界上的物质是由木、火、土、金、水五种基本元素构成的，而是说世界上的万事万物都可以按照木、火、土、金、水五种物质的特性来进行分类，而五行的各行事物之间

又存在着彼此的相互作用与相互影响（如生克制化等），正是这种相互作用和相互影响使得世界作为一个整体运动得协调、稳定、平衡和有序。不难看出，四元素说反映的是西方文化结构决定论物质观，体现的是西方文化还原分析的思维方式，而五行学说反映的是中国文化关系决定论物质观，体现的是中国文化整体联系的思维方式，五行学说与四元素说体现了中西方文化物质观与思维方式的根本差异。

还有人认为五行只不过是古人对事物关系的一种猜测和附会，甚至等同于风水和迷信，对中医学也没有什么实际的指导意义。事实并非如此，中医理论体系的建立离不开五行学说的理论，中医的脏腑学说更是在五行理论的指导下产生和形成的，五行学说的理论对中医学的渗透贯穿于中医的生理、病理、诊断、治疗、用药各个方面。对人体的许多生理和病理现象，中医学都是用五行学说的理论来加以解释和说明的。五行学说的理论为什么能够指导中医的临床呢？像阴阳学说的理论一样，五行学说的理论也是古人在长期的生产生活中对观察到的大量自然现象总结的基础上抽象而成的哲学理论，它的实质是古人为描述复杂系统（如自然界、社会和人体等）各部分之间的关系所构建的一种简化的模型，因而，它也就成为一种说理的工具和手段，广泛地指导着人们的生产与生活的实践，如人事祸福、起居宜忌、气候变化乃至战争的胜负，当然也包括人们的医疗实践。我们不能因为谶纬家们利用了阴阳五行这一说理的工具和手段就把阴阳五行等同于风水和迷信，也不能因为阴阳和五行指导了风水和迷信而否定阴阳五行的价值，否定阴阳五行对中医学的指导作用和意义。阴阳五行的作用与价值需要我们重新认识和发现。

中医精气论

气是中国古代哲学和中医学的物质基础，也是中国古代哲学和中医学在认识和看待世界和万物（包括人体）时形成的一个基本观念，但对于现代人而言，气又是一个极具神秘色彩和难以理解的观念。就气的种类而言，中国古代哲学中的气有元气、精气、阴阳之气、五行之气等之分，中医学中的气则有营气、卫气、宗气、五脏之气、经络之气、正气、邪气之别。在先秦诸子的言论和古代许多典籍之中亦有许多关于气的论述，如《周易》中的"精气为物，游魂为变"，《论语》中的"少之时，血气未定，戒之在色；及其壮也，血气方刚，戒之在斗；及其老也，血气既衰，戒之在得"，《孟子》中的"我善养吾浩然之气"等。气的观念的影响是如此的深入和广泛，以至于渗透到中国人日常生活的各个方面。在古人看来，气是一种充塞于天地之间、人的肉眼看不见的极具活力的精微物质，天地万物都是由气生成的。因此，正确地理解和认识气也是正确地理解和认识整个中国古代哲学和中医学的关键。然而，气到底是什么？世界上究竟有没有气这么一种物质？气能不能得到现代科学的解释和说明？所有这些问题，对于研究中国古代哲学和中医学来说都是不容回避的。

一、气的观念的形成

要正确地理解和认识气，就必须从气的观念的形成谈起。在中国古代，气的观念是如何形成的呢？完全可以想象，生活在远古时代的人类刚刚从原始的蒙昧中苏醒过来，当他们看到日月星辰、山川草木、飞鸟走兽、风雨雷电的时候，肯定会用一种惊恐而又好奇的眼光打量着他们生活的这个熟悉而又陌生的世界。他们一定会问：我们生活的这个纷繁复杂、变化多样的世界的本质是什么？或者进一步追问：我们生活的这个世界从何而来？大千世界的万事万物又是由什么构成的呢？所有这些问题，用现代哲学的一句话来概括就是：我们生活的这个世界的本原或本体是什么？寻求现象背后的本原或本体，是古今中外一切哲学所要追寻的基本问题，而这些问题的提出，标志着原始的人类已经开始用理性的思维来认真地思考我们生活的这个世界了，于是，原始的自然哲学的种子开始了它的萌芽。

然而，生活在远古时代的东西方人们在思考世界的本原或本体时，看待问题的角度却有着明显的不同，正是在对这一问题的不同回答中，诞生了东西方两种不同的文化和文明。生活在西方的远古人类，更多思考的是世界的构成问题。如西方第一位哲学家泰勒斯就认为宇宙万物是由水构成的，泰勒斯的学生阿那克西曼德则认为构成世界的是某种不明确的无限物质。阿那克西曼德的学生阿那克西美尼进一步解析构成世界的基本元素是气，气稀释成了火，浓缩则成了风，风浓缩成了云，云浓缩成了水，水浓缩成了石头，于是形成了世界上的万事万物。恩培多克勒认为世界是由土、水、气、火四种元素构成的，提出了著名的四元素说。对近代西方科学产生深远影响的是留基伯和他的学生德谟克利特提出的原子说。原子说认为，世界上的万事万物是由一些在自然界中存在的各种有形的、实体的、不可再分的微小粒子——原子，按照不同的比例、不同的形式组合、堆积而成的。总之，远古的西方人在思考世界的本质时，总是习惯于从物质的组成和结构的角度来进行解释和说明。从物质的组成、结构的角度来思考世界的本原或本体，最终导致了西方近代科学的产生，近代西方科学取得的巨大成就，正是建立在西方文化结构物质观的基础之上的。

而生活在远古东方世界的中国人，在思考我们生活的这个世界的本原或本体时，更多关注的却是世界的本源问题，即世界从何而来的问题。思索世界从何而来的问题，最终导致了中国古代元气论物质观的形成。日月星辰、山川草木、飞鸟走兽、风雨雷电等，这些都是古人观察到的客观世界的有形万物，那么，这些有形的万物又是由什么变化而来的呢？追溯世界本源的问题，实际上是一个深刻的哲学问题。然而，对这一深刻的哲学问题的回答，却更多是源于古人对日常经验事实的观察，抽象的哲理往往是对经验事实的概括。如果将日月星辰、山川草木、飞鸟走兽、风雨雷电等这些人们在日常生活中所观察到的客观世界的有形万物称为形，那么，在古人看来，与形相对的则是无形的气，并且认为形是由气转化而来的，气是我们生活的这个大千世界的本体。显然，认为形是由气转化而来的，亦完全是源于古人的日常经验和对生活现象的观察。

古人在日常生活中常常可以观察到各种气的存在。比如，古人的祭祀活动中袅袅升起的烟气、水在热力的作用下变成水汽、水汽蒸腾向上变成天上的云汽、人的呼吸之气、自然界吹拂的风气等，这些都是古人日常生活中观察到的各种不同的气。古人对气的认识和了解就源于他们对生活的观察，如消散在空中的烟气和水汽、人的呼吸之气、自然界的风气等都是没有一定形状，看不见和摸不着的，因此，形成了气是无形的、肉眼难以看见的和非实体的这么一种观念。又比如，袅袅升起的烟气、蒸腾向上的水汽、人的呼吸之气等，一旦进入空中，就会很快地弥散开来，消失得无影无踪，在古人看来，这种弥散开来的气是充满整个虚空，充塞于天地之间的。由此，古人不难做出进一步推测：天地之中，上至无垠的宇宙，下至自然界万物之间，并不是空无一物的虚空，而是充满、弥漫着一种无形的、人的肉眼难以看见的、非实体的气。北宋大哲学家张载更是明确地提出了"太虚即气"的观点，认为"太虚不能无气，气不能不聚而为万物，万物不能不散而为太虚"。这样古人就从日常生活中经常观察到的云汽、水汽、风气、呼吸之气等具体之气中抽象、提炼出一种哲学观念上的气，指导着人们对客观世界的认识。

对形与气的相互关系的认识，也同样来源于古人对日常生活的观察。如深秋的早晨，人们总是可以看到树叶和草木上挂满点点的露珠，或结满一层厚厚的浓霜，露珠或浓霜是怎么形成的呢？古人认为是由空中的水汽凝结而成的。凛冽的寒冬，人们总是呼出一团团浓浓的白雾，呼出的白雾是怎么形成的呢？古人认为是由人的呼吸之气遇冷凝结而成的。山峦峡谷之中，云气氤氲，飘荡着朵朵白云，云朵是如何形成的呢？古人认为是由于云汽凝聚而成的。露珠、浓霜、白雾、云朵等都是有形之物，而生成它们的水汽、呼吸之气、云汽等却都是无形之气，这就启示人们：世界上的一切有形之物，如日月星辰、山川草木、飞鸟走兽、风雨雷电等，是不是也由存在于宇宙天地间的无形之气生成而来的呢？如果将宇宙天地间人们所能看见的有形万物称为"有"，而将宇宙天地间人们看不见的无形之气看成是"无"，那么，在"有"与"无"的关系上，就是"有"生于"无"。如《列子·天瑞》中说："夫有形者生于无形。"《道德经·四十章》中亦说："天下万物生于有，有生于无。"

这种"有"生于"无"的观念无疑是中国古代元气论物质观的滥觞。"有"是什么？"有"是宇宙天地间的有形万物。"有"从哪里来？从"无"中生成而来。而所谓的"无"，在中国古代哲学中并不是什么也没有，而是指充塞在宇宙天地间人的肉眼看不见的无形之气，这便是古人所说的元气。元气是天地万物生成之前存在于宇宙天地间阴阳未分的混沌之气，天地万物就是由元气生成而来的，这就是中国古代关于物质起源的元气论物质观。元气论物质观是中国古人建立的宇宙万物生成演化的模型，它的形成经历了从道到元气的发展过程。如老子认为，天地万物生成之前的那种阴阳未分的混沌之气就是道，"有物混成，先天地生"，这就是老子想象中的道，"道生一，一生二，二生三，三生万物"，天地万物都是由道生成演化而来的。庄子继承和发展了老子道的观点，认为气是道产生的一种极细微的物质，气是天地万物共同的物质基础。在元气论物质观形成的过程中，先秦诸子又先后抽象出冲气、天地之气、阴阳之气、浩然之气等不同的气作为物质的本原，用以说明人与天地万物的形成过程，至两汉时期，这些理论最终被元气说所同化，发展成"气一元论"。如西汉初年董仲舒的《春秋繁露》中说："元者，始也。""元者，万物之本。"东汉王充在《论衡》中说："万物之生，皆禀元气。"元气自然存在，产生天地万物和人的道德精神，从中我们可以看出元气论物质观发展、形成和演变的轨迹。

二、中国古代的元气学说

古人很早就观察到自然界中诸如磁石引针、琥珀拾芥等事物之间相互感应的现象，受此启发，古人认为事物之间的相互感应是事物间发生作用与影响的重要原因，即《周易》中所说的"天地感而万物化生"。比如，月满则潮涨，月亏则潮落，是月球对地球上潮水的感应现象；随着地球围绕太阳的运转，地球上产生一年春、夏、秋、冬四季的更迭和生、长、化、收、藏的物候变化，是太阳对地球的感应现象；随着太阳、地球、月球的运动变化，人体的生理功能和机能状态呈现出日节律、月节律与年节律的改变，是太阳、地球和月球对人体的感应现象。一般来说，两个事物之间要发生相互作用，总要有它们之间的直接接触，如何解释两个互不接触的事物之间的感应现象呢？古人猜想，两个互不接触的事物之间的感应现象肯定是来自存在于宇宙天地间的那些无形的、看不见的"气"相互吸引、振荡和传递。正如《素问·六微旨大论》中所说："气之升降，天地之更用也……天气下降，气流于地；地气上升，气腾于天。故高下相召，升降相因，而变作矣。"正是因为古人认为天地万物之间存在着无形的、看不见的、起着相互沟通与联系作用的气，促使了原始、古老而朴素的元气论物质观逐渐发展成为中国古代博大精深的元气学说。

中国古代的元气学说是关于宇宙天地万物发生、发展、运动和演变的学说。元气学说详细地描述了元气生成、演化为天地万物的过程，认为元气是天地万物产生之前阴阳未分的混沌之气。在元气生成、演化为天地万物之初，先是分化为阴阳二气，再在阴阳二气的相互作用下，阳化气，阳气清轻，升而化散入无形的虚空（古人也称之为"太虚"）；阴成形，阴气浊重，降而凝聚成有形的万物。其中无形的虚空即为古人所说的气，其至大无外，充满弥漫于整个宇宙空间，其至小无内，弥散透达于有形的形质之内。有形的形质则构成了宇宙天地之间的万事万物。气与形之间也是可以相互转化的，气聚而成形，形散则化气，无形的虚空（气）可以转化成有形的形质，有形的形质也可以转化成无形的虚空（气）。不仅如此，有形的形质之间的相互作用和相互影响，也是通过无形虚空中的气的感应、振荡和传递作用而实现的。因此，天地万物也就同时具有阴与阳两重属性，即属阳的气与属阴的形，或者说天地万物同时具有两种不同的存在形式，即属阳的气的存在形式与属阴的形的存在形式，是形与气、有形与无形、阴与阳的统一，即老子所说的"万物负阴而抱阳，冲气以为和"。这就是中国古代元气学说的主要内容，也代表了中国古人对客观世界的基本认识。

由此可见，气在中国古人宇宙生成演化的理论中占有着特别重要的作用和地位。首先，气是天地万物生成的本原，这种天地万物生成本原的气即是元气。其次，天地万物生成之后，气又是天地万物之间相互沟通和联络的"桥梁"和"中介"，正是在气的沟通和联络作用之下，整个世界才是一个有机统一的整体。综观中国古代元气学说所说的气，不难发现，中国古代元气学说的气，实际上包括两种种类和性质完全不同的气：一是指元气，即作为天地万物生成本原的气；二是指在元气生成演化成天地万物的过程中由"阳化气"生成而来的气，也就是在天地万物生成之后，在天地万物之间起着沟通与联络作用的气。笔者认为，作为天地万物生成本原的气（元气）只存在于天地万物生成之前，而真正存在于现实世界中的气，其实是作为天地万物之"阳"并在天地万物之间起沟通联络作用的气，也就是在元气生成演化为天地万物的过程中由"阳化气"生成而来的气。而作为中国古代元气学说所研究的气，其研究的重点亦是这种存在于现实世界中作为天地万物之"阳"并在天地万物之间起沟通联络作用的气，而不是现实世界中并不存在的那种阴阳未分的混沌的元气。中国古代的气学说则是中国古人宇宙生成演化的理论中专门研究气的功能和作用的学说。

在古人看来，宇宙天地间万事万物的运动、发展和变化也是在气的推动作用下实现的。天地万物的运动、发展和变化是在气的推动作用下实现的，即所谓"气始而生化，气散而有形，气布而蕃育，气终而象变"（《素问·五常政大论》），这就是气化。气化学说是中国古代气学说的重要内容。气化学说认为，宇宙之中的一切事物无时无刻不处于运动变化之中，气化是宇宙自然界万事万物产生、发展、变化以至于消亡的原因，人体的生命活动和代谢过程中各种物质的运动变化也都缘于人体内的气化。《素问·六微旨大论》中说："物之生从乎化，物之极由乎变，变化之相薄，成败之所由也。"气化是宇宙自然界和人体的生机之所在，一旦气化运动停止，则如同古人所说的"不生不化，静之期也"（《素问·五常政大论》），整个世界将是一片沉寂而没有生机，人体的生命运动也将停止。产生气化的根本原因，是由于阴阳二气的相互作用，正是由于阴阳二气的相互作用所产生的气化，推动着自然界风、寒、暑、湿、燥、火六气的消长与转化，出现了春、夏、秋、冬四季气候的更迭，发生着生、长、化、收、藏的物候变化。正如《素问·天元纪大论》所说："太虚寥廓，肇基化元，万物资始，五运终天……曰阴曰阳，曰柔曰刚，幽位既显，寒暑弛张，生生化化，品物咸章。"可见，气化是推动宇宙自然界万物运动的根本动力。

综合中国古代的气学说的主要观点，我们认为，中国古人对于气的认识主要表现在以下几个方面：首先，气是一种充塞于天地之间的精微物质，就像自然界里的烟气、水汽、云汽、雾气一样，无影无形，运动不息，流动布散于宇宙天地之间。其次，气与形是物质存在的两种不同的形态，万物负阴而抱阳，形是物质存在的阴态，气是物质存在的阳态，万物的存在都是形与气、阴与阳的统一，同时气聚则成形，形散而化气，气与形、无形与有形可以发生相互之间的转化。第三，气是宇宙万物之间相互联系与沟通的中介，整个世界就是通过气而联系起来的统一的整体，故古人有"通天下一气耳"之谓。第四，运动是气的根本属性，气的运动，也称气机，主要表现为升、降、出、入四种基本形式。《素问·六微旨大论》中说"升降出入，无器不有"，可见气的运动的普遍性。第五，气的升降出入的运动产生气化，《素问·六微旨大论》中说："出入废则神机化灭，升降息则气立孤危。故非出入则无以生长壮老已；非升降则无以生长化收藏。"气化推动着天地万物的运动、发展和变化，新的事物不断产生，旧的事物不断消亡，如此维持着宇宙自然界的新陈代谢而生生不息。如果气的运动停止，则宇宙自然界就会失去生机与活力，整个世界将一片死寂。

因此，在古人看来，气是宇宙天地间最活跃、最能动的因素，我们生活的世界之所以充满生机和活力，完全是因为宇宙天地间存在着气这么一种精微物质的缘故，用现代哲学的话说，就是气是我们生活的这个宇宙世界的本体。正因为如此，所以古人常常用气来解释和说明宇宙天地间一切事物的运动、发展和变化。如《国语·周语》中说"夫天地之气，不失其序。若过其序，民乱之也。阳伏而不能出，阴迫而不能蒸，于是有地震"，即将地震形成的原因归结为阴阳二气运动的不和谐、不协调。其次，古人常常用气来解释和说明万物所具有的不同的功能、性质和作用。宇宙自然万物之所以会有不同的功能、性质和作用，就是因为宇宙自然万物具有不同的气的缘故。由此古人常根据事物不同的功能、性质和作用而将气分为不同的种类或类型。如正气、邪气、营气、卫气、元气等，这是根据事物功能与作用的不同而对气进行的分类；又如清气、浊气、寒气、凉气、热气等，这是根据事物性质的不同而对气进行的分类。不仅如此，古人还将自然界一切事物及现象产生的根源都归结于气，因而衍生出诸如天气、地气、云气、雨气、风气、暑气、湿气、燥气等，由此形成古人认为万物有气的观念。气对中国古代的学术乃至社会生活产生如此广泛而深刻的影响也就不难理解了。

三、精气学说的产生

如果说中国古代的气（元气）学说是用气来解释和说明宇宙万物的发生、发展、联系和变化的，那么，中国古代自然哲学的精气学说则是用精气来解释和说明宇宙自然万物的发生、发展、联系和变化的。气学说与精气学说既有联系，又有区别。气学说与精气学说有联系，是因为精气学说滥觞于气学说，精气学说是建立在气学说的基础之上的，它继承和发展了中国古代的气学说，并对气学说的内容进行了进一步的补充、发展、深化和完善，甚至可以认为，精气学说本身就是中国古代气学说的重要组成部分。气学说与精气学说相互配合、相辅相成，共同构成了中国古代关于宇宙万物发生、发展和演化的学说。认为气学说与精气学说有区别，是因为精气学说在气学说的基础上增添了新的思想和新的内容，它在继承和发展中国古代气学说的基础上，对宇宙自然万物的发生、发展、联系和变化做出了自己独特的、新颖的理论解释。

气学说把气看成是宇宙万物生成的本原，而精气学说则把精气看成是宇宙万物的本原。何谓精气？中国古代哲学认为，精气是一种充塞、弥漫于宇宙天地之间的极其细微的物质，它包括精与气两个不同的组成部分。所谓的精，是指气中最精华、最精粹的部分，如《管子·内业》中说"精也者，气之精者也"，《管子·心术下》又说"一气能变曰精"。而气则是一种充塞、弥漫于宇宙天地之间的气态物质，这与中国古代气学说中所说的气的状态是一致的。可见，精气是一种既为气又为液的物质，气凝泌而为精（液），精（液）散化而为气，而宇宙万物就是由这种既为气又为液的精气物质生成的。如在《周易·系辞》中即有"精气为物"的思想，认为宇宙万物都是由精气生成的。管子也认为精气是宇宙万物生成的本原，如《管子·内业》中说："凡物之精，此则为生。下生五谷，上为列星；流于天地之间，谓之鬼神；藏于胸中，谓之圣人。"意思是说，作为物质的精气，结合起来就产生万物，世界上没有鬼神，人们所认为的鬼神，也都是由精气变化而来的，人秉承了宇宙天地自然的精气（古人也称"正气"或"浩然之气"），就能成为道德修养高尚的人。

为什么古人认为宇宙万物是由这种既为气又为液的精气物质生成的呢？我们认为，古人这种"精气为物"的思想主要来源于中国古代"气学说"与"水地说"的结合。中国古代的气学说认为，气为宇宙万物生成的本原，并将这种作为宇宙万物本原的气称为元气。而水地说则将水与地看成是万物生成的本原，古人为什么会将水与地看成万物生成的本原呢？认为水与地是万物生成本原的观念也同样来源于古人日常生活的观察。古人在对自然的观察中不难发现，世界上的万事万物的发生和成长都离不开水与地的滋养，离开了水与地的滋养，万事万物就不能生成乃至于死亡，故《管子·水地》中说："地者，万物之本原，诸生之根菀也。"又说："水者，何也？万物之本原也，诸生之宗室也。"因而产生了将水与地看成是万物生成本原的水地说。水地说在后来的发展中逐渐向两个方向分化：一是以水为万物生成之本原者与中国古代的气学说相结合，逐渐发展为中国古代的精气学说；二是以地为万物生成之本原者与五行学说相结合，产生了"土生四行"的观点，认为木、火、金、水四行均为土所生，从而充实和发展了中国古代的五行学说。

由此可见，在古人的观念中，精（水）与气都是万物生成的本原。将精与气均作为万物生成的本原，看来都有一定的客观依据，而这些客观依据同样都是来源于古人对日常生活的观察。那么，精与气到底哪一个才是万物生成的本原呢？我们认为，正是在对这一问题的争鸣和回答中，古人提出了精气学说。精气学说的理论认为，天地万物既是由精生成的，也是由气生成的，是由精与气所共同生成的，精与气共同构成天地万物生成的本原。在精气学说看来，精与气本来就是同一种物质，是构成精气同一物质阴与阳的两个方面。在精气物质之中，精是气的精华，气中的精华泌而为液，是为精；精散而为气，液态的精挥发散入虚空，即化为气。精有形而属阴，气无形而属阳。宇宙天地万物就是由精气这种物质生成的。精气这种物质既具有水的特性，又具有气的特性，因此，将精气物质看成是天地万物生成的本原，这样就能很好地体现出古人认为天地万物既生于精（水）又生于气的思想。在我们看来，精气学说实际上是糅合了中国古代的气学说和水地说的产物，是对中国古代的气学说和水地说的继承和发展。

精气学说认为，精气不但是宇宙万物生成的本原，也是宇宙万物之间相互沟通与相互联系的中介。精气是一种充塞于宇宙天地之间的精微物质，宇宙天地间的万事万物就是通过精气这种物质发生相互沟通、相互联系和相互作用的，这就与中国古代的气学说所说的气的功能与作用是十分相似的。中国古代的气学说认为，气是一种充塞于宇宙天地间的至精至微的物质，是宇宙天地万物之间相互沟通、相互联系的中介，宇宙天地间的万事万物依靠着气的感应、振荡和传递而实现它们之间的相互沟通、相互联系和相互作用，整个世界就是通过气而联系起来的统一的整体。中国古代的气学说还认为，气是一种不断运动着的精微物质，气的运动主要表现为升降出入四种基本形式，气的升降出入的运动产生气化，正是由于气的升降出入运动所产生的气化，推动着宇宙自然万物的运动、发展和变化，整个宇宙自然界因此而充满生机和活力。而这也正是精气学说的主要内容，只不过精气学说认为，充塞于宇宙天地间的将整个世界联系成一个统一整体的是精气，精气的升降出入运动是宇宙自然界产生气化的根本原因，正是由于精气物质运动的推动作用，我们生活的这个宇宙自然界才充满了生机和活力。由此不难看出，精气学说是对中国古代的气学说的继承。

精气学说又是对中国古代气学说的发展、深化和完善。精气学说与气学说虽然有许多相同或相似之处，但仔细比较两种学说，却又不难发现它们之间存在的差别。中国古代气学说的理论认为，元气是宇宙万物生成的本原，是宇宙万物生成之前即存在于宇宙天地间的阴阳未分的混沌之气，而作为宇宙万物之间相互沟通、相互联络作用的气，则是在元气分化成阴阳二气之后由"阳化气"生成而来的气，也就是作为宇宙万物之"阳"的气。因此，从理论上讲，作为天地万物生成本原的气（元气）与作为天地万物相互沟通、相互联系的气，是两种性质完全不同的气。而在精气学说的理论中，精气既是宇宙万物生成的本原，同时又是宇宙万物间相互沟通与相互联系的中介，作为宇宙万物生成的本原和作为宇宙万物相互沟通与相互联系的中介是同一种物质，这种物质就是所谓的精气。其次，在中国古代的气学说中，作为在宇宙天地万物间起沟通、联络中介作用的气并不是一种独立的物质，而是宇宙天地万物中属阳的部分。精气学说中的精气则不然。精气学说认为，精气是一种独立的物质，其中精呈可见的液态，属于精气物质中属阴的部分；而气则呈无形的气态，属于精气物质中属阳的部分，精与气共同构成精气物质的阴与阳两个方面。

可能有人会说，中国古代的气学说已经能够很好地解释宇宙万物的发生、发展、联系和变化了，为什么古人还要在气学说的理论之外重新建立一套精气学说的理论呢？我们认为，这里除了有因为气学说的理论在解释和说明宇宙万物的发生、发展、联系和变化时存在着某些不足外（如气学说的理论就不能很好地解释万物起源于水的道理），更为主要的是，古人发现运用气学说的理论并不能够完美地解释和说明人的生命现象和生命规律。比如，古人很早就注意并观察到，人的生命是由男女两精相合而形成的，如《灵枢·决气》中说："两神相搏，合而成形，常先身生，是谓精。"而人的生命运动也不同于宇宙中普通万物的运动。那么人的生命是如何形成的呢？人的生命运动的本质是什么呢？人的生命物质的运动与宇宙普通万物的运动区别又在哪里呢？气学说的理论就不能很好地做出回答。因此，人们就有必要对原有的气学说理论做出进一步修正，并重新建立一套新的学说和理论，而这一学说和理论既能够较好地反映原有气学说的主要观点，又能够满足人们解释人的生命活动规律的需要，精气学说便是在顺应这一要求之下创立和发展起来的。精气学说的产生架起了一座从中国古代气学说理论通往中医理论的桥梁，为中医学的产生和发展奠定了坚实的物质基础和充分的理论准备，可以说中医学正是在精气学说理论的基础上长成的一棵参天大树。

四、中医的精气学说

远古的人们在观察与思考宇宙和自然界的同时，也在观察与思考着人的本身。在观察与思考人本身的过程中，人们自然而然地会提出这样一些问题：人为什么会有生命？生命的本质是什么？生命与非生命的区别又在哪里？正是在对这些问题的追问和思索中，促进了中医精气学说的诞生，也推动了中医学理论的产生和形成。而古人在对生命现象的观察中不难发现，生命与非生命本质的区别就在于生命体具有旺盛的生机与活力。生命体为什么会具有旺盛的生机与活力呢？在古人看来，生命体之所以具有旺盛的生机与活力，是因为生命体内"藏"有非生命体所不具有的一种特殊的精微物质，这种特殊的精微物质就是气或精气，气或精气是人体具有生命活力的物质基础。

古人为什么会认为气或精气是人体生命活力的物质基础呢？气或精气本来是中国古代自然哲学的基本观念。中国古代哲学的气学说认为，气（元气）是天地万物生成的本原，在天地万物生成之后，气又是天地万物相互沟通、联系的中介，气的升降出入运动产生气化，推动着天地万物的运动、发展和变化，气的存在是宇宙自然界充满生机与活力的根源。"天人合一"的观念是中国古人的一种基本观念，天人合一的观念里有一个观点叫天人同理。所谓天人同理，就是说人与自然界具有相同或相似的道理。既然宇宙自然界充满生机与活力的根本原因在于宇宙自然界中充满着气这么一种精微物质，那么人之所以会有生命，人的生命之所以充满生机与活力，也同样是因为人体内充满着气这么一种精微物质的缘故，这一点在古人对呼吸现象的观察中更是得到了印证。在古人看来，人体正是由气这种精微物质凝聚而成的，如果气这种精微物质消散了，也就意味着生命的终结和人的死亡。如《庄子·知北游》中说："人之生，气之聚也。聚则为生，散则为死。"《论衡·论死》中说："阴阳之气，凝而为人；年终寿尽，死还为气。"《素问·宝命全形论》中说："人生于地，悬命于天，天地合气，命之曰人。"这些都说明了人的生死过程，其实就是气的聚散的过程。

精气学说进一步认为，人的生命活动的物质基础是人体的精气。"夫精者，身之本也"（《素问·金匮真言论》），人之所以会有生命，之所以会有旺盛的生机与活力，之所以与天地间的普通万物有本质的区别，最根本的原因就在于人体具有精气这种物质的缘故。在精气学说看来，精气是宇宙天地之气最精华、最精粹的部分，而人的生命正是由宇宙天地之精气交感、凝聚而成的，如《管子·内业》中说"人之生也，天出其精，地出其形，合此以为人"，《论衡·论死》中"人之所以生者，精气也"，就是这种思想的反映。由于精气物质是自然界物质运动的最高表现形式，是天地阴阳二气在不断运动的过程中逐渐演进出来的最精华、最精粹的部分，当它交感、凝聚在一起的时候就产生出人的生命。《淮南子·天文训》中"烦气为虫，精气为人"，就清楚地表明了古人认为人是天地自然进化的最高级的产物。正是因为人是由宇宙天地间最高级的物质精气凝聚而成的，所以人也就能够集天地自然最美好的品德于一身而与天地万物有本质的区别，正如周敦颐《太极图说》中所说："二五之精，妙合而凝……唯人也得其秀而最灵。"故《素问·宝命全形论》中说："天覆地载，万物悉备，莫贵于人。"

中医精气学说的理论还认为，宇宙天地之中的精气一旦凝聚为人而成为人体生命物质之精气，那么，这种构成人体生命物质的精气就能够作为一种遗传物质传递给下一代，从而将这种生命物质的活力一代一代地延续下去。因为精是由气中的精华部分凝聚而成的，因而在中医学看来，精气物质中作为生命遗传物质的部分主要是指精气物质中的精，精是人体生命遗传物质的主要成分。具体来说，作为生命遗传物质的精指的是男女交媾过程中流溢出来的生殖之精，如《管子·水地》中说："人，水也。男女精气合而水流形。"《周易·系辞》中说："天地氤氲，万物化醇，男女构精，万物化生。"《灵枢·决气》中亦说："两神相搏，合而成形，常先身生，是谓精。"这些论述指的就是男女双方的这种生殖之精。人体就是在这种受之于父母的生殖之精的基础上发育而成的。如《灵枢·经脉》中说："人始生，先成精，精成而脑髓生，骨为干，脉为营，筋为刚，肉为墙，皮肤坚而发长。"在此基础上，"血气已和，营卫已通，五脏已成，神气舍心，魂魄毕具，乃成为人"（《灵枢·天年》）。

作为生命遗传物质的精气（古人也称之为"天癸"）不但具有繁衍生殖的生理功能，还主管着人体的生长和发育，人出生之后的生、长、壮、老、已的生命过程都是在这种遗传物质"天癸"的主导和调节作用下实现的。《黄帝内经》中以女子七岁、男子八岁为一周期，描述了人的一生中生长发育的全过程。《素问·上古天真论》中说："女子七岁，肾气盛，齿更发长；二七而天癸至，任脉通，太冲脉盛，月事以时下，故有子；三七肾气平均，故真牙生而长极；四七筋骨坚，发长极，身体盛壮；五七阳明脉衰，面始焦，发始堕；六七三阳脉衰于上，面皆焦，发始白；七七任脉虚，太冲脉衰少，天癸竭，地道不通，故形坏而无子。""丈夫八岁肾气实，发长齿更；二八肾气盛，天癸至，精气溢泻，阴阳和，故能有子；三八肾气平均，筋骨劲强，故真牙生而长极；四八筋骨隆盛，肌肉满壮；五八肾气衰，发堕齿槁；六八阳气衰竭于上，面焦，发鬓斑白；七八肝气衰，筋不能动；八八天癸竭，精少，肾藏衰，形体皆极，则齿发去。"人生长发育的根本原因就是由于人体内精气物质的盛衰变化而形成的。

古人说精气是人体生命活动的物质基础，不仅表现在精气（精）是人体生命的遗传物质，先天之本，主导和调节着人体的生长和发育，还表现在精气在形成胚胎并发育成人体之后，在人的生命活动的过程中，又是维持人体进行新陈代谢和完成各种生理活动的物质基础。气（精气）的生理功能和作用主要表现在以下几个方面：一是兴奋推动作用。精气是活力很强的精微物质，人体的各种生理功能活动，如心的行血功能、肺的呼吸功能、脾胃的运化功能、肾的水液代谢功能等，都是在气（精气）的推动作用下实现的。气的机能不足，则人体上述生理功能减弱。二是温煦作用。气的温煦作用对保持人体正常的生理活动具有重要的意义，如脏腑、经络的生理活动，需要在气的温煦作用下进行，血和津液等物质也需要在气的温煦作用下才能正常地运行。三是防御作用。气能激发人体防御系统的防御功能，从而使人体产生防病抗病的能力，气盛则人体抗病机能增强，气弱则人体抗病的机能减退。四是固摄作用。气对人体的血、津液、精等液态物质有稳固、统摄的作用，可以防止血、津液、精等液态物质的流失。五是气化作用。人体内物质代谢的运动变化，如气、血、精、津、液、形等不同物质之间的相互转化，都是在气的推动作用下实现的。

比较中医的精气学说和中国古代自然哲学的精气学说，不难看到中国古代自然哲学的精气学说对中医学精气学说的影响。比如，自然哲学的精气学说认为，精气是万物生成的本原，是充塞于宇宙天地间的一种充满生机与活力的精微物质，天地万物都是由精气生成的；而中医的精气学说则认为，精气是人生命的本原，是布散于人体内的一种充满活力的精微物质，人体的五脏六腑、形体官窍、皮肉筋骨等也是在受之于父母先天之精的基础上发育而成的。又比如，自然哲学的精气学说认为，精气是天地万物间相互沟通、联系的中介；而中医的精气学说则认为，将人体的各个部分联系成一个整体的也是充塞于人体内的精气。再比如，自然哲学的精气学说认为，宇宙天地间万事万物的运动、发展和变化都是在气（精气）的推动作用下实现的，气（精气）的升降出入运动产生气化，气化是宇宙自然界充满生机和活力的根本原因；中医的精气学说则认为，精气是人的生命活动的物质基础，人体的生命运动和各种代谢活动也在人体精气的推动作用下实现的，由人体精气物质升降出入的运动所产生的气化，也是保持人体旺盛的生机与活力的根本原因，气（精气）的运动（气机）一旦发生异常，就会产生疾病，气（精气）的运动停止，则意味着人的生命的终结。

由此可见，中医的精气学说本于中国古代哲学的精气学说，但哲学的精气学说能够进入中医学领域，又源于古人"天人合一"的观念。然而，中医的精气学说又不是对中国古代哲学精气学说的简单"移植"，它是在充分继承中国古代自然哲学精气学说的基础上，又结合中国古代的医学家们对人体生命现象长期的观察和感悟做出了符合中医学特点和规律的新发展，并增添了大量具有鲜明医学特色的新内容。因此，中医的精气学说也反过来丰富和发展了中国古代自然哲学的精气学说。这种丰富和发展的主要表现，就是中医学根据人们观察到的人体各种生理功能与现象，把本为一气的人体的气或精气进行了富有中医学特色的区别与分类，如先天之精、后天之精、元气、宗气、卫气、营气、各脏腑与经络之气等，将不同的人体生理功能及现象看成是由人体不同的气（精气）所产生，由此衍生出中医学种类繁多、具有不同功能与作用的气，并借助这些种类与功能不同的气（精气）来阐释和说明人体各种不同的生理功能与病理变化，解释人体各种不同的生理与病理现象，从而完成了精气学说从自然哲学向医学的转变，奠定了全部中医学理论的基础。

例如，中医学根据古人观察到的人体的生命功能现象，认为人体的精气物质来源于先天之精与后天之精，先天之精藏之于肾，受之于父母、主管人体的生殖和生长发育，而后天之精则来源于脾胃吸收而来的水谷精微物质，是维持人体进行新陈代谢和完成各种生理活动的物质基础。在先天之精与后天之精的关系上，先天之精依赖于后天之精的培育和充养，而后天之精则依赖于先天之精活力的资助，二者相辅相成，相互化合，共同作为人体生命活力的物质基础。而人体的精气物质生成之后，又通过血液输送分藏于五脏之中，是为五脏之精气，五脏精气各具不同的生理功能，如心气具有主行血的生理功能，肺气具有主呼吸的生理功能，脾气具有主运化的生理功能等，总之人体的五脏之所以各具不同的生理功能，是因为人体的五脏各具不同精气的缘故。人体之气（精气）流注到经络之中则形成经络之气，经络之气则具有沟通联络及濡养周身的生理功能。这样，中医学就借助这些人体不同的气（精气）解释和说明了人体不同的生理功能现象，以此来进行中医学理论的构建。

如果按照功能、性质与作用特点的不同，中医学又将人体之气（精气）分为元气、宗气、营气、卫气等。元气，又称作原气或真气，为人体的真元之气，是发源于肾，受之于父母的先天之气，是构成人体以及维持人体生命活动的本始物质，有推动人的生长发育，温煦和激发人体脏腑、经络等组织器官生理功能的作用，为人体生命活动的原动力。宗气是由吸入肺的清气与脾胃化生的水谷精气相合而成的，其积聚于胸中，贯注于心肺，具有走息道而司呼吸、贯心脉而行气血的功能。至于营气与卫气，《灵枢·营卫生会》中说："人受气于谷，谷入于胃，以传于肺，五脏六腑皆以受气，其清者为营，浊者为卫。"营卫之气本出一源，皆由水谷精微物质所化生，其清者为营，浊者为卫，又营在脉中，卫在脉外，脉外者为阳，脉中者为阴。因而，营气又称营阴，而卫气又称卫阳。营气为水谷物质中的营养成分，具有化生血液及营养全身的生理功能；而卫气为水谷之悍气，具有慓疾滑利，活动力强，流动迅速等生理特性，因而具有"温分肉，充皮肤，肥腠理，司开合"及防御卫外的生理功能。

五、气与精气的现代认识

几十年来，关于气或精气的研究进行了很多，研究的重点当然是探求气或精气的实质，验证宇宙中或人体内究竟有没有古人所说的气或精气这么一种物质存在，寻找气或精气的物质（结构）基础。为此，人们分别从哲学、经史学、天文学、物理学、分子生物学、人体科学等不同方面展开探讨，积累了许多有关气的实验数据和研究资料，对揭示气的实质具有一定帮助。同时，人们也提出了许多关于气实质的假说，如气的统一场说、气的熵流说、气的序参量说、气的生物能说、气的功能说等，历史上曾经还有人提出过气的以太说等，所有这一切，目的就在于证实古人所说的"气"作为一种物质的客观存在，并以此来证明中国古代气学说的科学性，其中以气的统一场说最为典型，也最具有代表性。

气或精气的观念与近代物理学中量子场的概念有着极为惊人的相似之处，甚至有的学者将中国古代的气论看成是现代量子场论的滥觞。比如，中国古代的气学说认为，气或精气是一种充塞于天地之间的肉眼看不见的精微物质，而现代量子力学场论的观点则认为，场也是一种传播在宇宙天地间的无形的客观实在；中国古代的气学说认为，气聚而成形，形散而为气，气与形之间通过气的聚散作用发生着相互之间的转化，而现代量子力学的场论则认为，量子具有波粒二象性，量子的波粒二象性与中国古代气学说的形与气的转化理论具有高度的相似性；中国古代的气学说认为，气或精气具有感应、振荡和传递的作用，它能把一物体产生的作用和影响传递给另一物体，而现代量子力学所说的场也同样具有这一特性；中国古代的气学说认为，气或精气具有永恒不息的运动特性，而现代量子力学的场论也认为场具有运动的特性。那么，气或精气是不是就是现代物理学所说的量子场呢？

然而，气或精气与现代量子力学场的差别又是明显的。比如，中国古代的气学说认为，气或精气是一种充塞于宇宙天地间的精微物质，其"充一切虚，贯一切实"，大到无垠的宇宙空间，小到一切有形的物体之内，都充溢或渗透着这种精微物质（气）。而现代量子力学中的场却并不具备气的这一特性，它不能穿透金属物体的内部，甚至一层薄薄的金属网罩就能阻止住它的穿行（电磁屏蔽）。再比如，量子具有波粒二象性，波粒二象性并不是说波与粒子之间可以像气与形那样通过"聚"与"散"的作用发生着彼此间的转化，而是说量子既具有波动性，又具有粒子性，即当微观粒子在某一位置出现的概率较大时，表现为波动性，而在某一位置出现的概率较小时，表现为粒子性。又比如，气或精气具有感应、振荡和传递的作用，气或精气的感应、振荡和传递作用可发生在宇宙天地的一切物体之间，量子场论中的场虽然也具有感应、振荡和传递的作用，但场的感应、振荡和传递的作用却只能发生在场与场或者场与带电粒子之间。还比如，古人认为气或精气的运动表现为升、降、出、入的基本形式，而量子的运动却只能表现为"波"的波动或"粒子"的直线传播等方式。

从以上分析中不难看出，中国古人所说的气或精气并不就是现代量子场论中的场。大量科学研究的结果表明，从西方科学物质观的角度来看气或精气这种物质似乎是不存在的，到目前为止，人们还没有发现气或精气这种物质结构存在的有力证据，气或精气似乎也只是古人凭空臆想或杜撰出来的一种"虚幻"的物质。而中医学恰恰就是建立在气或精气的物质基础之上的，许多人之所以说中医学是一门"伪科学"或"玄学"，就是因为现代科学不能找到气或精气（包括中医的脏腑和经络）的物质结构的缘故。如果说气或精气是古人凭空臆想或杜撰出来的一种"虚幻"的物质，在世界上是根本不存在的，中医的科学性就会受到严峻的挑战。那么宇宙天地间或人体内到底有没有如古人所说的气或精气这种物质呢？如果有，能不能找到气或精气物质存在的证据呢？如果没有，气或精气的实质又是什么？我们今天究竟应该用什么样的观点来看待气或精气这种物质呢？因此，要揭示中医的科学性，探讨和研究气或精气的物质性就是一个绕不开也不能绕开的话题。

世界上难道真的没有气或精气这种物质吗？如果仅仅从西方科学物质观的角度来看待中国古人所说的气或精气这种物质，毫无疑问，气或精气这种物质是根本不存在的。因为西方科学的物质观是一种结构物质观，结构物质观把结构看成是物质存在的唯一形式，认为凡是物质就必须具有一定的结构，没有一定结构的物质是根本不存在的。然而随着现代科学的发展，人们发现，西方科学所信奉的结构物质观并不正确，将人们所观察到的一切现象都从物质结构的角度去加以解析的做法已遇到了不可克服的困难，量子力学现代研究的困惑就是明证，海森堡的"不确定性原理"更是宣告了还原论的终结。就中医学而言，如果从西方科学结构物质观的角度看，宇宙中是根本不存在如古人所说的气或精气这么一种物质的。假如说气或精气是一种具有某种结构的物质，以现代科学先进的检查手段，完全找不到一点关于气或精气物质结构的"蛛丝马迹"是根本不可能的。可见，要理解气或精气的物质性，人们就不能够囿于西方科学的结构物质观，而是应该换一个视角、用另一种思维方式来重新审视什么是物质。

什么是物质？辩证唯物主义哲学告诉我们，物质是标示客观实在的哲学范畴（列宁），也就是说，判断一种存在是不是物质并不是看它是否具有一定的结构，而是要看它是不是具有客观实在性，换句话说，判断一种存在是不是具有物质性，唯一的标准就是看它是否具有客观实在性。如果一种存在具有客观实在性，我们就说这种存在具有物质性，这种存在就是一种物质的存在；反之，如果一种存在不具有客观实在性，我们就说这种存在不具有物质性，这种存在就不是一种物质的存在。以结构的方式存在着的各种实体（物体）当然具有客观实在性，因此，我们说以结构的方式存在着的物体是一种物质。然而，世界上的事物是不是就只有实体结构一种存在方式呢？当然不是。在我们看来，世界上的事物不仅以实体结构的方式存在着，还同时会以一定的方式结成各种不同的相互关系。比如说，太阳、地球、月球和人一方面以实体结构的方式存在着，但在另一方面，太阳和地球之间，地球和月球之间，太阳、地球、月球和人之间还同时存在着各种各样的、错综复杂的相互作用和相互影响，这些相互作用和相互影响就是它们之间所结成的相互关系，而这些相互关系无疑也是一种客观实在，因而也同样具有物质性。

可见，物质的存在可表现为两种不同的形态（式）：一种是结构的形态，一种是关系的形态。物质的存在是结构的存在与关系的存在的统一，或者说物质的实在是结构实在与关系实在的统一。古人看到天地万物作为一个有机的整体在协调一致地运动，看到人体作为一个有机的整体在协调一致地运动，因而认为把天地万物或人体联系成一个有机整体的就是气或精气，古人的认识或许只是一种天才的直觉或猜想，但我们今天完全可以把古人所说的气或精气看成是事物（物质）之间相互关系的存在，看成是古人抽象出来的事物之间相互联系与相互作用的关系的总和。从系统论的观点看，天地自然是一个有机的系统，人体亦是一个有机的系统，这种把天地自然和人体等有机系统的各个部分联系在一起的各种关系即是气或精气。因此，作为一种实体结构的气或精气是并不存在的，这也是现代科学无法验证气或精气物质结构的根本原因。按照阴阳学说的理论，结构形态的存在是有形的，故属阴；关系形态的存在是无形的，故属阳。因此，物质的存在又可以看成是形与气、阴与阳、形而下与形而上的统一。这样老子所说的"万物负阴而抱阳"，我们就从现代认识论角度做出了揭示。

六、中医精气学说的现代诠释

中医精气学说的理论认为，气或精气是人体具有生命活力的物质基础，理解了气或精气代表的是事物之间相互关系的存在，我们就能够在此认识的基础上对传统中医学的气或精气学说做出具有现代意义的新的诠释。在关于中医学气或精气学说的现代研究中，困扰着人们的一个首要问题就是，如何理解古人所说的气或精气是一种存在于宇宙自然界和人体内的至精至微的极具活力的物质？气赋予自然界中的万物和人体以生机和活力，这在先秦时期的典籍中即有诸多的论述。如《吕氏春秋·尽数》中说："精气之集也，必有入也。集于羽鸟，与为飞扬；集于走兽，与为流行；集于珠玉，与为精朗；集于树木，与为茂长；集于圣人，与为敻明。"《管子·枢言》中说："有气则生，无气则死，生死以其气也。"表现在对人体生命现象的认识中，古人认为气或精气是人体生命的活力物质，人有气（精气）则生，无气（精气）则死，"人之生，气之聚也。聚则为生，散则为死"，"阴阳之气，凝而为人；年终寿尽，死还为气"（《庄子·知北游》）。这些论述是中国古代哲学家或医学家对人体生命现象的基本认识。那么，到底应该怎样去理解古人所说的气或精气这种具有生命活力的精微物质呢？

用现代科学的物质观来理解中医精气学说的理论显然是困难的，因为现代科学的物质观是建立在结构决定论物质观基础之上的。结构决定论物质观认为，结构是物质存在的唯一形式，结构决定功能，所有的功能都是由结构产生的，并且所有的功能都必须也只能从物质的结构中得到解释和说明。结构决定论物质观是产生于西方的现代科学（包括西医学）的物质观，是西方人还原论思维方式在物质观上的反映。结构决定论物质观的一个显著特点，就是任何物质和功能都一定要找到它的结构基础，如果用这种物质观去理解中国古人所说的气或精气，那就一定要在自然界或人体中找到具有某种结构的活力物质，而正是这种物质推动着自然界万事万物的运动、发展和变化，推动着人体各种物质的代谢和转化，并且正是因为人体内有这样的一种物质，人体才因此而具有生命的活力。显而易见，自然界和人体内是没有这么一种活力物质的，几十年来气或精气的现代研究即能证明。那么，难道中医学关于生命活力的精气论是错误的？或者说完全是古人凭空的臆想吗？问题肯定没有这么简单，要理解中医学关于生命活力的精气论，我们认为还有必要从认识生命的本质谈起。

认识生命的本质是几千年来医学与哲学追求的重要目标，西方医学与哲学对生命本质的认识体现了西方医学与哲学的结构决定论物质观。生命的本质是什么？西方医学与哲学认为，生命是蛋白质的存在方式，生命运动体现在蛋白质的运动之中。随着现代科学的发展和进步，人们还将生命的本质归结到基因，人的一切生命活动都是由基因控制和决定的。结构决定论物质观把结构看成是物质存在的唯一形式，在结构与功能的关系上认为结构决定功能，功能不能离开结构，没有脱离结构而独立存在的功能。因此，结构决定论物质观的一个显著特点就是不断地"还原"，将人们观察到的一切功能和现象都归结或还原到某一最小的结构单元上，并从这一结构单元上进行解释，因而结构决定论物质观也称为还原论物质观。把生命功能看成是由蛋白质或基因产生和决定的，无疑是西方科学还原论物质观在生命观中的体现。难道生命体与非生命体的本质区别就真的存在于蛋白质或基因的功能表现之中吗？不难发现，活着的生命体与尸体几乎有着完全相同的结构（如相同的蛋白质和基因结构），但是活着的生命体具有生命的功能，而尸体却丧失了生命的功能。为什么？就是因为生命体具有生命的活力，而非生命体没有生命的活力，可见，生命的活力是生命体与非生命体的根本区别。

从本质上讲，生命活力是生命体所具有的一种特有的功能现象，我们将生命体所具有的这种特有的功能现象称为生命功能。生命功能是生命体区别于非生命体（尸体）的显著标志。然而，生命功能或者说生命活力是如何产生和形成的呢？结构决定论物质观不能做出正确的回答。由于生命功能或生命活力不能在人体内找到与之对应的物质结构基础，因而西方科学和西方医学曾经一度以唯心主义的"活力论"来加以解释，这是完全错误的。最早用活力论来解释生命力这一现象的是古希腊哲学家亚里士多德。亚里士多德认为主宰人的生命活力的是人的灵魂，即"隐德来希"，灵魂赋予有机体以行为完善性和合目的性。近代活力论的主要倡导者有比利时的 J.B. 赫耳蒙特、德国的 G.E. 施塔尔、C.F. 沃尔夫、J. 布卢门巴赫和法国的 M.F.X. 比夏等。他们虽然用不同的名称，如"生基"（赫耳蒙特）、"精气"或"有感觉的灵魂"（施塔尔）、"自发力"（沃尔夫）、"形成欲"（布卢门巴赫）等来代替亚里士多德所说的灵魂，但并没有脱离用超自然的精神力量来说明对生命现象的认识。20 世纪初，德国的胚胎学家和哲学家 H. 杜里舒提出了新活力论，他把活力论定义为生命过程的自主理论，并依据胚胎学的成果予以证明。但不管活力论者以何种形式的面目出现，认为人的生命力是由神灵或某种超自然的神秘力量所掌握和控制的观点却是一脉相承的。

活力论者承认生命力是人体生命的一种功能，并且认为生命力是人的生命所特有的一种功能，这不能不说是对人的生命现象认识的一个巨大进步。但活力论者又不能够在人体内找到与生命力这种人体的功能现象相对应的物质结构基础，这就不可避免地使以结构决定论物质观为基础的西方科学（医学）陷入一种"悖论"之中。因而，西方科学（医学）只能将生命力这种人的生命功能归结为灵魂或某种超自然的神秘力量所掌握和控制，从而滑入到唯心主义的泥潭，这完全是由西方科学（医学）结构决定论物质观的局限性所决定的。实际上，一个"活"的有机系统（如人体等）绝不是一堆原子、分子的简单堆积，"活"就活在由以原子、分子组成的系统的各部分之间所结成的相互关系。美国圣塔菲研究所人工生命理论创立者兰顿认为：生命是一种形式性质，而非物质性质，是物质组织的结果，而非物质自身固有的某种东西。无论核苷酸、氨基酸或碳链分子都不是活的，但是只要以正确的方式把它们聚集起来，由它们的相互作用涌现出来的动力学行为就是被我们称之为生命的东西。中医学将人体的生命功能（生命活力）看成是由人体的气或精气物质所产生，就是说生命功能或生命活力是在人体各部分之间的相互作用与相互影响所结成的相互关系中产生的，生命运动存在于人体各部分的整体联系之中，正是对人的生命本质的深刻揭示。

生命功能的实质是一种整体功能。整体功能是事物的各个部分在整体的相互联系与相互作用中所产生的功能。认为事物之间在整体的相互联系与相互作用中能够产生新的功能的观点我们称之为关系决定论功能观。关系决定论功能观与中国古代气或精气学说所认为的气产生功能的认识是完全一致的。功能的关系决定论在物质与功能关系的认识上，认为真正决定功能的是物质的关系而不是物质的结构，它包括两个方面的含意：一是关系产生功能，整体功能是由事物各部分之间的相互关系产生并决定的；二是关系决定功能状态，在一个有机系统（如人体）中，系统各个部分的功能状态（包括结构功能状态与整体功能状态）是由系统内各个部分之间（包括系统与环境之间）的相互关系决定的。生命功能或生命活力就是人体这个有机系统的各个部分在整体的相互作用与相互影响所结成的相互关系中所产生的整体功能。生命功能或生命活力的整体功能的特性，决定了它不能够归结或还原到人体的某种结构（如人体的某种蛋白质或基因）之中，而是要从人体各部分之间的相互联系与相互作用中去认识和把握，而一旦人体各部分之间失去了这种相互联系与相互作用，人体的生命功能或生命活力亦不复存在，而这也意味着生命的终结和死亡。

在西方医学结构决定论的生命观看来，生命的本质体现在蛋白质与核酸的功能活动之中，人的整体就如同是一架由蛋白质和核酸为原料构成的各个部分（如细胞、组织、器官等）为零件组成的机器，生命功能就是这架机器上的各个零件的功能相加在一起的总和。实际上，蛋白质和核酸只是构成生命的质料，以蛋白质和核酸为质料构成的人体各个部分"组装"在一起并不能形成生命。生命功能是在以蛋白质和核酸为质料构成的人体的各个部分在整体的相互作用与相互联系中"涌现"出来的，这种在人体的各个部分相互作用与相互联系中"涌现"出来的整体功能与组成人体的各个部分的功能（结构功能）相比较，其运动的形态和运动的方式已产生了质的变化和飞跃。因此，人体的生命运动是一种更加高级的物质的运动，人体的生命功能不能离开人体各部分的关系而独立存在，是不能将人体的生命运动简单地归结或还原到人体各部分的结构功能中去的。生命的本质就存在于人体各部分之间的相互作用与相互联系之中，即"气"的作用与联系之中，如果将人体的各部分之间建立的这种相互作用与相互联系看成是"气之聚"，而将人体各部分之间这种相互作用与相互联系的离散看成是"气之散"，那么，《庄子·知北游》中所说的"人之生，气之聚也。聚则为生，散则为死"，就得到了现代科学的诠释。

七、气化学说理论的现代解读

把气或精气看成是事物之间相互关系的存在，我们也就能够更好地理解古人所说的气化。所谓气化，简单地理解，就是宇宙天地间万事万物的运动、发展和变化。古人认为宇宙天地间万事万物的运动、发展和变化都是在气的推动作用下实现的，因而称之为气化。在古人看来，宇宙天地间的一切事物无时无刻不处于运动变化之中，气化是宇宙天地万物产生、运动、发展、变化以至消亡的原因，人的生命活动和代谢过程中物质的转化也都缘于人体内的气化。如何理解古人所说的气化？我们认为，理解古人所说的气化，就不能把气或精气看成是宇宙自然界或人体内具有某种结构的物质，而是应把气或精气理解成事物之间（包括人体各部分之间）相互关系的存在，理解成事物之间所结成的一切相互关系的总和。这样，传统中医学所说的气化，若转换成现代科学的语言来表述，就是宇宙天地间万事万物的运动、发展和变化（包括人体的生命活动）的根本原因或根本动力来自宇宙天地间万事万物（包括人体各部分之间）的相互作用和相互影响，这就是我们对古人所说的气化的认识。因为一切事物的关系又可以用阴阳的关系来加以概括，故人们也将气称为阴阳二气，而气的运动即为阴阳二气的相互作用，所以古人又将阴阳二气的相互作用看成是产生气化的根本原因。

将宇宙天地间万事万物（包括人体）的运动、发展和变化的原因归结到宇宙万物间的相互关系、相互作用和相互影响上，既是中医学整体观的重要体现，也是马克思主义唯物辩证法的基本认识，并为现代科学的发展所证实。恩格斯在《自然辩证法》一书中说："交互作用是我们从现代自然科学的观点考察整个运动着的物质时首先遇到的东西……交互作用是事物的真正的终极原因。我们不能追溯到比对这个交互作用的认识更远的地方，因为正是在它背后没有什么要认识的东西了。"交互作用即事物之间的相互作用与相互影响所形成的相互关系，现代科学的最新发展也已完全证实了恩格斯的论断。从本体论的角度讲，传统西方哲学和科学将事物的运动、发展和变化归结为事物的结构，实际上，事物之间相互作用和相互影响的关系才是事物运动、发展和变化的终极原因，一切事物的运动、发展和变化都可归结到事物之间相互关系的变化之中。中国古代的气学说认为，气的运动（气化）是推动一切事物运动、发展和变化的根本原因，而气所代表的正是事物之间的相互关系，这就与现代系统科学的认识是完全一致的。而气的功能说也不是说气就是功能，而是说气能够产生功能，事物（包括人体）的功能及其现象都是在事物之间相互关系的运动（即气化运动）中产生出来的。这样我们就对中国古代的气学说有了更加深刻的认识。

在形与气的相互关系上，古人认为形与气之间是可以相互转化的，气聚而成形，形散而化气，是古人对于形气关系的基本认识。如何理解古人对形气关系的认识呢？如果我们将形看成是人体的形态结构（形体），而将气看成是人体各部分（形体）之间的相互关系，那么古人对形气关系的认识就可以表述成：形体可以转化成关系，关系可以转化成形体，形体与关系之间是可以相互转化的。形体如何转化为关系，关系又如何转化为形体呢？因为事物之间的相互关系产生气化，而气化又是推动事物运动、发展和变化的根本动力，根据普利高津的耗散结构理论，人体是一个不断与外界进行着物质与能量交换的耗散结构，外界环境的物质和能量进入人体变成人体的物质和能量必须通过人体自组织系统的耗散作用。从现代认识的角度讲，中医所说的人体的气化过程正是耗散结构理论所说的耗散过程。通过耗散将外界环境的物质和能量变成人体的物质和能量就是中医学所说的气向形的转化，即所谓的"气生形"；而人体的各形体组织生成之后又会参与到人体不同的相互关系之中，这是形向气的转化，即所谓的"形归气"。自然界中形与气之间的相互转化也是如此。在自然界，太阳与地球之间的相互关系推动着自然万物的生、长、化、收、藏，这是气向形的转化；而万物化育以成，又会以一定的方式结成各种不同的相互关系，这又是形向气的转化。这样我们就对形气之间相互转化的关系做出了现代科学的解释。

形气之间还存在着相互影响的关系。形气之间存在着相互影响的关系，就是说结构（形体）与关系之间存在着相互影响。结构与关系之间存在着相互影响是由结构与关系之间的相互关系决定的。一方面，结构与关系相互依存，离开了结构，不可能形成事物之间的相互关系；而结构又是通过关系联系在一起的，离开了事物之间的相互关系，自然界万事万物就不可能形成一个统一的整体。另一方面，结构与关系之间相互作用，事物的结构能够影响到事物之间的关系，结构的改变能够引起事物之间相互关系的变化；反过来，事物之间的相互关系也能够影响到事物的结构，事物之间的相互关系变化到一定的程度，也能够引起事物结构的改变。明白了形气（结构与关系）之间相互影响的关系，我们也就懂得了功能性疾病与器质性疾病之间相互转化的道理。所谓功能性疾病指的是人体各部分之间关系异常的疾病，而器质性疾病则是指人体形态结构异常的疾病。临床上，功能性疾病常能导致人体器质性疾病，这是关系的异常引起的人体形态结构的异常；而器质性疾病也能导致人体功能性的疾病，这是形态结构的异常引起的人体关系的异常。中医学治疗人体的疾病，虽然主要调整的是人体关系的异常（如阴阳失调），但在许多情况下却能促进人体器质性异常的恢复，原因就在于关系与结构之间存在着这种相互影响的关系。

八、气与精气是古人构建的"象模型"

既然气或精气代表的是事物之间的一种相互关系，那么它就不可能具有一定的形态和结构。然而，古人却认为，气或精气是一种存在于宇宙自然界或人体内的精微物质。如《灵枢·决气》中说："上焦开发，宣五谷味，熏肤，充身，泽毛，若雾露之溉，是谓气。"在这里古人将气或精气描述为"若雾露之溉"并弥漫于人的全身，并且还以升、降、出、入的方式进行着各种不同的运动，按照古人的说法，气或精气又似乎具有一定的形态结构。究竟该如何看待古人的这些关于气或精气的描述呢？这就要求我们要进一步了解中西医学（东西方文化）思维方式的差异。在中西医学的思维方式上，中医学的思维方式多论"虚"而不指"实"，西医学的思维方式多指"实"而不论"虚"，在对待关于物质与物质运动的认识上尤其如此。

西医学在谈论物质及物质的运动时，总是将物质理解成具有一定结构的物质，而将物质的运动理解成具有一定结构的物质的运动。在西医学看来，物质的形态结构是物质存在的唯一形式，因此，西医学在谈论某种物质时，就一定要找到这种物质的结构，在谈论某种物质的运动时，就一定认为是具有某种结构的物质的运动。如果用这种观点来认识中医学的物质——气（精气），那么就一定要找到气这种物质的结构，气的升、降、出、入运动也一定是具有某种结构的气的运动，如果不能发现气这种物质的结构，那么，气这种物质就是不存在的，就是古人子虚乌有的猜测和杜撰，这其实正是西医学指"实"思维方式的体现，究其实质乃是西医学结构决定论物质观的反映。实际上，气或精气所代表的只是一种关系的实在，是以关系的方式（"道"的方式）存在着的一种物质，因而是不可能具有一定的形态结构的，如果要是因为不能找到气的物质结构就否认气这种物质的存在，其观点无疑是荒谬的。而要认识和理解中医学所说的气，显然要了解中医学论"虚"的思维方式。

所谓中医学论"虚"的思维方式，就是说中医学在谈论物质及物质的运动时，并不一定都是指实体结构的物质及物质的运动，更多的情况下指的是一种非实体的物质及物质的运动。寻找现象背后的本原或本体是哲学认识的基本问题，受西方科学结构决定论物质观的影响，西医学总是将人体生命活动现象背后的本原或本体归结为人体的某种实体结构。然而中医学是一门整体医学，它所研究的人体的功能（如生命功能）是人体的整体功能，整体功能是组成人体的各个部分在整体的相互作用与相互联系中所产生或形成的功能，因而它就不可能像结构功能那样可以在人体内找到具有某种形态结构的功能主体。可是按照人们的思维习惯，对于人体的某一功能（结构功能或整体功能），人们都希望在人体内能够有一个"功能主体"与之对应，并将这一功能看成是由这一功能主体所产生的功能。既然整体功能不能像结构功能那样可以在人体内找到与之对应的实体结构的功能主体，于是人们就在头脑中虚拟出一个假想的功能主体与之对应起来，气或精气的实质就是古人在头脑中虚拟的人体生命功能功能主体的模型。

既然气或精气是古人虚拟的人体生命功能功能主体的模型，那么人们就需要对这一模型进行构建，在我们了解古人是如何对这一模型进行构建之前，首先要了解何谓模型。一般说来，模型是与原型相对而言的，原型是事物的实际存在和实际过程，如事物实际的形态、结构及实际的相互作用等。通常的情况下，人们总是用原型来解释和说明事物的功能及其表现出来的现象，但是当事物实际的存在和实际过程太过复杂，就往往会用建立模型的办法来帮助人们理解和说明，即模型是用来帮助人们理解和说明原型的工具，模型是对原型形象化的模拟和描绘。用建立模型的办法来帮助人们理解和说明原型，可以达到更加简单、更加形象、更加直观的目的和效果。因此，人们就不能将对模型的描述与实际的存在和实际的过程（原型）混为一谈，更不能将人们对模型的描述简单地等同于实际的存在和实际的过程。实际上，人们对建立模型的方法并不陌生，因为现代科学也经常用建立模型的方法来解释和说明事物表现出来的现象和功能。如著名的卢瑟福原子结构模型就认为，原子中的大部分体积是空的，电子总是按照一定轨道围绕着一个带正电荷的很小的原子核运转，就像行星围绕着太阳运转一样，因此，卢瑟福的原子结构模型又称为原子结构的"行星模型"。

那么，原子内部的实际结构是不是真的就如同行星围绕着太阳运转那样电子围绕着体积很小的原子核运转呢？并非如此。现代科学早已揭示，电子绕核运动实际上形成的是一个带负电荷的云团，对于具有波粒二象性的微观粒子在一个确定时刻其位置与动量不能同时测准，这就是海森堡提出的著名的"不确定性原理"。那么，这是不是说卢瑟福原子结构的行星模型就是错误的呢？不是的。卢瑟福原子结构的行星模型能够很好地帮助人们理解和说明 α 粒子散射实验的现象，这便是卢瑟福原子结构行星模型的价值所在，卢瑟福也因此获得了 1908 年诺贝尔物理学奖。可见，人们建立模型的目的并不一定是要真实地反映某些实际的存在和实际的过程，而是在于去帮助人们更好地理解和说明某些实际的存在和实际的过程。古人对于气或精气的描述（如认为气或精气就像雾露一样弥漫人的全身），我们同样可以进行如是的理解，即古人所描述的气或精气并不是气或精气真实的原型，而是古人对事物之间（包括人体各部分之间）复杂的相互关系而构建的一种形象化的模型。如果我们非得要把古人构建的气或精气这种形象化的模型看成是宇宙自然界中一种真实的存在，而去寻找气或精气这种物质的实际结构，那么我们就走进了一条对气或精气认识和研究的死胡同，最终必然得出气或精气是古人凭空杜撰的结论来，中医的科学性受到人们的质疑将是必然的。

西方科学所构建的模型是一种建立在一定的结构基础上的模型，我们将这种建立在一定结构基础上的模型称为结构模型。卢瑟福的原子模型就是一种典型的结构模型，它是在"行星围绕太阳运转"这一结构的基础上构建起来的。西方科学所构建的模型之所以是一种结构模型，是受到西方科学结构决定论物质观影响的结果。结构决定论物质观认为，结构决定功能，事物有什么样的结构就会有什么样的功能。这就促使人们寻求将所有的现象及功能放在事物的结构中去解释和说明，就是在建立模型时也不例外。所谓的建立模型，就是用想象中的事物的结构去替代现实中的事物的结构用以解释和说明事物表现出来的现象及功能，卢瑟福的原子结构模型就是如此。与西方科学构建模型的方法不同，中医学的模型则是通过"立象"的方法构建起来的。所谓立象，就是人们对所要构建的模型建立一定的形象，再通过这一模型的形象来解释和说明事物表现出来的现象及功能。比如在画一幅天使飞天的图画时，西方人一定要给天使画上一双翅膀，而中国人则会在天使的脚下画上几朵云彩。在构建解释和说明人体生命活动规律的理论时，中医学论"虚"，西医学指"实"，论"虚"与指"实"，不仅体现的是中西医学两种不同的理论形态，更是东西方两种不同文化和思维方式的差异。

为什么可以通过立象的方法来解释和说明事物表现出来的现象及功能呢？就比如西方人认为事物有什么结构就有什么样的功能一样，中国古人则认为事物有什么形象就有什么样的功能，反之亦然。如物圆者多能转动，物红者多能发出光热，质轻者多有升浮之性，质重者多有沉降之功等，说明事物表现出来的现象和功能就存在于它的形象之中。用立象的办法来构建事物的模型并以此来说明事物表现出来的现象及功能是中医学和中国古代哲学常用的方法。如《周易·系辞》中"圣人有以见天下之赜，而拟诸其形容，象其物宜，是故谓之象"，"书不尽言，言不尽意……圣人立象以尽意"，意思是说对于高深幽远的事物的本质、规律和道理（即"道"的本质和规律），人们是不能用言语来加以描述的，即使勉强用言语来描述也是难尽其意的，而要表达其中的含意，最好的方法就是立象。所谓的立象，就是对所要认识的事物赋予某种形象，即古人所说的"拟诸其形容，象其物宜"，通过立象的办法来解释和说明事物的功能与作用及其外在表现出来的各种现象，就是古人所说的"立象尽意"。

中医学承袭了《周易》这一解释和说明问题的方法，中医的藏象学说就是运用这样一种方法建立起来的。所谓的"藏象"，就是人们所建立的气（精气）、脏腑和经络等人体内在之"藏"的形象。中医的藏象学说正是运用人们所描摹的气（精气）、脏腑和经络等人体内在之"藏"的形象（藏象）来解释和说明人体不同的生理功能及其表现出来的各种现象。立象的实质，就是人们为所构建的模型建立某种"形象"（如物象、意象、征象、数象和符号象等），所以我们也将这种模型称之为"象模型"。具体到中医的"藏象"而言，人们为人体的脏腑所建立起来的象模型我们称之为脏腑象模型，人们为人体的经络所建立起来的象模型我们称之为经络象模型，人们为人体的气或精气所建立起来的象模型我们称之为气或精气的象模型。显而易见，古人所有关于气或精气的描述，都可以看成是为解释和说明人体的生命功能现象而构建的象模型。

九、气与精气"象模型"的构建方法

取象比类与抽象思辨的方法是中医学构建象模型的主要方法。取象比类的方法是建立在"天人相参"的认识论基础之上的。在古人看来，现象是本质的外在表现，相同的本质会表现出相同的现象，而相同的现象也必定会反映相同的本质。因此，人们认识不同事物的规律，就可以类比它们表现出来的现象，只要它们表现出来的现象是相同的，就说明它们的本质规律也是相同的。中医学在构建气或精气的象模型时就运用了这种取象比类的思维方法。古人认为宇宙自然界充满生机与活力的原因，在于宇宙自然界充满着气或精气这么一种精微物质，而人体之所以具有生命现象，人的生命之所以具有生机与活力，也是因为人体内具有气或精气这么一种物质的缘故。古人通过对云汽、雾气、水汽等的观察，认为宇宙自然界中的气或精气是一种无形的、弥漫于整个宇宙空间的精微物质，因此推测人体的气或精气也应当是一种无形的、弥漫于整个人体内的精微物质，正如《灵枢·决气》中所说："上焦开发，宣五谷味，熏肤，充身，泽毛，若雾露之溉，是谓气。"将人体的气或精气形象地比喻成"若雾露之溉"，来说明人体之气或精气所发挥的"熏肤，充身，泽毛"的生理功能，显然是一种取象比类的方法。

抽象思辨的方法是与实证研究的方法相对的一种认识事物的方法。人们认识事物的方法取决于人们认识事物的对象。一般说来，人们所要认识、研究的事物对象是一种有形可感的"实体"的存在，比如说是形而下的"器"，就可以采取实证研究的方法，西医学对人体细胞、组织、器官等实体结构的研究，采取的就是这种实证研究的方法。中医学是探求天人之"道"的医学，它所认识和研究的对象是形而上的"道"，是事物之间相互关系的存在，是无形的和不能为人所直接感知的，因而就只能运用抽象思辨的方法去进行推测。抽象思辨的方法通常表现为在一定哲学思想指导下的哲学思辨。比如，中医精气学说的理论认为，精气是人的生命的本原，是布散于人体内的一种充满生机与活力的精微物质，人体的五脏六腑、形体官窍、皮肉筋骨等都是在受之于父母的先天之精的基础上发育而成的，这显然是受到中国古代自然哲学精气学说的影响，通过哲学思辨而来。又比如，在对人体形气关系的认识上，中医学认为人体的形与气之间可以发生相互转化，形散而化气，气聚而成形，则是来自于中国古代阴阳理论的哲学思辨。

抽象思辨的方法还包括古人以观察到的一定的现象为基础所进行的合理的想象。比如，古人用元气来解释人体生长发育和生殖的生理功能现象，并想象元气为藏于肾中的本原之气，能够激发人体各脏腑的生理功能，是人体生命活动的原动力；用宗气来解释肺的呼吸和心的行血的生理功能现象，并想象宗气为肺吸入的清气和脾胃化生的水谷精气结合而成的气；用营气来解释血液荣养周身的生理功能现象，并想象营气为来源于脾胃吸收而来的行于脉中的水谷清气；用卫气来解释人体防御卫外的生理功能现象，并想象卫气为脾胃吸收而来的行于脉外的水谷悍气；用五脏之气来解释人体各脏腑的生理功能现象，并想象五脏之气为分藏于五脏之中的人体的精气等。古人在长期的临床观察中还发现了许多人体的病理现象，比如神疲乏力、胸胁不舒、脘腹胀满、头昏目眩、呕吐呃逆、脏器下垂等，因而将这些病理功能现象归结为诸如气虚、气滞、气郁、气闭、气逆、气陷等气的运动状态的异常。其实人体内根本不存在这些种类与功能不同的气，更不存在这些气的运动状态的异常，说人体内存在着这些种类与功能不同的气以及这些气的运动状态的异常，是古人为解释和说明人们观察到的各种不同的生理与病理现象，运用抽象思辨的方法而"刻意"构建的人体气或精气的象模型。

古人用取象比类和抽象思辨的方法来构建气或精气的象模型，又是建立在一定的经验和事实的基础之上，而不是凭空的猜测和臆想。如《周易·系辞》中说"天地氤氲，万物化醇，男女构精，万物化生"，说明古人很早就观察到人的生命来源于男女双方精气的交合。古人在长期的临床观察中还发现，人体要生存和保持生命的活力，就必须摄入水和各种饮食物，水谷精微物质是维持人体生命活力的重要保证，这样古人就把他们所观察到的男女生殖之精和水谷饮食之精看成是人体的精气物质。同时，古人在对人的呼吸现象的观察中又不难发现，人有气则生，无气则死，人的呼吸之气无疑是古人对人体之气的最初认识。由此可见，古人所建立的精气模型既包含有他们通过取象比类与抽象思辨的方法而来的抽象之气（精气），又包含有在大量临床观察和经验事实基础之上的具体之气（精气），如男女的生殖之精气（先天之精气）、水谷饮食之精气（后天之精气）以及人的呼吸之气等。因此，古人所建立的精气模型，实际上就是这种抽象之气与具体之气的结合与统一。具体之气来源于人们的经验事实和临床观察，它使中医学牢牢地建立在实践这一坚实的基础之上，而抽象之气（精气）则是对具体之气（精气）的概括、提炼和升华。从具体之气（精气）上升到抽象之气（精气）的过程，就是中医学从经验上升到理论的过程，也是中医学精气学说理论发展与形成的过程。

十、气或精气运动的实质

气或精气的运动，古人也称为"气机"。古人认为，气或精气总是处于永不停息的运动之中，升、降、出、入是气（精气）的运动的四种基本形式。那么气或精气能不能做升、降、出、入的运动呢？显然不能。因为升、降、出、入的运动是一种机械运动，而机械运动的主体必须是"物"。实际上，气或精气所代表的只是物与物之间的一种相互关系，而作为一种"物"的气或精气是根本不存在的，当然也就不可能做升、降、出、入的运动了。在我们看来，气或精气的升、降、出、入只是古人对他们构建的气或精气"象模型"的一种推测和想象，而这种推测和想象又是建立在他们日常生活所观察到的"形"的运动的基础之上的。

比如，日常生活中古人可以看到，地气上升，升而为云，天气下降，降而为雨，云升雨降是自然界常见的物质运动现象；人的呼吸，吸气为入，呼气为出，气的出入，是人的生命活动中的物质运动现象。自然界和人体这些物质的运动当然属于形的运动，但在古人的观念中，形属阴，阴主静，属阴的形的本身是不会产生运动的，而属阴的形之所以表现出人们所看到的各种运动，乃是由于属阳的气在背后推动的结果。这样人们就可以通过观察属阴的形的运动去推测属阳的气的运动，正如《素问·气交变大论》中所说："善言气者，必彰于物。"又因为人们观察到的自然界有形万物的运动主要表现为升、降、出、入四种不同的形式，所以人们推测人体的气或精气的运动亦主要表现为升、降、出、入四种基本形式。

那么，作为一种物质的存在，气或精气能不能运动？气或精气又是如何运动的？理解了气或精气是物质的一种关系的存在，我们就不难做出回答。运动是物质的根本属性，只要是物质，它就会产生运动，作为一种物质的气或精气也不例外，只不过与我们通常所理解的物质的运动有着根本的区别。我们通常所理解的运动，是西方自然科学或哲学意义上的物质的运动。西方自然科学和哲学所说的运动乃是具有一定结构的物质的运动，机械的、物理的、化学的运动是这种运动的基本形式，空间位置的改变、成分或数量的增多与减少是这种运动的基本特点，其对运动的描述是以空间为参照系的，即物质的运动依赖于空间位置的改变，物质的运动存在于空间之中。

而气或精气的运动则明显地有别于结构物质的运动。由于气或精气反映的是事物之间的相互关系，因此气或精气运动的实质是事物之间相互关系的运动，反映的是事物之间相互关系的变化。而事物之间的相互关系总是随着时间的变化而发生变化的，在此一时间表现为一种形式的相互关系，在另一时间又会表现为另一种形式的相互关系，因此其运动的显著特征就是它对运动的描述是以时间为参照系的，即物质的运动依赖于时间顺序的改变，物质的运动存在于时间之中。实际上，事物之间相互关系的变化总是能够归结为阴阳关系的变化，所以事物之间相互关系的运动（即气或精气的运动）总是首先表现为阴阳（二气）的运动。

由此可见，中医学所说的气或精气的运动与西方自然科学或哲学所说的运动是两种性质完全不同的运动，西方自然科学或哲学所说的运动是指具有一定结构的物质的运动，是形而下的"器"的运动，其所遵循的是西方自然科学所揭示的各种物理的、化学的运动规律；而中医学所说的气或精气的运动则是指事物之间相互关系的运动，是形而上的"道"的运动，其所遵循的是中国古代哲学（包括中医学）所揭示的阴阳和五行的运动变化规律。科学是探求物质与物质运动规律的一门学问，正是由于对物质及物质运动的不同理解，才形成了今天人们所看到的以时间为本位来认识和看待世界的东方"道"的科学和以空间为本位来认识和看待世界的西方"器"的科学，对物质与物质运动的不同认识和理解，是东西方文化与科学走向分野的重要源头和根本原因。

中医脏腑论

医学，不论是中医学还是西医学，都是研究人体生命活动规律的科学，然而中西医学研究人体生命活动规律的方法却明显不同。西医学研究人体生命活动规律的方法是还原分析的方法。所谓还原分析的方法，就是在研究人体生命活动的规律时将人体与环境的关系割裂开来，将人体各部分之间的关系割裂开来孤立地去进行研究。具体说来，就是将人体用解剖学的方法进行"拆解"，把人体拆解成一个个相对独立的单元，如一个个器官、组织和细胞甚至分子和基因等，然后再对这些独立的单元进行研究，研究它们的功能和作用。西医学之所以对人体生命活动的规律用还原研究的方法，是因为西医学是建立在西方科学结构决定论物质观基础上的结构医学或还原医学。与西医学不同的是，中医学是建立在中国古代元气论物质观基础上的整体医学，整体医学的性质决定了中医学研究人体生命活动规律的方法是整体研究的方法。所谓整体研究的方法，也称为整体联系的研究方法，就是把人与环境（包括自然环境和社会环境）看成是一个整体，把组成人体的各个部分看成是一个整体，从人与环境以及组成人体的各个部分的整体联系中来研究和考察人体生命活动的规律。

一、中医脏腑学说的形成

怎样从人与环境以及组成人体的各个部分的整体联系中来研究和考察人体生命活动的规律呢？"象"是事物之间相互关系的外在表现，中医学是通过取"象"的方法来研究和考察人体生命活动的规律的。所谓"象"，即事物表现出来的现象，通过观察事物表现出来的现象（而不是透过事物表现出来的现象）去了解现象背后的本质和规律是中国古代哲学和中医学认识事物所特有的一种方法。古人仰观天文，俯察地理，近取诸身，远取诸物，就是通过观"象"来推测和认识事物及事物的运动变化规律的。表现在对人体生命活动规律的认识上，就是通过人体的生理与病理现象来推测这些生理与病理现象背后的人体生命活动的本质。中医学认为，表现于外的人体的各种生理与病理现象是由隐藏于内的人体的某种内在的本质所决定的，这些隐藏于内的人体的内在本质即为"藏"，因此"藏"是"象"的内在本质，"象"是"藏"的外在表现。这样，人们就可以通过生命活动中表现出来的现象来推测和认识人体生命活动的本质，这种通过生命活动中表现出来的现象来推测和认识人体生命活动本质的方法即为以"象"测"藏"。以"象"测"藏"的方法是中医学研究人体生命活动规律的主要方法，中医的"藏象学说"正是建立在以"象"测"藏"的基础之上的。

以"象"测"藏"的方法决定了中医学研究人体生命活动的规律总是从观察人体生命活动的现象开始，而古人在对人体生命活动规律的认识中最早观察到的也是人体表现出来的生命活力的现象，如人体新陈代谢的现象，生长、发育的现象，思维、意识、语言、情绪、动作的现象等。人体为什么会具有生命活力的现象呢？古人是从自然哲学的精气学说中获得启示的。精气学说的理论认为，精气是存在于宇宙天地间的一种充满活力精微物质，精气不仅是宇宙天地万物生成的本原，也是宇宙自然界充满生机与活力的根本原因。"天人合一"是中国古人认识世界的一个基本观念。天人合一的观念不仅把人与自然（天）看成是一个统一的整体，而且认为人与天地同源、人与天地同理、人与天地相通、人与天地相应，因而人也就能够与天地相参，人体的规律和道理与自然界的规律和道理可以相互参照或参阅。既然宇宙自然界充满生机与活力的原因在于宇宙天地间充满了富有生机与活力的精气，那么根据天人相参的道理，人体之所以会有生命，人的生命之所以充满生机与活力，也完全是因为人体内充满了富有生机与活力的精气物质的缘故。这样，古人便在天人合一的认识论观念的指导下，通过以"象"测"藏"的方法建立起中医的精气理论。

然而，人体的生命功能又不是抽象的，而是表现在各种具体的生理功能与生理现象之中。古人在长期的生活和医疗实践中，可以观察到各种不同的人体生理功能现象。如血脉运行的现象，血液从心脏泵出，流经全身的动静脉及毛细血管再回到心脏，这是人们观察到的血脉运行的现象；呼吸的现象，人不断地从自然界中吸入清气，又不断地将浊气呼出体外，这是人们观察到的呼吸的现象；运化的现象，人吃进去各种食物，饮食物在人体内变成水谷精微物质供人体利用，食物的残渣则经大小肠由肛门排出，这是人们观察到的饮食物的运化现象等。临床上，人们还能观察到人体各种不同的病理现象，比如，头晕目眩、颈项强直、抽搐震颤、游走性疼痛的现象，恶热喜冷、咽红面赤、目赤肿痛的现象，头重如裹、肢体重着、咳喘痰多、腹胀便溏的现象，咽干口燥、舌上无津、大便干结的现象，恶寒喜温、四肢不温、小便清长、大便溏薄、舌淡苔白、脉象沉迟的现象等。人体为什么会产生这些不同的生理和病理现象呢？古人认为"有诸内者，必形诸外"，人体之所以会产生这些不同的生理和病理现象，是由于人体内在之"藏"功能的外在显现，而这些内在之"藏"就是中医学所说的人体的脏腑。不同的脏腑中贮藏着不同的精气，行使着不同的生理功能，因而产生不同的生理与病理现象，这是古人原始脏腑观念的萌芽。

五行学说的理论对中医领域的渗透促进了中医学脏腑学说的形成。五行学说的理论认为，世界上的事物及其表现出来的现象尽管纷繁复杂、种类多样，但是却都可以按照木、火、土、金、水五种物质的属性来进行简单归类。比如，"木曰曲直"，凡是具有生长、升发、条达、舒畅等性质或作用的事物及其现象均可归属于木；"火曰炎上"，凡是具有炎热、躁动、升腾等性质或作用的事物及其现象均可归属于火；"土爱稼穑"，凡是具有生化、承载、受纳等性质或作用的事物及其现象均可归属于土；"金曰从革"，凡是具有洁净、肃降、收敛等性质或作用的事物及其现象均可归属于金；"水曰润下"，凡是具有寒凉、滋润、趋下等性质或作用的事物及其现象均可归属于水。人体的脏腑及其产生的功能和现象也可以按照五行分类的办法来进行划分，如《灵枢·阴阳二十五人》中说："天地之间，六合之内，不离于五，人亦应之。"因此，古人就用五行分类的方法将人体不同的生理功能和现象分成五大不同的功能类别（系统），再将每一类别（系统）的生理功能及现象分别看成是由人体一个属性相同的脏腑来主管，这就是中医学所说的肝、心、脾、肺、肾五脏。这样，在"天人合一"的认识论观念的指导下，中国古代自然哲学的五行学说就完成了向中医学领域的渗透，为中医学脏腑理论的形成奠定了基础。

那么，中医学所说的五脏各有哪些生理特性，又主管着人体的哪些生理功能及现象呢？中医学的五脏是古人按照五行分类的方法划分而来的，因而中医五脏的生理特性及生理功能自然也就与其对应的五行属性密切相关。比如，中医学按照五行分类的方法将肝归属于"木"，因此，肝便具有了"木"的生长、升发、条达而舒畅的生理特性，而在人体表现为像"木"一样的生长、升发、条达、舒畅的生理功能和生理现象就都归肝所主管，属于肝所具有的生理功能。又比如，中医学按照五行分类的方法将心归属于"火"，因此，心便具有了"火"的炎热、燥动、升腾的生理特性，那些在人体表现为像"火"一样的炎热、燥动、升腾的生理功能和生理现象就都归心所主管，属于心所具有的生理功能。例如，血液在脉管中运行是人体的一种生理功能现象，古人通过观察和研究发现，血液在脉管中运行具有像"火"一样炎热、燥动、升腾的性质和特点，因而认为血液在脉管中运行是由人体内属"火"的脏腑——心来主管，这便是中医学"心主血脉"的理论来源；又如，呼吸现象也是人体的一种生理功能现象，古人在对呼吸现象的观察和研究中发现，人的呼吸现象具有像"金"一样的洁净、肃降、收敛的性质和特点，因而认为人的呼吸是由人体内属"金"的脏腑——肺所主管，这便是中医学"肺主呼吸"的理论来源。

古人为什么会认为血液在人体脉管内运行具有像火一样的炎热、燥动、升腾的性质和特点，而人的呼吸现象又具有像金一样的洁净、肃降、收敛的性质和特点呢？古人主要运用的是五行推演的方法。五行推演的方法是古人在对事物及其现象进行五行归类时所运用的一种特殊的思维方法。五行推演的方法又有取象类比法与推演络绎法两种不同的形式。

1. 取象类比法

以某一事物特有的征象与五行之中某一行的特征属性相类比，如果某一事物的征象与五行之中某一行的特征属性相类似，即将这一事物或现象归为五行之中的这一行。比如说，日出东方，与五行之中木的升发特性相类似，故人们就将东方归属于木；南方酷热，与五行之中火的炎热特性相类似，故人们就将南方归属于火；日落西方，与五行之中金的沉降特性相类似，故人们就将西方归属于金；北方寒冷，与五行之中水的寒凉特性相类似，故人们就将北方归属于水；中原河川纵横，土地肥沃，万物繁茂，与土的稼穑特性相类似，故人们就将中央归属于土，以上即属于取象类比法。取象类比的方法总是在一定的"象"的基础上通过合理的联想来对事物进行类比，因而，取象类比的方法也称为类比联想的方法。

2. 推演络绎法

推演络绎法是指按照五行归类的方法，只要某一事物或现象与五行之中某一行相关联，就将这一事物或现象归属为五行之中的这一行。比如，春季草木萌生，和风习习，蛰虫苏醒，万物生发，大地一片青葱，绿意盎然，而青色的木类植物多有酸涩的味道，因此，古人就将春季、风气、生发、青色、酸味等事物或现象与木联系在一起而归属于木；夏季烈日当空，气候炎热，万物由生而长，而火的颜色为赤，被火烤焦的食物多为苦味，因此古人就将夏季、暑气、成长、赤色、苦味等事物或现象与火联系在一起而归属于火。其余的如将长夏、湿气、变化、黄色、甘味等归属于土，将秋季、燥气、收敛、白色、辛味等归属于金，将冬季、寒气、闭藏、黑色、咸味等归属于水，均属于推演络绎的方法。

五行推演的方法并不是古人凭空的猜测和想象，而是建立在古人对事物及其现象大量观察、对事物之间相互关系及作用规律的深刻揭示和把握的基础上的。在中医的脏腑学说中，五脏的生理特性及生理功能大多是古人在对人体现象观察的基础上通过取象类比与推演络绎的方法得出的。

二、中医脏腑学说的基本内容

（一）心

中医学认为，心的特点及生理功能是主火、主血脉和主神志等。那么，心为什么会具有上述的特点及生理功能呢？这主要与中医学所认为的心的五行属性有关。按照中医学对心的五行属性的划分，心的五行属性为火，"火曰炎上"，也就是说，凡是具有炎热、燥动、升腾等作用或性质的事物及现象均可归属于火，就人体而言，则凡是具有上述属性和特征的生理功能及现象就统归于心所主管，属于心的特点及生理功能。心具有主火、主血脉和主神志的特点及生理功能，就是因为人体的这些特点及生理功能具有像"火"一样的炎热、燥动、升腾的性质和特征。

1. 心主火

从现代生理学的角度看，所谓的"火"，实指人体兴奋性的生理功能现象。中医学说心主火，就是说心主管着人体兴奋性的生理功能现象，或者说人体兴奋的生理功能现象是由心来主管的。人体兴奋性生理功能现象的一个显著特点就是具有炎热、燥动与升腾的特征，因此，对于表现为炎热、燥动、升腾性质与特点的人体兴奋性的生理功能现象，中医学当然认为是由属火的心来主管，即所谓的"心主火"。这种由心所主管的人体兴奋性生理功能现象中医学称为"心火"。生理状态下的心火中医学称为"少火"。"少火生气"，少火是人体生命活动的动力之源，有兴奋机体，促进人体新陈代谢的作用。病理情况下，人体的兴奋功能亢盛，中医学称为"壮火"，也称邪火。邪火炽盛，则人体的机能状态亢进，代谢机能及产热活动过度增强，故可出现心烦、发热、口舌生疮、口渴多饮、小便短赤、大便燥结、肌肤疮疡、红肿热痛、舌红、脉数等证候表现，中医学称之为心火亢盛。反之，人体的兴奋功能虚衰，则人体的机能状态降低，代谢机能及产热活动不足，因而出现面色㿠白、少气懒言、精神萎靡、食少纳呆、畏寒肢冷、口淡不渴、小便清长、大便溏泄、舌淡胖苔白滑、脉微无力的证候，中医学称之为心火不足。

2. 心主血脉

所谓的心主血脉，意思是说血液在人体脉管中运行的现象是由心来主管的。古人为什么会认为心主血脉呢？古人观察到血液总是在脉管中周而不息地流动，而流动在脉管中的血液又是红色的、温热的，这就与火的色赤、炎热、燥动的性质和特点是一致的，因此，古人认为心主血脉，血液的运行、脉搏的跳动等现象等是由人体属火的心脏来主管的。正是在心气的推动作用下，人体的血液才能周流全身，发挥着濡养人体各脏腑组织器官的作用。一旦心气的推动作用不足，则脉动无力，全身各脏腑器官供血不足，故而出现心悸怔忡、心胸憋闷或疼痛、唇舌青紫、脉细涩或结代的证候。心主血脉不仅表现为心气可以推动血液在脉管中运行，还表现在心能生血，人的血液是在心脉中生成的。如《灵枢·邪客》中说："营气者，泌其津液，注之于脉，化以为血。"《灵枢·决气》中说："中焦受气取汁，变化而赤，是谓血。"这些论述描述了血液在人体内生成的过程，水谷物质经脾胃的运化作用化为水谷之精，水谷之精再化为营气和津液上输心肺，再注之于脉，经心火的蒸化作用化而为赤，于是生成了人体的血液。显然，"心生血"的认识是古人在"诸血者，皆属于心"（《素问·五脏生成》）的观念的影响下做出的猜测和想象。

3. 心藏神，其华在面，为五脏六腑之大主

中医学关于心藏神的认识可能来源于古人的临床观察。古人很早就开始运用脉诊的方法来诊察人体的疾病，用脉诊的方法来诊察人体的疾病，就是根据人体血脉变化的情况来判断人体是否患有疾病。古人在用脉诊诊察人体的疾病时，常常会发现只要人的神志发生了变化，往往会伴随着血脉运行的异常，而大量失血的患者也多会出现神志和脉搏方面的异常，如思维意识不清或神志淡漠、脉搏跳动微弱等，这就促使古人将人的神志与血脉联系在一起而产生"血舍神"的认识，如《黄帝内经》中所说的"血气者，人之神"，"血者，神气也"等就是这种认识的体现。人体的血或血脉又是由心来主管的，因而，古人也就很自然地会认为"心藏神"，人的神志亦是由心来主管的。心主管着人体的神志和血脉，临床上人体的神志及血脉一旦发生了异常变化，又会在人的面部色泽中表现出来，五脏六腑也会因此而产生病变，故古人认为心之华在面，为五脏六腑之大主。心藏神，神明出自于心，心又为五脏六腑之大主，心动而五脏六腑皆摇，因而，古人便形象地将心在人体的地位与作用比喻为君主之官。

4. 心与五志、五神、五腑、五官、五体、五液、五味、五色、五季的关系

喜、怒、思、悲、恐为人的五种情志，即中医学所说的五志。古人在临床观察中发现，喜则人的心情愉悦，血脉通利，过喜则"神惮散而不藏"，因而，古人认为心之在志为喜。神、魂、魄、意、志为人的五神，五神之中，因为"心藏脉，脉舍神"，因而，古人认为心藏神。胆、小肠、胃、大肠、膀胱为人的五腑，五腑之中小肠与心在生理与病理上的联系最为密切。如心经实火，可移热于小肠，引起尿少、尿赤涩刺痛、尿血等小肠实热之症；而小肠有热，亦可上熏于心，可见心烦、舌赤糜烂等，因而，古人认为心与小肠相通。目、舌、口、鼻、耳为人的五官，五官之中心与舌的关系最为密切，如心火上炎则舌红生疮，心血瘀阻则舌质紫暗，因而，古人认为心开窍于舌。筋、脉、肉、皮毛、骨为人之五体，心的病变往往引起血脉的异常，因而古人认为心之在体合脉。泪、汗、涎、涕、唾为人的五液，古人认为汗血同源，故心在液为汗。酸、苦、甘、辛、咸五味，苦味入心，因而古人认为心之在味为苦。青、赤、黄、白、黑五色，赤色为火，因而古人认为心之在色为赤。春、夏、长夏、秋、冬五季，夏季时心的功能最为旺盛，同时也最容易受病，因而古人认为心与夏气相通应。

（二）肺

中医学认为，肺有主气、司呼吸、通调水道、朝百脉、主治节的特点及生理功能。那么，肺为什么会具有上述的特点及生理功能呢？这主要与中医学所认为的肺的五行属性有关。按照中医学对肺的五行属性的划分，肺的五行属性为金，"金曰从革"，也就是说，凡是具有洁净、肃降、收敛等作用或性质的事物及现象皆可归属于金，就人体而言，则凡是具有上述属性和特征的生理功能及现象就都归肺所主管，属于肺的特点及生理功能。肺具有主气、司呼吸、通调水道、朝百脉、主治节的特点及生理功能，就是因为人体的这些特点及生理功能具有像"金"一样的洁净、肃降、收敛的性质和特征。

1. 肺主气、司呼吸

古人为什么会认为肺主呼吸呢？这里就要明白何为呼吸。古人所说的呼吸并不等于现代生理学所说的呼吸。现代生理学所说的呼吸，是指人体与外界进行气体交换的过程，通过呼吸作用将环境中氧气吸入到人的体内，并将多余的二氧化碳排出到人体之外。而古人所说的呼吸又称吐纳，是人与天地自然相交通的一种方式，通过呼吸将自然界中的清气吸纳到人的体内，将体内的浊气吐出到人体之外。古人所说的清气与浊气也不是现代人所认为的自然界中的氧气和人体内的二氧化碳，而是指天地自然的精华之气和人体内的污浊之气。古人认为，通过人的呼吸能够将天地自然的精华之气（精气）集敛、吸纳于人的体内，而将人体内的污浊之气吐出到人体之外，因而呼吸吐纳也就自然成为古人的一种重要的修炼方式。人的呼吸具有集敛、吸纳天地自然精华之气的功能与作用，又能将人体内的污浊之气排出到人体之外，这就与金的收敛、清肃、洁净的性质与特点相吻合，因而，古人也就认为人的呼吸是由人体属金的肺脏来主管。由肺所吸入的自然界的清气与由脾胃吸收而来的水谷精气在胸中结合而为宗气，而宗气的盛衰又影响着人体一身之气的盛衰，因而，古人又认为肺主人体的一身之气，肺气不足，必然会出现气虚无力的各种证候。

2. 肺主通调水道

肺主通调水道，是指肺的宣发和肃降对人体内水液的输布、运行和排泄起着疏通和调节的作用。古人在长期的临床观察中发现，由脾胃吸收而来的水液通过两种不同的途径排出人体之外：一是通过向上、向外的途径，经皮肤以汗液的形式排出到人体之外，此为水液的宣发；二是通过向下、向内的途径，经膀胱由尿液的形式排出到人体之外，此为水液的肃降。为什么古人认为水液的宣发与肃降是在肺的作用下形成的呢？前面我们讲到了肺的呼吸功能，肺的呼吸功能包括呼与吸两个不同的方面。呼就是把人体内的浊气呼出到人体之外，是一种向上、向外的过程，说明肺具有宣发的功能；吸就是把自然界中的清气吸入到人体之内，是一种向下、向内的过程，说明肺具有肃降的功能。古人认为，肺的宣发功能不仅能将体内的浊气发散到人体之外，还能将由脾上输于肺的水液和水谷精微物质向上向外宣发、宣散到人的头面诸窍、皮毛肌腠以濡养之；肺的肃降功能不仅能将自然界的清气吸入到人的体内，还能将体内多余的水液成分向下向内传送至肾与膀胱，最后排出到人体之外。古人在临床观察中也不难发现，若风寒外袭，肺气被郁，不仅可致腠理闭塞、呼吸不畅、咳嗽痰多、恶寒无汗，还可出现水肿、小便不利等，这也进一步印证了古人所认为的肺的宣肃和通调水道的功能。

3. 肺朝百脉、主治节

所谓的"朝"，有会聚之意，就是说肺具有将流经百脉的血液会聚起来的功能。古人虽没有发现人体的血液循环，但循环往复的思想却是中国古代一种重要的哲学思想。天地万物的运动都是一种循环往复的周期性运动，人体气血的运行亦是如此。人体气血的运行是一种循环往复的运动，那么，由心脏泵送出去的血液在流经百脉之后还必须再流回到心脏，形成一个往返的周期，这个让流经百脉的血液再会聚在一起的脏腑便是肺，中医学将肺的这一功能与作用称为"肺朝百脉"。肺为什么会有"朝百脉"的功能与作用呢？这主要是来源于古人的推测和想象。肺属金，通于秋，秋主收敛，故肺在人体内也具有收敛的作用。肺的收敛作用不但能够将天地自然的精气集敛、归纳于人的体内，也能够集敛、归纳百脉之中的血液回归于肺，再通过肺又流入人的心脏。肺的这种"朝百脉"的功能能够辅助心脏的行血，而由肺吸入的清气和由脾吸收而来的水谷精气结合而成的宗气又是推动心脏运动最重要的动力之源，因而，中医学认为肺是仅次于心的重要脏腑，古人想象肺像华盖一样覆盖在心脏之上，辅佐君主之官心来调节人体全身的生理功能，这就是肺主治节的生理功能。因为肺具有这种主治节的生理功能，所以中医学形象地将肺比喻成相傅之官。

4. 肺与五志、五神、五腑、五官、五体、五液、五味、五色、五季的关系

悲则气消，过度的悲伤，则会出现呼吸气短和肺气不足的现象，因而古人认为肺之在志为悲。五神之中，"肺藏气，气舍魄"，因而古人认为肺藏魄。五腑之中，大肠与肺在生理与病理上的关系最为密切。如肺气壅塞，失于肃降，则可见大便艰涩难行；若大肠实热，传导不畅，又可引起肺失宣降，出现胸满、咳嗽等，因而古人认为肺与大肠相通。人的呼吸之气要经过鼻，而肺气不利时又常常会出现鼻塞和嗅觉功能减退，故古人认为肺开窍于鼻。肺主宣发，肺能输精于皮毛而润泽之，而皮毛受邪，亦可内合于肺，使肺失宣肃，出现鼻塞不通、呼吸不利、咳嗽、汗闭等，因而古人认为肺之在体合皮，其华在毛。肺寒则鼻塞流清涕，肺热则鼻涕黄浊，因而古人认为肺之在液为涕。五味之中，辛味入肺，因而古人认为肺之在味为辛。五色之中，白色为金，因而古人认为肺之在色为白。五季之中，秋季时人体肺的功能最为旺盛，也最易受病，因而古人认为肺与秋气相通应。

（三）脾

中医学认为，脾主要有主运化、主升清和主统血的特点及生理功能。那么，脾为什么会具有上述的特点及生理功能呢？这同样与中医学所认为的脾的五行属性有关。按照中医学对脾的五行属性的划分，脾的五行属性为土，"土爰稼穑"，也就是说，凡是具有生化、承载、受纳作用或性质的事物及现象均可归属于土，就人体而言，则凡是具有上述属性和特征的生理功能及现象就都归脾所主管，属于脾的特点及生理功能。脾具有主运化、主升清、主统血的特点和生理功能，就是因为人体的这些特点及生理功能具有像"土"一样的生化、承载、受纳的性质和特征。

1. 脾主运化

脾为什么能够主运化呢？日常生活中人们不难观察到，植物的生长和发育，离不开土地提供的水分和营养。同样的道理，人体的生长和发育，也离不开水分和各种营养，人体的生长与发育所需的水分和营养从哪里来呢？是从人体属土的脾脏中来，正如《素问·玉机真脏论》所说："脾为孤脏，中央土以灌四旁。"那么，脾脏所提供的营养物质和水分又从哪里来呢？当然是从水谷饮食物中得来。从外界进入人体内的水谷饮食物受纳于胃，再通过脾的运化作用，一部分变成水谷精微物质为人体提供各种营养成分，另一部分则变成糟粕经过大小肠的传导排出人体之外。在饮食物变成水谷精微和糟粕物质的过程中，其形态、成分亦发生了变化，中医学称之为化物现象，而化物现象正是脾的运化作用的结果。因此脾主运化，实际上包括两个方面的作用。一是运化饮食物。受纳于胃的饮食物必须经过脾的运化作用才能变成可吸收的水谷精微物质供人体利用，若脾的运化功能不足，中医学称为脾失健运，常表现为饮食物的消化吸收功能障碍，如腹胀、便溏、食欲不振等。二是运化水液，参与人体内的水液代谢。脾居中焦，为水液升降输布的枢纽，若脾运化水液的功能失常，必然导致水液在人体内的停聚而产生水湿痰饮等病理产物，而中医临床治疗此类病证，也大多采用健脾利湿之法。

2. 脾主升清

古人在长期的临床观察中发现，若脾气虚弱，则经常可以出现"上气不足，脑为之不满，耳为之苦鸣，头为之苦倾，目为之眩"（《灵枢·口问》）的证候。这说明脾具有升清的作用，即脾能够将由脾胃吸收而来的水谷清阳之气上输于头面耳目而濡养之。人们常说脾气主升，胃气主降。脾气主升，指的就是脾气的这种升清作用，胃气主降，则指的是胃气的降浊作用，它能够将饮食物中的糟粕物质向下推送到大肠之中，最后以粪便的形式排出到人体之外。脾的升清与胃的降浊相互协调、相互配合，共同完成饮食物在人体内的消化、吸收以及传输和排泄。脾的升清作用还表现为升阳举陷的作用，能够维持内脏位置的相对稳定，防止其下垂或下陷。若脾气虚弱，升举无力，常可导致人体某些脏器的下垂，如胃下垂、子宫下垂、脱肛等。此外，古人在临床观察中还常常发现，脾气虚弱的患者往往多伴有出血的倾向，如皮下出血、瘀斑、衄血、便血、尿血等，如果运用健脾益气的方法加以治疗，则上述出血的状况多有好转，因而认为脾主固摄而具有统血的功能。脾能够为人体生长、发育及生命活动提供营养物质，所以，中医学把脾看成是后天之本，人体气血生化之源，并根据这一功能特点形象地将脾比喻为仓廪之官。

3. 脾与五志、五神、五腑、五官、五体、五液、五味、五色、五季的关系

思则气结，思虑太过最易影响脾胃的运化功能而出现不思饮食、脘腹胀满的证候表现，因而古人认为脾之在志为思。五神之中，因为"脾藏营，营舍意"，因而古人认为脾藏意。五腑之中的胃与脾在生理与病理上相互影响的关系最大。如脾失健运，可导致胃纳不振；而胃失和降，也可导致脾运失常等，因而古人认为脾与胃相通。进入人体的饮食物首先要经过口，脾胃功能减退，则口淡无味，因而古人认为脾开窍于口。脾的运化功能正常，全身肌肉得水谷精微物质的充养而壮实丰满，四肢运动亦轻劲有力；若脾失健运，运化失常，则肌肉、四肢痿软无力，因而古人认为脾之在体合肉，主四肢。脾气健旺，气血充足，则人的口唇红润光泽，因而古人认为脾之华在唇。涎为脾之精气所化生，故脾之在液为涎。五味之中，甘味入脾，因而古人认为脾之在味为甘。五色之中，黄色为土，因而古人认为脾之在色为黄。五季之中，长夏之时脾的功能最为旺盛，也最易受病，因而古人认为脾与长夏之气相通应。

（四）肝

中医学认为，肝具有主疏泄及藏血的生理功能。肝之所以具有主疏泄及藏血的特点和生理功能，主要与中医学所认为的肝的五行属性有关。按照中医学对肝的五行属性的划分，肝的五行属性为木，"木曰曲直"，也就是说，凡是具有生长、升发、条达、舒畅等作用或性质的事物及现象皆可归属于木，就人体而言，则凡是具有上述属性和特征的生理功能和现象就都归肝所主管，属于肝的特点及生理功能。肝具有主疏泄及主藏血的特点及生理功能，就是因为人体的这些特点及生理功能具有像"木"一样的生长、升发、条达、舒畅的性质和特征。

1. 肝主疏泄

肝为什么会主疏泄呢？肝属木，木具有疏泄的功能与作用，因而人体内的肝亦主疏泄。所谓的肝主疏泄，疏就是疏通，泄就是发泄，肝主疏泄的意思就是说肝对人精神抑郁、情志不畅的不良情绪具有疏通与发泄的功能与作用，或者说肝具有调节人的精神抑郁、情志不畅等不良情绪的功能与作用。肝为什么具有调畅人的情志的生理功能呢？这可能是古人从日常生活的观察中得来。古人常有春季外出踏青的习俗，阳春三月，和风习习，看到绿草茵茵、万木葱茏，顿觉心旷神怡，烦恼和忧郁的情绪也会一扫而光，因而古人认为风木具有消除人的不良情绪的作用。受此启发，古人认为人体内属风木的肝脏亦性喜条达而恶抑郁，具有疏泄人的不良情绪的功能与作用。肝主疏泄的理论实际上是古人运用五行类比的方法通过联想推理而得出的。总之，通过肝的疏泄作用，人的各种不良情绪得以消除，故使人的精神愉悦、气血调畅；一旦人的肝气发生郁结，则表现为精神抑郁、烦躁易怒、胸胁不舒、饮食减少，妇女可见乳房作胀疼痛、痛经、月经不调、梅核气、颈部瘿瘤、乳中结块、腹部癥瘕等。

2 肝主藏血

肝主藏血的理论，亦源于古人的五行推衍。在古人看来，肝属木，肾属水，水能生木，故中医学认为肝肾同源，又肝属乙木，肾属癸水，所以肝肾同源也称乙癸同源。中医学理论认为，肾藏精，精能生血，故精与血亦构成同源关系，由此古人不难做出如下的推论：肾（水）为肝（木）母，精亦为血母，既然肾藏精，那么肝必主藏血。古人在临床上又常能发现，血虚的患者多伴有肝的机能异常，如头晕眼花、面白无华、爪甲不荣、失眠多梦、视力减退或雀目等，这又进一步印证了古人肝主藏血的理论。肝主藏血的功能还表现在肝的贮藏和调节血量、防止出血等方面。肝的贮血功能是指肝脏能够将人体多余的血液贮藏在肝中，在人体需要时又能够将贮藏在肝中的血液释放出来供人体利用，因而肝脏又起着调节人体血量的作用，如《素问·五脏生成》中说："人卧则血归于肝。"肝的生理特点是主升、主动，喜条达而恶抑郁，其体阴而用阳，其气易逆易亢，其性刚烈，伸而不屈，因此，古人又将肝脏称为"刚脏"。肝的这一生理特点与一个国家带兵打仗的将军的性情极为相似，而将军的特点又是多谋善虑，因此古人认为人的智谋和思虑（谋虑）也是出自肝脏，故《素问·灵兰秘典论》中有"肝者，将军之官，谋虑出焉"之谓。

3. 肝与五志、五神、五腑、五官、五体、五液、五味、五色、五季的关系

怒则气上，恼怒太过则致肝气逆而向上，出现头晕胀痛、面红目赤、呕吐呃逆，甚则呕血、中风昏厥的证候表现，因而古人认为肝之在志为怒。五神之中，"肝藏血，血舍魂"，因而古人认为肝藏魂。五腑之中，胆与肝在生理与病理上的关系最为密切。如肝之疏泄失常，往往可影响到胆汁的分泌和排泄；而胆腑失畅，亦可导致肝失疏泄，因而古人认为肝与胆相通。肝之精血充足，则视清目明；肝之精血不足，则两目干涩、视物昏花，因而古人认为肝开窍于目。肝之精血充足，筋则运动灵活、伸缩自如，爪甲则质地坚韧、色泽荣润；若肝之精血亏虚，则常见肢体麻木、屈伸不利、爪甲萎软而薄、枯而色夭，甚则变形、脆裂等，因而古人认为肝之在体合筋，其华在爪。又肝主筋，筋疲则不耐劳作，故古人认为肝为"罢极之本"。肝开窍于目，而泪由目出，因而古人认为肝之在液为泪。五味之中，酸味入肝，因而古人认为肝之在味为酸。五色之中，青色为木，因而古人认为肝之在色为青。五季之中，春季肝的功能最为旺盛，也最易受病，因而古人认为肝与春气相通应。

（五）肾

中医学认为，肾的特点及生理功能主要有主藏精，主生长、发育和生殖，主水，主纳气等。那么，肾为什么会有上述特点及生理功能呢？这亦与中医学所认为的肾的五行属性有关。按照中医学对肾的五行属性的划分，肾的五行属性为水，"水曰润下"，也就是说，凡是具有寒凉、滋润、闭藏等作用或性质的事物及现象均可归属于水，就人体而言，则凡是具有上述属性和特征的生理功能和现象就都归肾所主管，属于肾的特点及生理功能。肾之所以具有藏精，主生长、发育和生殖，主水，主纳气的特点及生理功能，就是因为人体的这些特点及生理功能具有像"水"一样的寒凉、滋润、闭藏的性质和

特征。

1. 肾藏精

肾为什么能藏精呢？这就要认识什么是精。中医精气学说的理论认为，精是一种存在于宇宙天地间的像水一样的精华物质，精可化气，精气是宇宙天地万物生成的本原，人的生命亦是由宇宙天地之精气交感凝聚而成的。精在人体内是一种像水一样滋润、寒凉的精华物质，作为人体生命的本原物质，它是封藏于人体之中的，发挥着"内溉脏腑，外濡腠理"的功能与作用。在古人看来，人体内具有这种封藏作用与功能的脏腑只能是肾，因为肾的五行属水，与冬季相通应，而冬主闭藏，这便是中医学"肾藏精"的理论来源，故中医学有"肾者，主蛰，封藏之本，精之处也"（《素问·六节藏象论》）之说。中医精气学说的理论还认为，精气是人的生命活动的物质基础，"夫精者，身之本也"（《素问·金匮真言论》），就是说精是人体生命活动的根本。精作为人体生命活动的根本主要表现在两个方面：一是精为人体的生殖遗传物质，人的生命即受之于父母的先天之精。二是精能够促进人体的生长发育，人体的生长和发育与肾中精气的盛衰密切相关。精具有以上两方面的功能，而精又是封藏于肾中的，所以中医学认为肾为人体先天之本，有主人体生长、发育和生殖的功能。

2. 肾主水和主纳气

纳气是人体的一种生理功能现象。人在呼吸的时候，从外界吸入肺中的清气必须达到一定的深度，才能够保持正常的呼吸和充分的气体交换。从外界吸入肺中的清气为什么能够达到一定的深度呢？中医学认为是由于肾的固摄作用，它是肾的闭藏功能的表现之一，中医学称为肾主纳气。如若肾气虚衰，摄纳无力，则由外界吸入肺中的清气不能下纳于肾，就会出现呼吸表浅、气不续接，或呼多吸少、动则气喘的现象，中医学称为肾不纳气。所谓的肾主水，是说人体的水液代谢是在肾的调节作用下实现的，因为肾的五行属水，所以中医学认为肾为水脏，对全身的水液代谢有调节作用。肾对水液代谢的调节作用主要表现在两个方面：一是参与并协助其他脏腑如肺、脾、胃、大小肠、三焦等将吸收到人体内的水液物质输布于人的周身。二是将各脏腑、组织代谢利用后的浊液以尿液的形式排出体外，而以上这两个方面，均有赖于肾的气化作用才能完成。病理情况下，肾的主水功能失调，气化失职，开阖失度，就会引起水液代谢障碍。如气化失常，关门不利，阖多开少，小便的生成和排泄发生障碍可引起尿少、水肿的现象；如气不化水，开多阖少，又可见小便清长、尿量增多的症状。此外，由于肾主藏精，若肾精充足，则能养骨充髓，骨强则轻劲有力，髓充则智巧有源，故古人认为肾为"作强之官"，是人的技巧和智力来源的地方。

3. 肾与五志、五神、五腑、五官、五体、五液、五味、五色、五季的关系

恐则气下，恐惧过度则肾的封藏失司，出现大小便失禁的病理现象，因而古人认为肾之在志为恐。五神之中，"肾藏精，精舍志"，因而古人认为肾藏志。五腑之中，膀胱与肾在生理与病理上的关系最为密切。如生理上，肾与膀胱相互配合，共同完成尿液的生成、贮存与排放等；病理上，如肾阳虚衰，影响到膀胱气化，则出现小便不利、癃闭、小便失禁等，若膀胱失约，也可影响到肾气的蒸化与固摄，而出现小便排出的异常，因而古人认为肾与膀胱相通。肾精充足，则耳的听觉灵敏；肾精虚衰，则听力减退，甚则出现耳聋、耳鸣等，因而古人认为肾开窍于耳。又肾精充足，则骨强而髓充，毛发茂密而润泽；若肾精不足，则骨质疏松，易于骨折，毛发脱落，牙齿松动，在小儿则发育迟缓，骨骼萎软，囟门迟闭等，因而古人认为肾之在体合骨，生髓，其华在发。又古人认为人的唾液由肾精所化，故肾之在液为唾。五味之中，咸味入肾，因而古人认为肾之在味为咸。五色之中，黑色为水，因而古人认为肾之在色为黑。五季之中，冬季肾的功能最为旺盛，也最易受病，因而古人认为肾与冬气相通应。

三、中医脏腑的实质及中西医脏腑的异同

从以上对中医脏腑的特点及其功能的分析中不难看出，中医学所说的脏腑与西医学所说的脏腑完全不同。如果说西医的脏腑是人们在实际的解剖观察中所见的实体的脏腑，那么，中医的脏腑则是古人在头脑中虚拟的一种假想的脏腑，也就是说中医的脏腑只是人们观念中的一种产物，在人体内实际上是不存在的。如何理解中医的脏腑是古人在头脑中虚拟的假想的脏腑呢？这就要谈到人体的整体功能。中医学研究人体生命活动的规律总是从观察人体生命活动的现象开始的，而人体生命活动的现象又是人体整体功能的外在表现。整体功能是与结构功能相对而言的，如果说结构功能是由人体一定的形态结构所产生的功能，如西医学所说的心脏的循环功能、肺脏的呼吸功能、肾脏的泌尿功能等就是由解剖结构的心脏、肺脏和肾脏所产生的，那么整体功能则是由组成人体的各个部分在整体的相互联系与相互作用中所产生或形成的功能，如中医学所说的心主血脉的功能、肺主呼吸的功能、脾主运化的功能、肝主疏泄的功能、肾主纳气与藏精的功能等，就是由组成人体的各个部分在整体的相互联系与相互作用中所产生和形成的，因而都属于整体功能。

西医学是一门结构医学，它所研究的人体功能是人体的结构功能。结构功能由人体的某一形态结构所产生，因而结构功能就能够在人体内找到与之对应的实体结构的功能主体。比如，循环功能是由人体的心脏这一形态结构所产生，因而心脏就是人体循环功能的功能主体；呼吸功能是由人体的肺脏这一形态结构所产生，因而肺脏就是人体呼吸功能的功能主体；泌尿功能是由人体的肾脏这一形态结构所产生，因而肾脏就是人体泌尿功能的功能主体。而整体功能是由组成人体的各个部分在整体的相互联系与相互作用中所产生或形成的，因而它就不可能像结构功能那样能够在人体内找到与之对应的实体结构（形态结构）的功能主体。然而就人们的思维习惯而言，对于一种人体的功能（不论是结构功能还是整体功能）人们都习惯于将它看成是由某一功能主体所产生或形成的功能，因此对于某种没有特定功能主体的人体的整体功能，人们往往会在头脑中虚拟出一个实际并不存在的功能主体与之对应起来，并将这一功能看成是由这一功能主体所产生和形成。中医的气（精气）、经络和脏腑等便是人们在头脑中虚拟的与人体的某种或某类整体功能相对应的功能主体。

人体的生命功能就是一种整体功能。为什么说人体的生命功能是一种整体功能呢？就是因为生命功能是组成人体的各个部分在整体的相互联系与相互作用中所产生的。古

人在对人体现象的观察中，首先观察到的就是人具有生命活力的现象，如人体新陈代谢的现象，生长、发育的现象，思维、意识、语言、情绪、动作的现象等。生命活力的现象就是人体生命功能的外在表现，而人体的生命功能又是人体的一种整体功能，因而它就不可能像结构功能那样在人体内有着明确的实体结构的功能主体。而按照人们的思维习惯，人们又希望在人体内有某种"功能主体"与之对应，于是古人就在头脑中假想出一个实际并不存在的或者说虚拟的功能主体，而正是这一"功能主体"在人体内行使着人体的生命功能，这就是中医学所说的人体的气或精气。又比如，经络现象（如经络传感现象、经络的愈病现象等）也是古人在长期的临床和养生实践中观察并发现的一种人体的整体功能现象，因而，在人体内也就不可能有一定实体结构的功能主体。经络同样是古人在头脑中假想的或者虚拟的经络现象的功能主体。

如果说气（精气）或经络是古人在头脑中假想的与人体的某种整体功能相对应的虚拟的功能主体，那么，中医学所说的脏腑则是古人在头脑中假想的与人体的某类整体功能相对应的虚拟的功能主体。生命功能现象是人体的整体功能现象，但人体的生命功能现象又不是笼统和抽象的，而是表现在人体各种不同的生理与病理现象之中，比如人的血脉运行的现象、呼吸的现象、运化的现象、疏泄的现象、纳气与藏精的现象等等，都是人体生命功能现象的具体表现。面对纷繁复杂、种类多样的人体生理功能及现象，中医学又按五行分类的方法将其划分为木、火、土、金、水五大不同的功能类别或功能系统，再将每一类别或每一系统的功能现象分别假想由一个与其五行属性相同的虚拟的脏腑来主管，这就是中医学所说的肝、心、脾、肺、肾五脏。比如说，肝属木，这样肝就主管着人体属木的功能系统，木系统中所有的人体功能现象就可以看成是由肝所产生，肝也就是人体木系统中所有功能的功能主体。又比如心属火，这样心就主管着人体属火的功能系统，火系统中所有的人体功能现象就可以看成是由心所产生，心也就是人体火系统中所有功能的功能主体。

为了便于理解和说明，我们不妨将人体各种不同的生理功能及现象分别用字母 a_1、a_2、a_3······；b_1、b_2、b_3······；c_1、c_2、c_3······；d_1、d_2、d_3······；e_1、e_2、e_3······ 等加以表示，其中每一个字母代表着一种人体的整体功能，再用五行分类的方法将其划分为 A（a_1、a_2、a_3······）、B（b_1、b_2、b_3······）、C（c_1、c_2、c_3······）、D（d_1、d_2、d_3······）、E（e_1、e_2、e_3······）五大不同的功能类别，其中 A 对应于木，B 对应于火，C 对应于土，D 对应于金，E 对应于水，于是我们就将人体各种不同的生理功能及现象用五行分类的方法划分成木、火、土、金、水五大不同的功能系统。再假设每一功能系统都由一个与其属性相同的脏腑来主管，这样，肝、心、脾、肺、肾五脏就可以看成是分别主管着人体上述 A、B、C、D、E 五大不同功能系统的功能主体，行使着各功能系统中不同的生理功能。比如说，肝属木，因此肝就主管着人体属木的 A 功能系统，A 功能系统中所有的人体生理功能 a_1、a_2、a_3······就都可以看成是由肝所产生，肝也就是 A 功能系统中所有人体生理功能的功能主体。又比如，心属火，因此心就主管人体属火的 B 功能系统，B 功能系统中所有的人体生理功能 b_1、b_2、b_3······就都可以看成是由心所产生，心也就是 B 功能系统中所有人体生理功能的功能主体。脾、肺、肾的功能也可依此类推。

中医脏腑学说中的脏腑是人们在头脑中假想出来的一种虚拟的脏腑，也就是说，中医脏腑学说中的脏腑在人体内实际上是并不存在的，但是在临床实践中人们又常常会发现，中医的脏腑与西医的脏腑之间其实是有密切联系的，甚至从某种意义上讲，中医的脏腑就是西医的同名脏腑。比如，中医学认为心主血脉，而心主血脉的首要含义就是心具有推动血液运行的功能，这就与西医学所说的人体心脏的功能完全一致。又比如，中医学认为肺主呼吸，而中医学所说的肺主呼吸又几乎与西医学所认为的肺的呼吸功能基本相同。再比如，中医学认为肾主水，就是说肾具有生成并排泄尿液的功能，而这一认识也与西医学所认为的肾脏的泌尿功能高度地契合。甚至有学者认为，传统中医学所说的心、肺、肾等就是西医学所说的心脏、肺脏和肾脏，传统中医学所说的脏腑与西医学所说的同名脏器具有一一对应的关系。事实上，许多情况下现代人也确实是将传统中医学所说的脏腑理解成西医学的同名脏器的。

然而，简单地将传统中医学的脏腑理解成西医学的同名脏器在理论和临床中又是行不通的。比如说，传统中医学在认为心主血脉的同时，还认为心主生血，又主神志，也就是说心具有化生血液的功能，同时人的思维、意识活动等也是由心所产生的。而西医学却认为，人体血液是由人体的造血器官（如骨髓等）生成的，人的思维、意识等活动则完全是大脑的产物。又比如，中医脏腑理论认为，肺除了有主呼吸的功能之外，还有通调水道的功能，肺的通调水道的功能是指肺的宣发和肃降对体内水液的输布、运行和排泄起着疏通和调节的作用。中医学说肝具有疏泄的功能，肾具有纳气与藏精的功能等，这些认识都与西医学对人体的肺脏、肝脏与肾脏的认识迥异。因此，在西医学看来，中医的这些关于人体脏腑的认识，都只能算是古人的猜测和想象。甚至有人认为，中医学所说的肺的行水功能、肝的疏泄功能、肾的纳气与藏精的功能等都是一些在人体内根本不存在的功能（因以上功能均属于人体的整体功能，而人体的整体功能并不真正为西医学所认识和了解），也就更谈不上产生这些功能的脏腑器官了。那么，我们今天到底该如何理解中西医学脏腑的异同呢？

毫无疑问，中医的脏腑与西医的脏腑之间存在着相关性，这种相关性其实是由整体功能与结构功能之间的相互关系所决定的。整体功能是由组成人体的各个部分在整体的相互联系与相互作用中产生或形成的，但整体功能又不是脱离结构功能而独立存在的功能，而是由与这种整体功能相关的各结构功能综合在一起的整体的外在表现。比如，心主血脉的功能是一种整体功能，它是由包括心脏在内的人体循环系统的各结构功能相互配合、相互协调综合在一起的整体的外在表现。虽然心主血脉的功能是由包括心脏在内的人体循环系统各组织器官共同作用的结果，但心脏推动血液的运行无疑是心主血脉的整体功能的动力学基础，这就是人们常将中医脏腑的心看成是西医脏器的心脏的重要的原因。同样，中医学所说的肺主呼吸的功能、脾主运化的功能、肝主藏血的功能、肾主水液的功能等也都属于人体的整体功能，亦为人体实体结构的肺脏、脾（胰）脏、肝脏、肾脏分别和与之相关的各脏器的结构功能综合在一起的整体的外在表现，而这些整体功能亦主要是建立在肺脏的呼吸功能、脾（胰）脏的消化功能、肝脏的贮血功能、肾脏的泌尿功能等结构功能的基础之上的。这也是人们常将中医脏腑的肺、脾、肝、肾看成是西医脏器的肺脏、脾（胰）脏、肝脏、肾脏的重要原因。

中西医脏腑之间存在着这些相关性，以至于当初人们在翻译西医的解剖学名词时，又没有来得及推敲和考虑它们之间在内涵上的差异，就仓促地将西医解剖脏器的 heart、liver、spleen、lung、kidney 对应于传统中医脏腑的心、肝、脾、肺、肾，因而造成了今天的人们对中医的脏腑产生了许多不必要的误解。显而易见，中西医脏腑之间的差异性是明显的。比如，中医的脏腑理论认为，心主血脉，又主神明，显然心主血脉的结构基础是人体的心脏，是心脏与人体循环系统的各组织器官（如动脉、静脉和毛细血管等）相互配合、相互协调综合在一起的整体的外在表现，而心主神明的物质基础却是人的大脑，现代科学已充分地证实，大脑才是产生人的思维、意识活动的组织器官，人体的心脏是根本不存在思维、意识等神志活动的。又比如，中医学认为肺主呼吸，又主宣降；脾主运化，又主统血；肝主藏血，又主疏泄；肾主水液，又主藏精和纳气等，也都是西医学不能理解和认同的。如何认识中西医脏腑之间的这些差异呢？要认识中西医脏腑之间的差异，还要从中医的脏腑是人们在头脑中虚拟的人体的某一类别的生理功能的功能主体谈起。

中医的脏腑并不是人体某种生理功能的功能主体，而是按照五行分类的方法划分出来的人体某一类别的生理功能的功能主体。比如，肝主疏泄，又主藏血，疏泄和藏血本来是人体两种不同的生理功能，但如果按照五行分类的方法，它们又都归属于木，因此中医学就将这两种不同的生理功能都归于人体属木的脏腑肝所主管，认为是肝所具有的生理功能。肝主藏血的功能无疑与解剖结构的肝脏密切相关，因为解剖结构的肝脏亦具有藏血的功能，这也是现代人常常将中医的肝看成是西医解剖结构的肝脏的重要原因。但中医学所说的肝主疏泄的功能却与解剖结构的肝脏没有任何联系，肝主疏泄功能的实质是与人体的疏泄功能（即消除人体不良情绪的功能）相关的各组织器官（包括人体神经系统、内分泌系统等在内的各相关组织器官）在整体的相互联系与相互作用中整体功能的外在表现。由此可见，中医的肝脏并不等同于西医解剖结构的肝脏，而是包括西医解剖结构的肝脏部分功能（如肝脏的贮血功能）在内的、与中医的肝脏所主的各整体功能相关的人体各解剖结构的功能综合在一起的总和。

又比如，中医脏腑理论认为，心主血脉，又主神明，这在西医学看来是无稽之谈，因为西医学早已证实，心脏只是人体血液循环的器官，根本不具备思维和意识的功能，如果说心主血脉尚能得到西医学的认可，那么心主神明则完全是古人的臆测，是古人对人体心脏功能的一种错误认识。实际上，中医学所说的心脏并不是西医解剖学的心脏，中医的心脏只是古人在头脑中假想出来的主管人体血脉运行和思维、意识的虚拟的脏腑，是中国古人特有的论"虚"思维方式的体现。在古人看来，血脉的运行与精神意识活动虽然是人体两种不同的生理功能现象，但如果按照五行分类的方法这两种生理功能又都属火，因此它们就都归人体属火的脏腑——心所主管，属于心所主的生理功能。心主血脉的功能与解剖结构的心脏密切相关，而心主神明的功能则与解剖结构的大脑联系密切，因此，作为中医脏腑的心虽然不是西医解剖结构的心脏与大脑，但却又与解剖结构的心脏和大脑有着密切的联系，西医解剖结构的心脏与大脑共同参与构成中医脏腑的心的物质结构基础。这样，我们就对长期困扰中医学术界的是心主神明还是脑主神明的争论做出了现代科学的阐释，由此也可以看出中西医脏腑之间的差异。

四、中医"藏（脏）象"的建立

中医脏腑学说所说的脏腑作为人体的内在之"藏"，行使着人体不同的生理功能，表现出不同的生理功能现象。那么，作为人体内在之"藏"的脏腑为什么能够行使人体不同的生理功能，表现出不同的生理功能现象呢？中医学是通过为"藏"立"象"即建立"藏象"的办法来解释和说明的。所谓的"藏象"，简单地说，就人体内在之"藏"的形象，就人体的脏腑而言，则是人体内的各脏腑的形象。古人认为，隐藏在现象背后的事物的本质、规律和道理（"藏"）是深奥莫测的，对于这些深奥莫测的事物的本质、规律和道理，人们是无法用语言来描述的，即使勉强地用语言来描述也是难尽其意的。怎么办呢？人们可以采取为"藏"立"象"即建立"藏象"办法来表达其中的含意（即事物的本质、规律和道理），这便是古人所说的"立象尽意"。《周易·系辞》中："圣人有以见天下之赜，而拟诸其形容，象其物宜，是故谓之象。"又说："书不尽言，言不尽意……圣人立象以尽意。"即为此意。

用"立象"的办法为什么能表达事物的本质、规律和道理呢？古人认为，事物有什么样的形象，就会有什么样的功能与作用，反之事物有什么样的功能与作用，就有什么样的形象，事物的功能与作用和它的形象是一致的。比如物圆者多能转动，物红者多能发出光热，物轻者多能升浮，物重者多能沉降，事物的功能与作用就寓于它的形象之中，这便是古人运用"立象"的方法来表达事物的功能与作用的认识论基础。中医的藏象学说就是通过建立"藏象"的办法来解释和说明人体内在之"藏"的活动规律的。作为中医藏象学说重要内容之一的脏象学说则是通过为脏"立象"的办法来说明人体脏腑的功能及其活动规律的，人们为脏腑所立之"象"称为"脏象"。一提到中医的脏象，人们就会立即在头脑中呈现出这么一些"形象"来：比如说心为君主之官，其形如未开之莲花，其色赤，其味苦，其华在面，开窍于舌，在体合脉，在志为喜，与夏气相通应；又如肺为相傅之官，其形如华盖，其色白，其味辛，其华在毛，开窍于鼻，在体合皮，在志为悲，与秋气相通应等，这些都是古人为人体的脏腑所建立的脏象。那么，古人又是如何建立起这些脏象的呢？

前面说过，中医的脏腑最初只是古人意想中的一种产物，那么古人一定会问：人体内是否真实地存着这些脏腑呢？要回答这个问题，最简单、最直接的办法就是将人体打开，从解剖所见的脏腑和器官中去寻找与他们想象之中的对应脏腑。受中国古代"象"思维的影响，中国古人对人体进行解剖的目的，并不是像西方人那样通过解剖去了解人体脏腑器官的结构，再由解剖结构去认识脏腑器官的功能，而是通过观察各脏腑器官的形态去推测它的功能与作用，从而找到人体各种生理与病理现象产生的原因。正如《灵枢·经水》中所说："若夫八尺之士，皮肉在此，外可度量切循而得之，其死可解剖而视之。其脏之坚脆，腑之大小，谷之多少，脉之长短，血之清浊，气之多少，十二经之多血少气，与其少血多气，与其皆多血气，与其皆少血气，皆有大数。"《难经》中更是详细地描述了人体各脏腑的形态、重量、容量、色泽等，如"肠胃凡长五丈八尺四寸"，"心重十二两，中有七孔三毛，盛精汁三合"，"肺重三斤三两，六叶两耳，凡八叶"，"脾重二斤三两，扁广三寸，长五寸，有散膏半斤"，"肝重二斤四两，左三叶，右四叶，凡七叶"，"胆在肝之短叶间，重三两三铢，盛精汁三合"等。

不难想象，正是通过解剖学的方法，古人将他们所看到人体的脏器与他们意想中人体的脏腑联系了起来，并从解剖观察到的实体的脏象中去推测脏腑的功能与作用。以象释义是古人认识事物的一种常用方法，而这种以象释义的最初表现形式就是望形生义。比如，看到心脏与血管相连，推动着血液在脉管中流动，因而认为心主血脉；看到肺为清虚之脏，通过气管与外界相通，因而认为肺主呼吸；看到胃中容纳有吃进去的食物，因而认为胃主受纳，有腐熟水谷的作用；看到脾（胰）与胃之间"以膜相连"，因而认为脾"能为胃行其津液"，具有主运化的生理功能；看到小肠接受由胃腑下传的食糜而盛纳之，并且食糜在小肠中化为精微和糟粕两个部分，因而认为小肠为"受盛之官"，有泌别清浊的功能；看到胆寄于肝下，内盛精汁，因而认为胆有贮存肝中分泌的胆汁的功能等。可以肯定的是，中医脏腑的许多功能与作用，最早就是人们从解剖观察到的实体的脏象中推测而来，从实体的脏象中去推测脏腑的功能与作用，是藏（脏）象学说理论最初的构建模式。正是这些古代解剖学知识，奠定了中医藏（脏）象学说的形态学基础，并以这些在解剖观察中所见的脏腑器官为原型和依托，构建起中医藏（脏）象学说的理论。

然而，随着医学的发展和人们认识水平的不断提高，这种通过实体的脏象去认识脏腑功能与作用方法的缺陷便很快显现出来。其一，在解剖直视的情况下，仅凭对脏腑器官的形态学观察是无法真正了解其功能与作用的，即使勉强地凭借脏腑器官的形态结构推测出其功能与作用，也大多是一种猜想甚至是臆测。比如，人们凭借心脏与血管相连的解剖观察，推测出"心主血脉"的生理功能，但心脏还有没有其他的生理功能呢？仅凭形态学观察人们显然是难以得知的。又如仅凭脾与胃之间"以膜相连"的解剖学观察，人们就推测出脾"能为胃行其津液"，则完全是一种主观臆测。其二，随着人们观察到越来越多的人体生理与病理功能现象，如生命活力的现象、生长发育的现象、思维意识的现象、水液代谢的现象等，仅凭古人对人体脏腑的形态学观察，是难以做出合理的解释和说明的，从实体的藏象中去推测脏腑功能与作用的方法已越来越显示出它的局限性和不足。既然不能从实体的藏象中去推测脏腑的功能与作用，那么，能不能用一种假想的脏腑去替代实体的脏腑并人为地构建起一种虚拟的"脏象"来解释和说明人体的各种生理与病理的功能和现象呢？

回答是肯定的。中医的藏（脏）象学说正是运用虚拟的藏（脏）象来解释和说明人体的各种生理与病理现象的，而当人们尝试用虚拟的藏（脏）象来替代实体的藏（脏）象去解释和说明人体的生理与病理现象时，中医的脏腑便开始了"脱实向虚"的转变，而这也正是中国古代的解剖学没有得到充分发展的重要原因。看到人体表现出某种或某一类的功能现象，人们便假想或假设在人体内存在着某种与之相应的内在之"脏"，而人体的这种或这一类的功能现象就是人体的这一内在之"脏"的功能活动的外在表现。

这样，人们在解剖观察中所见的实体的五脏（肝、心、脾、肺、肾等），便逐渐虚化成为人们头脑中想象的虚拟的五脏了。为了说明虚拟的五脏为何能够行使人体不同的生理功能和现象，人们又人为地赋予这些虚拟的五脏以不同的"形象"，这种人为赋予的这些虚拟脏腑的形象就是中医学所说的"藏（脏）象"。而正是因为这些人体的脏腑具有这种"藏（脏）象"，所以它们才能够行使人体这些不同的生理功能，外在地表现出人体不同的生理与病理现象。中医藏（脏）象的建立有外揣法、内揣法和抽象思辨法三种不同的途径。

所谓外揣法，就通过人体外在表现的生理与病理现象去揣测人体内在脏腑的形象。比如，人们在临床上常常可以看到，当人体的心火亢盛时，面部的色泽、舌与脉等也往往会产生不同程度的病理改变，如面红、舌赤、脉数等；或当人的情志为"喜"时，人体心的功能也会发生相应的改变，如心情愉悦则血脉通利，过喜则心神惮散而不藏等；而每当夏季来临的时候，人体心气的功能亦最为旺盛。正是观察到人体的这些生理与病理现象，人们揣测人体心的藏象是"其华在面，开窍于舌，在体合脉，在志为喜，与夏气相通应"。又比如，古人在临床观察中还发现，当风寒外袭而致人体的肺气不宣时，人体的皮毛、鼻窍、汗孔等也会发生相应的病理改变，如皮毛紧张、鼻塞不通、汗孔闭塞等；当人的情志为"悲"时，亦可使人体肺的功能发生改变，如呼吸气短等；而每当秋季来临之时，人体肺气的功能亦最为旺盛。正是观察到人体的这些生理与病理现象，人们揣测人体肺的藏象是"其华在毛，开窍于鼻，在体合皮，在志为悲，与秋气相通应"等，这些都是外揣法在中医藏（脏）象构建中的应用。

内揣法也称内求法。所谓的内揣法，就是人们由内而外地去揣测人体脏腑形象的方法。运用内揣法时，人们常常根据脏腑的功能、性质和特点来揣测它的形象（脏象），从而解释和说明它为什么会表现出某种功能和现象。比如，中医学认为"心象尖圆，形如莲花"（《医宗必读》），就是古人根据心的功能特点而做出的揣测。因为中医学认为心主神志，在古人的心目中，莲花代表着主宰天地之神的形象，于是人们猜想，作为主宰人体之神的心其形亦应当如同莲花一样。又比如，中医学认为肺主一身之气，特别是主人体的卫气，而卫气在表，有卫外之功，能够保护人体不受外邪的侵袭，因而作为主管人体卫气的脏腑肺也应当位居人体五脏六腑之上，形如"华盖"一样保护着人的五脏六腑，同时肺居高位，也与中医学认为肺主肃降、通调水道的功能相关。此外，中医学中还有一种"肝居于左，肺居于右"的认识，如果从西医学的角度看无疑荒谬的，但实际上它并不是指人体解剖结构的肝与肺，而是古人虚拟的肝与肺的"脏象"，是古人从肝气主升、肺气主降的脏腑功能论中揣测而来的。由此不难看出，中医脏腑的实质实为一种虚拟的"藏（脏）象"，而西医脏腑的实质乃是一种人体解剖的"脏器"，中西医脏腑差异的本质就在这里。

抽象思辨的方法也是中医学构建藏（脏）象的一种重要方法，抽象思辨的方法通常表现为在一定哲学思想指导下的哲学思辨。如中医学以肝象木，以心象火，以脾象土，以肺象金，以肾象水，就是以五行哲学思想为指导经过抽象思辨而建立起来的人体脏腑的五行之象。中医学以脏象"地"，以腑象"天"，"天"属阳，具有运行不息而周流不止的特点，因而古人认为六腑的功能特点是"泻而不藏"，其藏象表现为"实而不能满"；"地"属阴，具有包容而滋养万物的特点，因而古人认为五脏的功能特点是"藏而不泻"，其藏象表现为"满而不能实"。这是中医学在阴阳哲学思想的指导下经过抽象思辨而建立起来的人体脏腑的阴阳之象。中医学在《周易》象数思维的指导下，将人体五脏之肝、心、脾、肺、肾与"河图"中的五行生成数八、七、五、九、六相配，从而建立起中医五脏的数字之象。将五脏与《周易》中的后天八卦联系起来，如以震卦象肝，离卦象心，坤卦象脾，乾卦象肺，坎卦象肾，用来解释五脏系统的功能及其外在表现出来的现象以及人体的五脏系统与自然界的广泛联系，这是中医学在《周易》卦象理论的指导下建立起来的人体脏腑的符号之象，而所有这些藏（脏）象的建立都离不开中医的抽象思辨。

五、中医"藏（脏）象"的实质

再回头来看中医学对人体脏腑的各种描述，就不难发现其实质正是古人为人体的脏腑所构建的各种藏（脏）象。构成中医各脏腑之藏（脏）象有物象、意象、征象、数象和符号象等不同的表现形式。物象是人们在解剖观察中直接看到的脏腑的形象。意象是人们意想之中的脏腑的形象，比如中医学说心像一朵未开的莲花，肺像人体五脏六腑之上的华盖，就是一种意象。征象是人们抽取或提炼的同一类事物中最一般、最基本、最具特征的形象或现象，中医脏腑的阴阳五行象即是一种征象。数象是以"数"的形式表现出来的脏腑之象，中医学用五行生成数八、七、五、九、六来表示人体脏腑肝、心、脾、肺、肾即为数象。人们将物象、意象、征象和数象等浓缩成某种符号，便得到了符号象，符号象是象的最高表现形式，中医学将人体脏腑与后天八卦的卦象联系起来，从而建立起中医五脏的符号象。中医藏（脏）象的形成经历了一个由物象→意象→征象→数象→符号象层层抽象与提炼加工的过程，反映了中医藏（脏）象"脱实向虚"的发展演变轨迹，中医的藏（脏）象实际上是建立在物象基础上的物象、意象、征象、数象与符号象的统一。正因为如此，人们就常常会发现在中医的藏（脏）象中既保留有实体脏腑的"影子"，但又超越了实体的脏腑而与现代解剖学的脏器迥异。

中医的藏（脏）象实际可看成是古人为解释和说明人体的各种生理功能及现象而构建的一种模型。模型，是与原型相对而言的，如果说原型是事物的实际存在和实际过程，那么模型则是对原型形象化的模拟和描绘。一般说来，当事物的实际存在和实际过程过于复杂，使得人们难以直接用原型来解释和说明事物的功能和现象时，人们就常常用建立模型的办法来帮助人们理解和说明，因此模型是用来帮助人们理解和说明原型的工具，中医的藏（脏）象就正是古人建立起来的这样一种模型。中医学研究的是人体的整体功能，整体功能是组成人体的各个部分在整体的相互联系与相互作用中产生和形成的，这就决定了中医学不能直接用原型（即人体的形态结构）来解释和说明人体的各种生理功能和生理现象，而是只能用构建模型的方法来进行解释和说明。中医的脏腑模型是建立在各种不同形式的"象"（如物象、意象、征象、数象与符号象等）的基础之上的，因此，中医脏腑模型的实质乃是一种"象模型"，而这种象模型即是人们通常所说的"藏（脏）象"。

相对于中医学而言，西医学是一门结构医学或还原医学，它所研究的功能是人体的结构功能。结构功能是人体的形态结构所产生的功能，因此，结构功能就可以用还原研究的方法从人体的形态结构（原型）中对其进行解释和说明。中西医学性质与特点的不同，决定了它们研究方法的差异，也决定了它们理论形态的不同，在构建解释和说明人体生命活动规律的理论时，中医学论"虚"，西医学指"实"。然而，长期以来人们却总是习惯于用西医学指"实"的思维方式来审视整体观念的中医，要求中医的理论也必须指"实"。其实，理论只是人们解释与说明现象和规律的一种手段和工具，就比如中医的脏腑理论，它所构建的"藏（脏）象"可能只是人们虚拟的一个图像、一个数字或一个符号，而中医学正是借助于这些图像、数字和符号为说理的"工具"和"载体"，来说明人体的各种生理功能现象以及这些现象的规律，而不是追溯人体的这些生理功能与现象的实质（物质结构基础）。中医学是一门整体医学，它所研究的功能是人体的整体功能。整体功能是不可能归结或还原到人体一定的形态结构中去的，将人体一切功能与现象都归结为由人体一定结构所产生和决定，并从人体的形态结构中去寻找这种功能与现象产生的实质，是一种典型的西医还原论思维。

归根到底，中医学构建藏象模型的目的是为了解释和说明人体的生理功能和生理现象，人们发现了什么样的功能与现象，就会去构建能够解释和说明这些功能与现象的藏象模型，而在构建这些藏象模型的过程中，又必然离不开人的主观感觉和主观意识的参与。这就决定了模型不同于原型，它并不是既定存在和永恒不变的，而是受人们主观感觉和主观意识的支配。不同的人对于相同的人体生理功能与现象由于其感悟不同，其所构建的藏（脏）象模型亦会所有不同，这就如同一千个人心目中有一千个哈姆雷特一样，中医学相同的脏腑在人们心目中的形象（脏象）也就不会完全相同。我们常说中医学重主观和心悟，西医学重客观和理性，道理就在于此。而随着医学实践的发展，人们对人体现象的观察和认识也在不断地深入和改变，用来解释与说明人体生理功能和现象的藏（脏）象模型也必然会发生相应的变化和修正，比如中医学藏（脏）象模型由五脏五腑象模型向六脏六腑象模型的转变，三焦象模型、心包象模型、命门象模型、奇恒之腑象模型的先后建立等，都是为了解释和说明人们新发现的人体生理功能和生理现象以及人们新的认识和感悟的需要服务的，而上述各种藏（脏）象模型的出现，也代表着中医学脏腑理论的不断发展、进步和完善。

六、中医脏腑学说的现代认识

长期以来，人们一直将中医的藏象学说理解成中医的脏腑学说，事实上，这是一个认识上的误区。中医的藏象学说并不等于中医的脏腑学说，中医的藏象学说是通过人们建立起来的人体内在之"藏"的"藏象"来解释和说明人体的生理功能和生理现象的学说。人体的内在之"藏"实际上包括人体的精气、脏腑和经络，因此，人体内在之"藏"的"藏象"也就包括精气之象、脏腑之象和经络之象等，其中精气之象属于中医精气学说研究的范畴，经络之象属于中医经络学说研究的范畴，而只有脏腑之象即所谓的"脏象"才是中医脏腑学说研究的范畴。由此可见，中医的藏象学说实际上是研究中医的精气之象、脏腑之象和经络之象的学说，藏（脏）象学说只是中医脏腑学说研究的一个重要内容，而不是中医脏腑学说的全部。

那么，什么是中医的脏腑学说呢？有人认为，中医的脏腑学说就是研究人体各脏腑生理功能的学说。中医的脏腑学说当然要研究人体各脏腑的生理功能，但中医的脏腑学说为什么要研究人体各脏腑的生理功能呢？我们认为，中医的脏腑学说研究人体各脏腑生理功能的目的，只是借助于人体各脏腑的生理功能来具体说明人体自身以及人体与环境之间的统一性，因为人体自身以及人体与环境之间的统一性正是通过人体各脏腑生理功能的变化表现出来的。我们常说，中医学是一门整体医学，整体观念是贯穿于中医学的一个核心观念，但何谓中医学的整体观念呢？所谓中医学的整体观念，就是认为人体的自身是一个有机统一的整体，人体与环境是一个有机统一的整体。整个中医学或者说整个一部《黄帝内经》所着力阐明的，就是人体的自身以及人体与环境之间的这种统一性。那么，人体的自身以及人体与环境之间又是怎样统一的呢？中医学就是借助于脏腑学说的理论来进行阐释和说明的。

首先，中医学运用脏腑学说的理论阐明了人体的自身是一个有机统一的整体。中医学研究人体生命活动的规律总是从观察人体表现出来的现象开始的，从现象出发来认识和研究人和自然的规律是中医学乃至中国古代哲学认识事物的基本途径。比如，一个临床表现为发热、面红、口舌生疮、渴喜冷饮、心烦失眠、小便短赤、大便燥结，或者兼见吐血衄血、肌肤疮疡、红肿热痛，以及舌红、脉数的患者，按照中医脏腑学说的理论，这些表现为"心"的生理功能异常，中医学称之为心火亢盛。不难看出，人体在发生心火亢盛的病理改变时，面、舌、脉及小肠等均发生了不同程度的病理变化，如面红、舌赤、脉数、小便短赤等。如何解释上述一系列人体的病理现象呢？中医的脏腑学说将心、面、舌、脉和小肠等看成是一个系统，在这个系统中以心为中心，同时认为心之华在面，在体合脉，开窍于舌，与小肠相表里，这样，心的病理变化就必然会反映到面、舌、脉与小肠上，而使它们产生相应的病理改变。因此，中医学不但用脏腑学说的理论阐明了人体上述病理现象，同时也阐明了心、小肠、面、舌与脉等人体看似不相关的各个部分构成了人体这一不可分割的统一整体。

人体的整体性不仅表现为同一系统内各部分之间的相互联系，还表现为各系统之间的相互联系，而这种人体各系统之间的相互联系中医学也是用脏腑学说的理论来加以阐释的。比如，临床上人们常能看到，一个人在情志不畅、忧思恼怒时，往往伴有腹胀嗳气、食少纳呆的症状。中医的脏腑理论认为，情志不畅、忧思恼怒属于肝（系统）的功能异常，而腹胀嗳气、食少纳呆等为脾（系统）的功能异常，因为肝的五行属木，而脾的五行属土，肝木太过，则横逆脾土，是导致人体出现上述病理现象的根本原因。又如，临床上人们还可发现，长期的咳嗽气喘、气短无力的患者，每多兼见食少纳呆、腹胀便溏，反之亦然。按照中医脏腑学说的理论，咳嗽气喘、气短无力为肺气虚，属于肺（系统）的功能异常，而食少纳呆、腹胀便溏为脾气虚，属于脾（系统）的功能异常。在中医学看来，脾主运化为人体生气之源，肺司呼吸，主人体一身之气，二者在生理上相互资助，在病理上相互影响。如脾气不足，不能输精于肺，可使肺气日亏，而见咳嗽气短、倦怠无力；若是久咳肺虚，肺失宣降，气不布津，水聚湿生，又可使脾气受困，脾失健运，故见食少纳呆、腹胀便溏等。这样，中医学就用脏腑学说的理论说明了人体各系统之间是如何成为一个统一的整体的。

中医学不仅认为人体的各个部分（即人的形体）是一个有机联系的统一整体，同时还认为，人的精神与形体也是一个有机联系的统一整体。人的精神不能离开人的形体而独立地存在，反过来人的形体也离不开人的精神，中医学称为"形神合一"，为此中医学也是用脏腑学说的理论来加以解释的。在中医学看来，神并不是独立于人的形体之外的，而是心的一种重要的功能，也就是说神是由心来主管的，此即为中医学所说的"心主神明"。作为心的生理功能的神，不但能够产生人的思维和意识，也主宰和支配着人的脏腑、经络、官窍和四肢百骸的生理活动和生理功能。人体之所以能够形成一个统一的整体，人体的各种生理功能和生理活动之所以能够协调一致地进行，都是在神的调节和控制作用下实现的。中医的脏腑理论还将神按照功能与作用的不同，分为神、魂、魄、意、志五种不同的类型，即所谓的"五神"。"五神"虽然总归人体的心所统管，但又分属于五脏之中，这就是心藏神、肺藏魄、肝藏魂、脾藏意、肾藏志，这样就把作为人的精神意识活动的"五神"进一步纳入人的五脏之中，并将它看成是五脏所特有功能，从而对中医学"形神合一"的理论做出了更加具体的阐明。

人体与环境之间亦构成一个统一的整体，古人很早就观察到人体与环境之间的这种统一性，并且用脏腑学说的理论来加以说明。《素问·宝命全形论》中说："人以天地之气生，四时之法成。"因此，人体与环境之间的统一性的最重要的表现就是人体与四时环境的统一。人体怎样表现出与四时环境的统一呢？我们知道，古人通常以五行分类的方法作为世界上万事万物分类的标准，对于人体的各种生理功能及现象，也常常是按照五行分类的方法划分为木、火、土、金、水五种不同的类别。人们在长期的临床和养生实践中观察到：春三月，天地俱生，万物以荣，人体有属木的一类生理功能表现得比较活跃的现象；夏三月，天地气交，万物华实，人体有属火的一类生理功能表现得比较活跃的现象；秋三月，天气以急，地气以明，人体有属金的一类生理功能表现得比较活跃的现象；冬三月，水冰地坼，无扰乎阳，人体有属水的一类生理功能表现得比较活跃的现象。人体的生理功能为什么会有随四时环境的变化而变化的现象呢？古人就是用脏腑学说的理论来加以阐明的。

中医的脏腑学说将上述每一类生理功能及现象分别看成是由人体的一个脏腑来主管，如人体属木的一类生理功能及现象为肝所主管，属火的一类生理功能及现象为心所主管，属土的一类生理功能及现象为脾所主管，属金的一类生理功能及现象为肺所主管，属水的一类生理功能及现象为肾所主管，并且认为肝气通于春，心气通于夏，脾气通于长夏，肺气通于秋，肾气通于冬，这样，中医学就用脏腑学说的理论阐明了人体的生理功能随四时环境的变化而变化的现象。同时，中医学在五行学说理论的指导下，将人体的五脏和自然界的五气、五方、五味、五色等联系起来，从而完整地解释了人与天地自然（环境）是一个不可分割的、统一的整体。可见，中医的五脏绝非是解剖学意义上的五脏，而是古人用来说明人体与四时阴阳五行相通应的一种假想的五脏、模型的五脏。恽铁樵先生认为:《黄帝内经》之五脏，非血肉的五脏，乃四时的五脏。此可谓深得中医脏腑学说之真谛。最后，笔者引用《素问·六节藏象论》中的一段话作为结尾，或许这是对中医脏腑学说理论的最好诠释。

帝曰：藏象何如？岐伯曰：心者，生之本，神之变也，其华在面，其充在血脉，为阳中之太阳，通于夏气；肺者，气之本，魄之处也，其华在毛，其充在皮，为阳中之太阴，通于秋气；肾者，主蛰，封藏之本，精之处也，其华在发，其充在骨，为阴中之少阴，通于冬气；肝者，罢极之本，魂之居也，其华在爪，其充在筋，以生血气，其味酸，其色苍，此为阳中之少阳，通于春气。脾、胃、大肠、小肠、三焦、膀胱者，仓廪之本，营之居也，名曰器，能化糟粕，转味而入出者也，其华在唇四白，其充在肌，其味甘，其色黄，此至阴之类，通于土气。凡十一脏，取决于胆也。

经络论

　　西医学对中医最感兴趣的恐怕就是中医的经络。在传统经络理论指导下的针灸治病术很早就引起了西方学者的关注，20世纪70年代西方媒体上有关针刺麻醉的报道更是造成了西方世界的轰动，同时在西方掀起了一股针灸热潮，至今未曾消退。而对于什么是经络，在作为中医学奠基之作的《灵枢·本脏》中是这样描述的："经脉者，所以行气血而营阴阳，濡筋骨，利关节者也。"，《灵枢·海论》又说："夫经脉十二者，内属于脏腑，外络于肢节。"《黄帝内经》中所说的经脉实际上就是人体的经络。综观古人对经络的论述，不难看出，经络其实就是人体内的一种通道，它内属于脏腑，外络于肢节，对人体的全身上下、内外表里起着沟通与联络的作用，人体的五脏六腑、五官九窍、四肢百骸之间的相互联系就是依靠经络的这种沟通与联络作用实现的。经络之中运行着人体的气血，经络在人体内发挥着"营阴阳，濡筋骨，利关节"的功能与作用。经络在人体内有着如此重要的功能与作用，因此《黄帝内经》认为经络是"人之所以生，病之所以成，人之所以治，病之所以起，工之所以止，粗之所易，上之所难也"（《灵枢·经别》），又认为"经脉者，所以能决死生，处百病，调虚实，不可不通"，经络在人体生命活动中的重要性由此可见一斑。

一、人体的经络现象

　　既然经络对人体生命活动的作用如此重要，就不能不引起西医学极大的兴趣，而正是在这种兴趣的驱动下又促使西医学对经络进行了广泛而深入的研究，研究的重点当然是人体内有没有如古人所说的经络这种物质的存在。如果人体内有经络的存在，那么它的结构基础又是什么？西医学对经络的研究主要是从经络的循经传感现象开始的。循经传感现象是指在针刺或按压人体的经络或穴位时出现酸、麻、胀、痛等特有的感觉沿着经络循行的路线传递的现象。循经传感现象早在《黄帝内经》中就有明确的记载，如《灵枢·九针十二原》中说："刺之要，气至而有效。效之信，若风吹云，明乎若见苍天，刺之道毕矣。"古人所说的"气至"就是针刺时一种得气的感觉，这种得气的感觉即为今天人们所说的循经传感现象。从《黄帝内经》的描述中人们不难看出，古人很早就已发现了针刺的愈病效应，即针刺能够治疗人体的疾病，而针刺治病取得疗效的关键就在于得气，或者说产生循经传感的现象，若这种循经传感的现象能够一直传递到病变所在的位置，即所谓的"气至病所"就能取得最佳的疗效。"效之信，若风吹云，明乎若见苍天"，是针刺治疗的最高境界。

现代最早发现并报道循经传感现象的是日本的长滨善夫。20 世纪 50 年代，日本学者长滨善夫首次对一例针灸门诊患者的循经感传现象进行了描述，发现其与元代滑伯仁《十四经发挥》所载的经络路线极为相似，并出版了《经络的研究》一书。同年，法国的佛郎丁（Flondin）也报道了针刺一女患者的三阴交穴时，出现了沿肝、脾、肾三经扩布的白线。其后，整个 50 年代，匈牙利、联邦德国、英国和日本的科学家又不断地有类似的报道。20 世纪 70 年代，我国科学家开始对循经传感现象进行大规模的调查。1972 年，国内有人调查了 1000 例人群，发现其中有 8 例感传显著者，并有感传后出现"皮丘带"的特例，由此引发了一场由原卫生部协调的循经传感现象的普查工作。这项工作共调查了 20 万人，发现感传者多达 3000 余例，其中有 6 条以上经脉循经感传能通达经脉全程者（即经络敏感人）约 500 余人，经络敏感人约占人群总数的千分之二。虽然在人群中有感传的只是少数，约占 15% ~ 20%，显著循经感传则只占 1%，但对不敏感人的井穴加电刺激，并用特殊的小锤沿经络循行路线进行叩击，仍能诱发出各种循经传感现象。又有学者在国外分别对莫桑比克人（203 例）、尼日利亚人（182 例）、塞内加尔人（193 例）、英美德法等白种人（110 例）的循经传感现象进行了调查，结果证明循经传感现象是一种人类普遍存在的现象，并无人种与地域的差别。

人们还用声、光、电、热、同位素示踪等多种物理及化学方法在实验室内证实了经络现象的客观存在。中国、日本和苏联学者在研究中发现，经脉循行的全程比非经脉区皮肤电阻明显偏低，低阻点的线状分布直径不超过 0.5 毫米，与中医理论描绘的经脉循行线路基本吻合。20 世纪 70 年代以来，中、美、法、德、日等国的学者还运用液晶热象图、远红外热象图、电子连续显示测温计、光电倍增管、声电换能器等仪器和设备，从皮肤温度、皮肤冷发光、皮肤声信息等方面对经络和穴位的特点进行了研究，结果表明，经络穴位区域和非经络穴位区域存在着较显著的皮肤温差和皮肤超微弱发光的异常，并证明声信息可以沿着经脉循行方向向远端传递，说明了人体的经络同时具有皮肤低电阻、高冷发光和隐性感传信息（如声信息感传）的功能特点。此外，有人用放射性同位素磷注射入穴位，发现同位素是沿经脉传播的。1981 年，罗马尼亚的 Tiberia 在膀胱经的秩边和仆参两穴处注放射性同位素高锝酸盐，3 例被研究者显现出放射物沿膀胱经有向心或离心移动一段距离的结果。国内有学者在 72 例健康者中发现同位素示踪剂在注射约半分钟后，以 3.5 ~ 76 厘米 / 分钟的速度移行，移行的轨迹与传统描绘的经络路线基本重合，移行长度在 30 ~ 116 厘米之间，有时示踪剂会在某些部位出现停顿或阻滞的现象，而这些部位通常就是该经脉主要穴位的所在之处。

所有这一切，都无可置疑地说明了经络现象的客观存在。然而，人体经络的实质是什么？根据古人的描述，经络是存在于人体里的一种通道，其中运行着人体的气血，传递着沟通人体的各种信息。对照现代解剖学所认识和了解的人体的各种结构，不难发现，古人所描述的经络与人体的血管和神经似乎有些相似，但又显然不是人体的血管和神经。血管内虽然运行着人体的血液，但并没有传递人体信息的功能；经络也不是人体的外周神经，人体的外周神经虽然传递人体的信息，但并不运行人体的气血，且古人所描述的经络与现代解剖学所观察到的神经、血管的分布和走行也大相径庭。那么，经络是不是一种独立于血管与神经之外的西医学尚未发现的人体物质传输与功能调节系统呢？如果是，并且一旦为人们所发现，那将是生命科学的一项重大突破，不但能够有力地推动西医学的发展，甚至有可能触发西医学的革命。

经络研究的诱人前景，吸引着全世界无数的科学家去探索和寻找，企图找到经络现象的物质结构基础。然而几十年过去了，人们尽管动用了各种现代先进的仪器设备和研究手段，却一直难以在显微镜下寻觅到经络的"踪影"，其间甚至还有人声称发现了所谓的"凤汉小体"这样世界性科技丑闻，可以说，时至今日人们寻找经络结构的希望仍然渺茫。也有学者围绕经络的形态结构提出过各种假说，如经络－皮层－内脏相关假说、二重反射与轴索反射接力联动说、经络与肌肉相关说、经络与结缔组织相关说、第三平衡论、细胞间隙说、低流阻通道说等，也有人从现代系统论、控制论和耗散结构论等角度对经络的实质进行过探索，但所有的这些假说都只能从某一方面解释经络存在的某些现象和事实，并不能完整地解释中医的经络学说，更不能有效地指导临床，因而，所有这些假说都毫无例外地没有得到人们普遍的承认。

二、经络的现代科学实质探析

经络现象是一种客观存在，而经络的物质结构基础却难以寻觅，这是阻碍西医学对经络研究和认识的最大障碍，也是古人所说的经络难以得到现代科学承认的最根本原因。因为在现代科学与哲学看来，结构是功能的基础，一定的功能总是建立在一定的结构基础之上的，世界上不存在没有功能的结构，更不存在没有结构的功能。如果将经络现象（如循经传感现象、经络的愈病现象等）看成是人体的一种功能现象，那么经络现象就是这种没有结构基础的功能现象，因为人们没有找到经络现象的物质结构基础。也许会有人认为，人们不能找到经络的物质结构基础，是因为现代科学技术的发展水平还不足以发现古人所说的经络，但实际上以现代科学的技术和手段没有发现古人所说的经络的一点"蛛丝马迹"几乎是不可能的，这也是人们对经络研究产生困惑的根本原因。而产生困惑的根源，就在于它严重背离了现代科学关于物质结构与功能关系的认识，超越或突破了人们认识的边界，使得人们对经络的认识陷入一种悖论之中：要么否认经络现象的存在，但经络现象经过人们的反复验证又确实是客观存在的，是不能够被否认的；要么承认经络现象的客观存在，但是人们又不能找到经络现象的物质结构基础。经络现象作为人体的一种功能现象，也就成了无源之水、无本之木。那么，问题的症结究竟出在哪里呢？

问题的症结出在人们认识观念的偏差，出在现代科学与哲学功能观的局限。现代科学与哲学的功能观是结构决定论功能观，结构决定论功能观建立在结构决定论物质观的基础之上。结构决定论物质观认为，结构是物质的存在方式，并且是唯一的存在方式，表现在对结构与功能关系的认识上，就是认为物质的结构决定物质的功能，没有没有结构的物质，更没有没有结构的功能，一切的物质都有一定的结构，一切的功能都是建立在一定结构基础之上的功能，物质有什么样结构就有什么样的功能，一切的功能都是由结构产生和决定的，一切的功能都能还原到一定的结构之上。功能认识的结构决定论体现在科学研究中就是实证研究的方法，所谓实证研究的方法，就是在进行科学的研究中总是要追根溯源地找到或发现一切功能及现象的物质结构基础。一种功能与现象，如果能够找到或发现这种功能与现象的物质结构基础，能够用一定的物质结构基础来解释和说明，就认为是科学的；反之，一种功能或现象如果不能够找到或发现其物质结构基础，不能用一定的物质结构基础来解释和说明，就认为是不科学甚至是伪科学。这是在结构决定论物质观影响下的现代科学根深蒂固的观念。

西医学就是建立在结构决定论物质观基础之上的，因而西医学在研究人体的功能和现象时，总是要找到其对应的物质结构基础，表现在对人体疾病的研究中，就是总是要找到疾病现象的结构学基础，表现在对经络的研究中，就是一定要用实证研究的方法（如显微镜、组织切片、生化显影等）找到经络的物质结构，如果不能发现经络的物质结构，就不会承认经络的客观存在，就认为经络是古人无端的妄说。实际上，这是用西医还原论的观点来看待整体论的中医，由此而得出中医不科学的结论来是必然的。中医学是建立在中国古代元气论物质观基础之上的整体医学，中医学整体医学的特点决定了它的功能观是一种关系决定论功能观。关系决定论功能观认为结构并不能够决定功能，结构只是功能产生的物质基础，真正决定功能的是事物（物质）之间的相互关系。整体功能就体现了物质功能的这一特点，整体功能是组成事物的各个部分在整体的相互作用与相互联系中产生和形成的，因而整体功能就是由事物的各个部分在整体的相互作用与相互联系所结成的相互关系决定的。经络现象的实质就是人体的一种整体功能现象，是由组成人体的各个部分在整体的相互作用与相互联系中产生和形成的，因而经络现象也就不可能在人体内有着与之对应的物质结构基础。

试以循经传感现象为例来加以说明。所谓的循经传感现象，就是在针刺或按压人体的经络或穴位时所出现的一种特殊的感觉，如酸、麻、胀、痛或冷、热、气流感等，沿着经络循行的路线传递的现象。比如针刺足三里穴时，针刺的感觉沿着足阳明经方向的传递就是一种循经传感现象。针刺足三里穴时针刺的感觉为什么会沿着足阳明经的方向传递呢？现代经络研究的一般思路是认为沿着古人所描述的足阳明经的循行路线上有一条类似于西医学的神经一样的特殊传导结构，正是这种特殊传导结构的传递作用，产生了沿足阳明经方向的循经传感现象。这其实正是一种典型的西方还原论思维，还原论思维的一个显著特点就是认为人体的一切功能或现象都是由人体一定的形态结构所产生。由于还原论思维在现代科学中的统治地位，使得人们在进行经络的研究时也习惯于将经络现象的本质归结为人体某种未知的结构，这正是导致经络研究失败的根本原因。其实，循经传感现象是一种典型的整体功能现象，针刺经络或穴位时沿经络走向的酸、麻、胀、痛或冷、热、气流感等，就是经络沿线的各组织在整体的相互作用与相互联系的相互关系中产生的，因而，人体内也就没有一定形态结构的物质基础与之对应，也就是说，人体内是根本不存在"经络"这么一种物质结构的，用还原论的思维方式和实证研究的方法来研究经络是根本行不通的。

那么，经络的实质到底是什么？我们认为，经络的实质是在大脑之中具有或存在某种特定关联的人体的各个部分复杂的相互作用或相互联系在人体体表的映射或投影。怎样理解这句话的含意呢？我们知道，大脑是人体最高的指挥和控制"中枢"，人体的一切生命活动，如人体的运动、感觉、思维、语言、情感、意识等，都是在大脑的指挥和控制作用下完成的。大脑中有 140 亿到 160 亿个各类不同的神经元，这些神经元细胞通过神经突触传递着错综复杂的信息，而人体的各部分之间之所以有着密切的相互关系或相互联系，都是通过大脑神经元细胞之间的相互作用与相互关联实现的。现代神经生理学和脑科学的研究表明，人体每一个部分的运动、感觉及其他各种生理功能都是由大脑之中一个相对固定的"点"或"区域"所控制和支配，并且这些"点"或"区域"与人体的各部分之间存在着一一对应的关系，如果我们将大脑之中这些与人体的各个部分相对应的"点"或"区域"用线连接起来，其结果就如同在大脑皮质中排列着一个与整个人体相全息的"倒影"，而明白了大脑皮质中的各个"点"或"区域"与人体各部分之间的这种一一对应的关系，我们也就不难理解人体经络的实质了。

仍以足阳明胃经为例来加以说明。假设 A 为足阳明胃经上的任意一点（比如足三里穴），当用针刺刺激 A 点时，针刺的信息就会通过相应的外周神经传入到大脑皮质，因为人体的各个部分在大脑中（皮质或皮质下）都会有一个相对应的"点"或"区域"控制着人体这一部分的运动、感觉及其他各种生理功能，现在我们就假设在大脑中与 A 点相对应的"点（区域）"为 A1，那么，针刺 A 点的信息（传入神经冲动）就落入到 A1，由于大脑之中的各神经元细胞之间存在着错综复杂的相互作用与相互关联，因而传入到 A1 的信息（神经冲动信息）又会在大脑中和与 A1 相关联的其他神经元细胞发生重组、调节、整合与转换，并按照一定的路径有规律地向周围扩布。如果我们将针刺 A 点的传入信息（传入神经冲动）在大脑中（皮质或皮质下）所扩布的路径按照其沿途神经元所支配的外周区域投射到人的躯体，则正好是足阳明胃经循行所经过的人体的各个部分及相关脏腑。而人体其他各相关经络如手太阴肺经、手厥阴心包经、足太阴脾经、足少阴肾经等，也都可以进行如上的解释和说明。

显而易见，如果我们将经络看成是沟通和联系人体各部分之间相互关系的一种特殊的"通路"，那么，这种特殊的"通路"其实是存在于人的中枢（大脑皮质或皮质下）而不是存在于人的外周躯体，它并不是循行于人的躯体运输着人体某种物质（如气血）或传递人体信息、沟通人体之间相互联系的实际通道，而是大脑之中具有某种特定关联的人体的各个部分复杂的相互作用或相互联系在人体体表的映射或投影，当我们把在大脑之中具有这种特定相互关联的人体各个部分用一条假想的"线"连接起来，就形成了古人所说经络。循经传感现象就是针刺传入大脑的信息（神经冲动）在大脑皮质或皮质下重组、调节、整合、转换与扩布的过程中表现在人的躯体上的一系列的感觉和反应，这就是我们关于经络实质的猜测和假说。这一假说认为经络的实质存在于人的中枢而不在人的躯体，因而这一假说也可称为经络实质的"中枢说"。

为什么说循经传感现象是针刺传入大脑的信息在大脑皮质或皮质下重组、调节、整合、转换与扩布的过程中表现在人的躯体上的感觉和反应呢？在我们认识和回答这一问题之前，先来了解一下人体感觉的形成。现代脑科学与神经生理学的研究表明，人体感觉的形成是一个非常复杂的生理过程，但总体而言，大致上可以分为周围性感觉和中枢性感觉。周围性感觉是来源于周围（躯体）而形成的感觉。比如，手触摸到某一物体，手触摸物体的信息冲动传入大脑，大脑皮质的感觉中枢接收到这一传入的信息冲动并进行辨认和识别，因而形成手触摸物体的感觉。这种手触摸物体的感觉就是来源于人的外周躯体，因而称为周围性感觉。中枢性感觉则是来源于神经中枢而形成的感觉。当人的神经中枢（皮质或皮质下）某一部位产生病变或异常的电活动时，则会在该中枢所支配的人的躯体的某一部位产生异常的感觉，比如疼痛、蚁行感、发热、发凉等，临床常见的幻肢痛就是一种典型的中枢性感觉异常。

　　经络的实质是在大脑之中具有某种特定关联的人体各相关部分复杂的相互作用或相互联系在人体体表的映射或投影，故当针刺信息冲动传入人的大脑，在人的大脑中重组、调节、整合与转换并按照一定路径有规律地进行扩布时，就有可能会产生一种中枢性的感觉。这种中枢性的感觉表现在人体，就是在沿着其对应的外周"经络"路线上同步地出现所谓的循经传感现象。有人针刺截肢患者患肢的残端，发现针感可沿经脉循行的方向放射至患肢缺失的部位，这就为循经传感的中枢说提供了有力的佐证。实际上，循经传感现象不仅仅是一种中枢性感觉，也是一种周围性感觉，是一种中枢性感觉与周围性感觉的复合感觉。为什么这么说呢？这是因为针刺的信息在大脑皮质或皮质下扩布的过程中，沿途皮质或皮质下中枢也会发出相应的神经冲动（传出神经冲动）到其支配和控制的人体外周部分（"经络"沿线组织），通过一系列的调整作用（如神经的或内分泌的等），从而使其支配和控制的外周部分（"经络"沿线组织）产生各种不同的生理效应，如肌肉与血管的收缩或舒张、血流速度的减慢或加快等，而当人体（"经络"沿线组织）感受到这些不同的效应时也会产生各种不同的感觉，比如发热、发凉、气流感等，这种发热、发凉或气流感等就是一种周围性感觉。

　　由此可见，循经传感现象是在以大脑为"中枢"的人体神经系统的调节与控制作用下，人体的各个部分（"经络"沿线各组织）在整体的相互作用与相互影响的相互关系中产生的，因此，循经传感现象是人体的一种整体功能现象。而循经传感现象的产生无论是中枢性感觉的产生抑或是周围性感觉的产生，其信息冲动都需要经历一个多环节、多层次的转换与传递的过程，这也是人们在临床上或实验中所观察到的循经传感的速度要远低于神经传导速度的根本原因。至于经络的现代研究中，人们发现的经络低电阻现象、高冷发光现象、隐性感传（如声信息感传）现象、循经同位素移行现象等，我们推测，极有可能与经络沿线各组织在大脑皮质中（或皮质下）特殊的电生理联系有关，从而表现出比经络沿线外组织有着更加相似的理化特征，而经络之所以能够用来治疗人体的疾病，如果从现代生理学的角度来解释，也同样缘于经络沿线各组织在大脑中（皮质或皮质下）的这种特殊的电生理联系。

三、传统经络理论的现代诠释

　　传统经络学说理论认为，人体经络具有"行气血而营阴阳，濡筋骨，利关节"的作用。不难看出，经络的"营阴阳，濡筋骨，利关节"的功能是建立在经络的"行气血"的功能基础之上的，因为只有人体的气血运行通畅了，经络才能发挥其"营阴阳，濡筋骨，利关节"的作用。由此可见，在经络的所有功能中，"行气血"是最基本、最重要的功能。那么，怎样理解经络"行气血"的功能呢？说经络具有"行气血"的功能，人们通常的理解，就是经络是人体里的一种通道或管道，人体的气和血就是在经络这种管道里运行或流动的。然而现代科学早已揭示，人体的血液是在人的血管中流动的，而人体的血管无论是从其走行还是从其功能作用上看都与古人所说的经络迥异，因此，人体内是根本不存在如古人所说的"经络"这么一种运行血液的通道的。至于说经络中运行着人体之"气"，按照古人的说法，"气"是一种存在于人体内的具有生命活力的精微物质，而现代科学则完全不能发现"气"这种物质的存在，更不要说其在人体内的某种"管道"中运行了。因此，要想正确理解古人所说的经络"行气血"的功能，就不能对古人的说法做直观的、指"实"性的理解，而是必须换一种思维方式，从论"虚"的角度来加以理解和说明。

在这里尤为关键的是要理解何谓古人所说的"气"。何谓古人所说的"气"呢？"气"所代表的是事物之间相互联系与相互作用的关系的存在，是古人抽象出来的事物之间所结成的一切相互关系的总和。在我们看来，物质的存在不仅以结构的方式存在着，而且还以事物之间相互关系的方式存在着。如果将物质的结构看成是物质的"形"的存在方式，而将事物之间的相互关系看成是物质的"气"的存在，那么，物质的存在就可以看成是结构与关系、形与气的存在方式的统一。就人体而言，所谓的人体之"形"，就是组成人体的各个形态结构，而所谓的人体之"气"，则是组成人体的各形态结构在整体的相互联系与相互作用中所结成的各种相互关系。经络是什么？经络是大脑之中关于人体各部分之间特定的相互作用或相互联系在人体体表的映射或投影，因此，经络所反映或揭示的正是人体各部分在整体的相互联系与相互作用中所结成的相互关系。正是从这个意义上讲，我们说经络之中运行着人体之"气"，人体的各个部分之间的相互联系与相互作用的关系如果发生了异常，我们就说经络之中人体之"气"的运行发生了异常。

中医学常常利用经络来治疗人体的疾病，利用经络为什么能够治疗人体的疾病呢？中医学认为"百病皆生于气"，从我们对"气"的现代认识中去理解，就是说人体的一切疾病都是因为人体各部分之间的关系发生了异常的缘故。因为"气"所代表的是组成人体的各个部分在整体的相互联系与相互作用中所结成的相互关系，而经络所揭示或反映的正是人体的各个部分之间的这种相互联系或相互关系，《灵枢·刺节真邪》中说："用针之类，在于调气。"因而，调整经络（比如针刺、按摩或导引等）的实质就是调整人体各部分之间的相互关系，或者说调整经络实质上就是调整人体之"气"，那么，调整经络也就能够治疗人体的疾病。古人又说气能行血，气为什么能够行血呢？在我们看来，气的运行调畅了，即人体各部分之间的相互关系协调了，也就能够促进人体血液的运行。这样传统中医学所说的经络具有"行气血"的功能，就不是说经络之中运行着人体的气血，而是说调整经络能够调整人体之气（即调整人体各部分的相互关系），并且能够促进人体血液的运行。

经络的现代研究表明，刺激人体的经络和穴位，能够激发人体的神经系统、血液循环系统、内分泌系统、免疫系统等系统的功能，因此，人体的经络与人体的神经系统、血液循环系统、内分泌系统、免疫系统等系统的功能密切相关。正是因为经络与人体的神经系统、血液循环系统、内分泌系统等系统的功能关系密切相关，以至于现代许多人认为经络的实质就是人体的神经系统、血液循环系统、内分泌系统以及免疫系统等。然而在我们看来，针刺或按摩人体的经络或经络上的穴位所激发出来的经络效应，如循经传感效应（现象）、针灸愈病效应（现象）等，虽然包括神经系统、血液循环系统、内分泌系统、免疫系统等系统的某些功能，但人体的经络又不能简单地等同于上述人体的某一个系统，经络效应实际上是人体的神经系统、血液循环系统、内分泌系统、免疫系统等系统的功能整合在一起的综合效应。经络效应之所以表现为上述诸系统功能的综合效应，归根到底，还是因为经络的功能现象（即经络效应）是人体的一种整体功能现象。

整体功能是组成人体的各个部分在整体的相互联系与相互作用中所产生的功能，但整体功能又不是一种特别的功能，它并不能脱离人体的结构功能而独立存在，而是与这种整体功能相关的各结构功能综合在一起的整体的外在表现。比如说脾的运化功能就是一种整体功能，但脾的运化功能又不是一种什么特别的功能，脾的运化功能包括人的消化系统各组织器官在内的人体各结构功能相互配合、相互协调综合在一起的整体的外在表现。像脾的运化功能一样，经络效应也不是独立于人的结构功能之外的某种特别的功能，针刺或按摩经络与穴位的信息通过传入神经传入到人的大脑中枢，经过大脑皮质或皮质下一系列的重组、调节、整合与转换，并沿着一定途径进行扩布，再将其通过传出神经传递出去，进而调动并激发人体的神经系统、血液循环系统、内分泌系统和免疫系统等相关系统的功能，从而表现出一系列整体的综合效应，如循经传感效应、针灸愈病效应等。因此，经络效应是一种整体功能效应；是由针灸或按摩的刺激所激发出来的人体多层次、多环节、多系统的一系列连锁反应。人体是一个复杂的巨系统，一根小小银针的扰动就能够在人体内掀起一场"风暴"，其作用机制完全类似于现代气象学所说的"蝴蝶效应"。

四、经络是古人构建的"象模型"

以上我们从现代科学的角度分析和揭示了经络的实质，知道了经络是大脑之中关于人体各部分之间复杂的相互关系或相互联系在人体体表的映射或投影，人体内实际上是不存在"经络"这么一种结构的。从人体整体功能的角度看，经络现象（如经络的循经传感现象、经络的愈病现象等）的实质是人体的一种整体功能现象。整体功能是组成人体的各个部分在整体的相互作用与相互联系中所产生的功能。而作为一种整体功能现象，经络现象是不可能在人体内找到与之对应的物质结构基础的，也就是说作为一种实体结构的"经络"在人体内是根本不存在的。然而，综合古人对于经络的相关描述，人们又可以看到经络"内属于脏腑，外络于肢节"，是人体内营阴阳、行气血、沟通表里内外的一种"通道"，经络在人体内又似乎是具有一定的"结构"的。那么，我们今天又该如何认识和理解古人对经络的描述呢？

要认识和理解古人对经络的描述，就不能不谈到中医学所特有的"取象"思维。"取象"思维也称象思维，象思维在认识和研究事物的运动规律时，总是建立在一定事物的"象"的基础之上，"象"是象思维最基本的思维单元。象思维要求人们在思维的过程中，总是要首先观察事物表现出来的现象，或者对被考察、研究的事物赋予一定的形象，再在这一现象或形象的基础上来对事物进行思维。中医学在思维的过程中之所以要求人们运用"取象"思维，其根本原因就在于中医学是一门整体医学，是一门探求天人之"道"的医学。"道"的实质是事物之间的相互关系，研究人体各部分之间的相互关系，研究人体与环境之间的相互关系是中医学研究的主要内容，也是中医学作为一门探求天人之"道"的医学的重要体现。而"道"又是通过"象"表现和反映出来的，古人对于经络的相关描述，正是中医学"取象"思维的产物。

循经传感现象、针灸的愈病现象等是古人观察到的一种人体生理功能现象，这些生理功能现象是如何产生的呢？古人认为是人体的内在之"藏"功能的外在显现，而这一内在之"藏"便是人体的经络。在中国古代哲学中，"象"是事物表现出来的功能和现象，"藏"是事物内在的本质与规律。中医学认为"有诸内者，必形诸外"，因此"象"是"藏"的外在表现，而"藏"是"象"的内在本质。那么，"藏"为什么会表现出这些功能与现象呢？古人是通过为"藏"立"象"，即建立"藏象"的办法来解释和说明的。通过建立"藏象"来解释和说明事物表现出来的功能与现象，即为古人所说的"立象尽意"，"立象尽意"就是用建立"藏象"的办法来表达事物的本质、规律和道理（即事物的含意）。"立象尽意"是以《周易》为代表的中国古代哲学说明事理的重要方法。《周易·系辞》中说："书不尽言，言不尽意……圣人立象以尽意。""圣人有以见天下之赜，而拟诸其形容，象其物宜，是故谓之象。"古人认为隐藏在现象背后的事物的本质、规律和道理是深奥莫测的，人们是不能用语言来加以描述的，即使勉强用语言来描述也是难尽其意的，因此，人们就常用"立象"的办法，也就是用建立"藏象"的办法来表达其中的含意。

人们之所以能用"立象"的办法来表达事物的含意，是因为古人认为事物有什么样的形象，它就有什么样的功能与作用，反之事物有什么样的功能与作用，它就有什么样的形象，事物的功能与作用与它所具有的形象是一致的，事物的功能与作用就存在于它的形象之中。中医的藏象学说就是通过为"藏"立"象"，即建立"藏象"的办法来说明人体内在之"藏"（如精气、脏腑、经络等）的生理功能及其活动规律的。比如，古人很早就观察到人体具有生命活力的现象，人体为什么会具有生命活力的现象呢？古人就是通过建立"精气"这一藏象来加以解释和说明的。又比如，古人看到人体的生命活动表现出不同的生理与病理现象，而"藏（脏）象"便是古人为解释和说明人体不同的生理与病理现象而建立起来的。古人在长期的临床和养生实践中观察到大量的循经传感现象及经络的愈病现象，人体为什么会出现这些循经传感现象及经络的愈病现象呢？古人就是用经络学说的理论来解释和说明的，而古人所有对于经络"形象"的描述，正是古人为经络建立的"藏象"。

西医学是建立在西方科学还原论物质观基础之上的，表现在对物质与功能关系的认识上，就是认为结构决定功能，人体的一切功能和现象都是建立在一定结构的基础之上的，找到了人体某种功能与现象的结构学基础，就认为人们的认识是科学的，找不到这种功能与现象的结构学证据，就认为人们的认识是不科学的，或是伪科学的，这就是现代科学强加给中医学研究的结构决定论功能观。经络的现代研究也同样如此，人们总是希望能够在人体内找到经络现象的结构学基础，但遗憾的是，几十年来人们寻找经络结构的种种努力均以失败告终，人们在显微镜下始终找不到如古人所描述的那种"经络"。为什么？就是因为现代人不懂得经络是古人取"象"思维的产物，古人所有对经络的描述，实际上都是古人为解释和说明临床所观察到的经络现象而人为建立的经络的"藏象"，人体内其实是不存在"经络"这么一种物质结构的。在医学理论的构建上，西医学指"实"，中医学论"虚"，用西方科学还原论物质观或结构决定论功能观的思维去研究中医的经络，是研究方法上的南辕北辙，不能取得任何实质性的进展是必然的。人们常说，不能用西医的思维方式去研究中医，道理就在于此。

经络之"象"的本质实际上是古人在头脑中虚拟构建的一种功能主体的模型。中医学是一门整体医学，它所研究的功能是人体的整体功能，整体功能是组成人体的各个部分在整体的相互联系与相互作用中所产生的功能，因而它就不可能像结构功能那样能够在人体内有着与之对应的实体结构的功能主体。然而按照人们的思维习惯，对于一种人体的功能，人们都希望将它看成是由某种功能主体所产生的功能，于是人们往往就会在头脑中虚拟出一个功能主体的模型，并将这一功能（整体功能）看成是由这一功能主体所产生的功能。经络现象就是一种人体的整体功能现象，是由人体的各个部分在整体的相互联系与相互作用中产生和形成的，因而，经络现象也就不可能在人体内找到与之对应的实体结构的功能主体。对于这种在人体内没有实体结构的功能主体与之对应的经络现象，人们也同样希望将它看成是由某种功能主体所产生的功能，经络就是古人在头脑中虚拟出来的这样的一种功能主体的模型。

人们对构建模型的方法并不陌生，因为现代科学也常常用构建模型的方法去帮助人们理解和说明事物的现象及功能，如卢瑟福的原子结构模型就是用原子核的"行星模型"来解释和说明 α 粒子散射实验的现象。西方科学构建的模型是一种建立在一定结构基础上的结构模型。西方科学所构建的之所以会是一种结构模型，是受西方科学结构决定论物质观影响的结果。结构决定论物质观要求人们用实际的物质结构去解释和说明事物的现象和功能，在构建模型时也不例外，卢瑟福原子结构模型就是如此。与西方科学构建模型的方法不同，中医学往往是通过"立象"的方法来构建事物的模型。所谓"立象"，就是对所要构建的模型赋予一定的"形象"，再通过这种模型的"形象"来解释和说明事物表现出来的现象及功能。中医学之所以要用"立象"的方法来构建事物的模型，是受中医学"象思维"影响的结果，"象思维"认为事物有什么样的形象，就会表现出什么样的现象及功能，事物表现出来的现象及功能与它本身的形象是一致的。中医学所构建的模型是通过"象"的形式反映出来的，因而，中医经络模型的实质乃是一种"象模型"。

构成经络"象模型"的"象"有物象、意象、征象与数象等不同的表现形式，经络之"象"就是这些不同形式的"象"的交叠与统一。比如，一说到经络人们就会将经络的形象与人体的神经、血管等联系在一起，这是经络在人们头脑中的物象；又会认为经络就像自然界纵横交错的河流一样在人体内流淌，这是经络在人们头脑中形成的意象。人们将十二经脉做出手三阴、手三阳、足三阴、足三阳等不同部位的划分，又将人体十二经脉的穴位分为井、荥、输、经、合五种不同的类别，并且认为"所出为井""所溜为荥""所注为输""所行为经""所入为合"等，从而建立起一套独具特色的十二经脉气血流注理论，这是人们为经络构建的阴阳五行之象，即经络的征象。人们常说人体的经脉有十二条，"十二经脉"即是古人为人体经络所构建的数象。经络被赋予上述物象、意象、征象与数象的过程，就是中医的经络和经络学说产生、形成、发展和演变的历程。

五、经络观念的起源

要了解经络或经络理论产生、形成、发展及演变的历史，首先有必要了解古人经络观念的起源。经络的原意，其实是古人对于经脉与络脉的统称。什么是脉？《素问·脉要精微论》中说："夫脉者，血之府也。"《灵枢·诀气》中说："壅遏营气，令无所避，是谓脉。"可见，古人认为脉是人体运行气和血的一种通道，人体的气和血都是在人体的脉中运行的。那么，什么是人体的气和血呢？古人对气和血的认识可能要比对脉的认识更早。古人认为气是人体的一种精微物质，人体之所以充满生机与活力，就是因为人体内充满了气这种精微物质的缘故。所谓的血，即运行在人体的血液，血液在身体里流动无疑是古人很早就观察到的一种生理现象。古人在长期的临床观察中又不难发现气与血之间的密切联系，如人体在失血过多时常常会感到气虚无力，而人体在气虚无力时又往往会出现血流的减缓等。总之，"血之与气，异名同类"（《灵枢·营卫生会》），二者相互依存，相伴以行，密不可分，气血是作为一个整体在人体的脉中运行的。那么，古人为什么会认为气血是在人体的脉中运行的呢？

要回答这个问题，就要说到脉的本始含义。脉的本始含义是指水流、水系，从文字学上考证，"脉"是"衇"和"脈"的异体字，其中"辰"既是声旁，亦是形旁，是"派"的本字，"派"即为河流、水系的意思。古人在最初认识人体气与血的时候，并没有认为气与血是在人体的脉中流动的，认为气与血是在人体的脉中流动，是古人"天人合一"认识观念的产物。"天人合一"是中国人的一个古老观念，天与人的道理是相通的是中国古人的一种基本认识。在古人看来，人体内的气血就如同地上的水流，"水者，地之血气，如筋脉之通也"（《管子·水地》），既然地上的水是在地之河流（即地之"脉"）中流动的，那么人体内的气血也应当是在人体之"脉"中流动的，《素问·离合真邪论》中"地有经水，人有经脉"，就是这种认识的体现。在中国古代水利学知识中，人们将河流、水系的主干（如大江、大河等河流的径流）称之为"经"，而由河的径流发出细小的分支（支流）称之为"络"，因此在古人的想象中，人体的血脉也应该分为经脉与络脉。所谓的经脉，就是运行着人体气血的主干，而络脉则是由经脉发出的细而小分支。人体的气血就是在这种遍布于人体的经脉与络脉所交织成的网络（即经络）中流动的，发挥着濡养全身的功能与作用。

由此不难看出，血脉最初只是人们观念中的一种产物，是古人从与大地的河流、水系的类比中得来。那么，这种存在于人们观念中的血脉是不是一种真实的存在呢？办法很简单，就是将人体打开直视观察。《灵枢·经水》中说："夫八尺之士，皮肉在此，外可度量切循而得之，其死，可解剖而视之。其脏之坚脆，腑之大小，谷之多少，脉之长短，血之清浊……皆有大数。"解剖观察的方法是古人获取医学知识和构建医学理论最直接的方法。古人正是通过解剖观察发现了人体的血管，发现人体的血液是在血管中流动的，因而，也就很自然地认为人们观念中的血脉就是在解剖观察中所发现的人体的血管。如《灵枢·经脉》中说："经脉十二者，伏行分肉之间，深而不见……诸脉之浮而常见者，皆络脉也。"在古人看来，经脉就是循行于人的分肉之间、深不可见的较粗大的血管，络脉则是分布于人的体表、肉眼可见的浅小静脉及毛细血管。因为经络之中运行着人体的气血，所以古人认为运用经络能够治疗人体的疾病。《黄帝内经》中就有许多针刺经络来治疗人体疾病的记载，如"凡刺之数，先视其经脉"，"凡刺之理，经脉为始"，"视其血络，刺其出血"等，这些都从不同的侧面说明了古人所认为的经脉或络脉就是西医学所说的人体的血管。

既然古人认为观念中的血脉就是他们在解剖观察中所发现的人体的血管，而治疗疾病的需要又要求他们必须了解这些血管（血脉）在人体内的走行和分布，那么这些在解剖观察中所发现的血管在人体内是如何走行和分布的呢？络脉在人体的循行和分布是不难知晓的。在古人看来，络脉属于人体表浅部位的血管（即相当于西医学所说的人体的浅表静脉），其在人体的走行和分布用肉眼即能察知，故不能知晓的其实是经脉在人体的循行和分布。古人认为，经脉伏行于分肉之间，是深而不见的，而仅凭古人原始的解剖技术和手段，想要真正了解和掌握经脉（即人体深部的大血管）在人体的走行和分布是根本不可能的。解剖观察的方法是古人获取医学知识和构建医学理论最直接的方法，但是当人们无法直接用解剖观察的方法去获取他们所需要的医学知识和构建某种医学理论时，人们就可能会采取其他的一些方法，如抽象思辨、取象类比和启示联想的方法等。古人在长期的针刺、按摩等临床实践中所积累的医疗经验及观察到的临床现象，无疑为他们探寻经脉的循行和分布提供了诸多有益的启示和联想。

远古时期，人们便开始运用针刺、按摩等方法来治疗人体的疾病。古人运用针刺、按摩等方法治疗人体的疾病最初可能只是偶然发现针刺、按摩等方法对人体某一部位的不适有一定的缓解作用，比如，人体的某一部位出现了麻木、疼痛等不适，用针在麻木或疼痛的部位刺激一下会使这些不适的症状有所缓解，或者用点燃的艾草在出现寒冷的部位灸一下使得寒冷的症状得到消除等，以后便在治疗人体的疾病时有意识地或有目的地加以运用。当古人在有意识或有目的地使用针刺、按摩、艾灸的方法治疗人体疾病时，发现局部会产生酸、麻、胀、痛或冷、热、气流感等并沿着某些固定的路线传递的现象，这就是现代人所说的循经传感现象。而在古人潜心体察这种循经传感现象的时候，又可能在无意中发现循经传感沿途所过部位的疾病（如疼痛、酸胀、麻木等）得以缓解乃至痊愈，于是，古人就有可能将这些循经传感的线路描记下来并作为一种医疗经验，以后再碰到这条"线"的沿途所过部位的疾病时即采取相同的方法来加以治疗。

另一种情形就是，古人在运用针刺、砭石、艾灸等方法治疗人体的疾病时，起初可能只是偶然发现人体上某一个点（此时古人还没有穴位的概念）对缓解人体的某一种病痛特别有效（如"足三里"能缓解人体的胃痛），随着经验的积累，又发现了许多别的点也能缓解人体同一种病痛（如"上巨墟"与"下巨墟"都能缓解人体的胃痛），而当人们试图把这些点连接成线时，又发现这条线路上其他的点也能够治疗人体同一种疾病（如"丘墟"也能缓解人体的胃痛），于是就将这条"线"记录了下来，作为一种医疗经验，以后再碰到这种疾病（如胃痛）时便运用这条线路上的"点"来进行治疗。可以肯定的是，随着临床实践的丰富和发展，古人发现的这些用于治疗人体疾病的体表"治疗线"会越来越多，而这些用于治疗人体疾病的体表"治疗线"也都无一例外地作为一种医疗经验被古人——记录了下来。

这些被记录下来的体表"治疗线"为什么能够治疗人体的疾病呢？在古人看来，唯一的解释，就是这些体表"治疗线"下隐藏着运行人体气血的经脉。古人将运行人体气血的经络分为经脉和络脉。络脉在人体的循行和分布古人是能够知晓的，因为络脉的位置比较表浅，肉眼即可以察知，但囿于远古时期解剖技术和手段的限制，对于伏行于分肉之间经脉的走行和分布人们却难以寻觅。正当古人为寻找经脉在人体内的走行和分布而一筹莫展之际，这些在人们的医疗实践中发现的体表"治疗线"无疑给了古人以强烈的启示：这些治疗人体疾病的体表"治疗线"下隐藏着的正是人们所要寻找的经脉。也就是说，隐藏在分肉之间的人体的经脉就是沿着这些治疗人体疾病的体表"治疗线"循行和分布的。在古人看来，这些人体体表的"治疗线"之所以能够治疗人体的疾病，就是因为针刺、砭石与艾灸的刺激激活了隐藏在体表"治疗线"下人体经脉中的经气，而所谓的"得气"（现代人也称为循经传感现象），正是经脉之气被激活的表现，由于经脉之气被激活，气活则血行，经脉之中的气血得到了调整，因而也就治愈了人体的疾病。

六、经络理论的产生、形成和发展

根据现存的史料，长沙马王堆汉墓出土的帛书《足臂十一脉灸经》和《阴阳十一脉灸经》是目前发现的有关人体经脉循行与分布的最早记载，从中人们可以看出经络学说形成早期的概貌。据有关学者推断，《足臂十一脉灸经》的成书年代在春秋时期，书中有上肢脉5条，下肢脉6条，11条经脉的排列顺序是先足后手，循行的基本规律是从四肢末端到胸腹或头面部。《阴阳十一脉灸经》的成书时间稍晚，该书在《足臂十一脉灸经》的基础上对11条脉的循行及主病进行了较大的调整和补充，以先阴脉后阳脉的原则来确定各经脉的排列次序，其中的9条经脉仍由四肢走向躯干，而"肩脉"与足少阴脉则相反，由头或少腹部走向四肢末端。综观《足臂十一脉灸经》和《阴阳十一脉灸经》关于人体经脉的记载，其所载的人体经脉数是11条，且各经脉之间并没有相互的续接，更没有经脉与脏腑间的相互联系。而成书于秦汉时期的《黄帝内经》所载的人体经脉数为12条，十二经脉之间相互续接并形成一个闭合的环路，人体的气血就是在这一闭合的环路循环流动的，且十二经脉与人体各脏腑之间还构成相互络属的关系。那么，《足臂十一脉灸经》和《阴阳十一脉灸经》中的经脉与《黄帝内经》中的经脉为什么存在如此大的差异呢？

任何一门学说都不可能一直停留在它产生之时的水平，而是随着人们认识和实践的发展而发展，新的实践和新的认识使得人们不断修正原有的认识，增添新的内容，从而推动这门学说不断发展和成熟，中医经络学说的形成亦如此。我们认为，古书中所记载的人体经脉数目的多少，在很大程度上是人们观念或理念的产物。在我们看来，《足臂十一脉灸经》和《阴阳十一脉灸经》中记载的人体经脉数量（11 条）并不一定就是古人在临床中所发现的人体经脉的实际数量，而完全有可能是古人的某种观念或理念的表达或反映。根据《汉书·律历志》中的记载："天六地五，数之常也。天有六气，降生五味。夫五六者，天地之中合，而民所受以生也。故日有六甲，辰有五日，十一而天地之道毕，言终而复始。"由此可见，在古人的观念或理念之中，天六地五，为天地之常数，合之则为十一，天地之间的一切道理都蕴含在其中。人体经脉的数量是阳脉六而阴脉五，阴阳十一脉的认识实际上是古人在阴阳术数观念的影响下形成的，它所代表的其实是古人对宇宙天地之道的一种看法和理念，因此决不能因为《足臂十一脉灸经》和《阴阳十一脉灸经》中所记载的经脉数（11 条）比后世的经脉数（12 条）少一条而简单地归结为古人尚未发现，或者认为《足臂十一脉灸经》和《阴阳十一脉灸经》中的经脉数只是当时人们医疗经验简单和原始的记录。

从《足臂十一脉灸经》和《阴阳十一脉灸经》中经脉数量的 11 条到《黄帝内经》中经脉数量的 12 条的变化，也不能够简单地看成仅为经脉数量上的增减，它还是古人天人合一的观念在经脉认识上的体现。天人合一的观念是中国人意识中的一种古老观念，它扎根在中国人的头脑之中，深刻影响着中国人的思维和行为方式。天人合一的观念认为人与天地同理，人们可以参照天地自然的规律和道理来认识人体的规律和道理。在天人合一的认识论观念的指导下，中国古人才能充分吸收当时的天文、历法、地理、气象、水利、物候、生物、物理、化学等各门类的学科知识，并将它们融入中医学的领域之中，从而建立起博大精深的中医学理论。从经络学说的理论中，我们就能够看到许多中国古代水利学的名词和术语。如"经络"一词即为中国古代水利学术语，"经"在古代水利学中指河流的主干，"络"是指河流的支脉，其他如脉、隧、渎、洫、灌、溉等经络学名词，也大都来自《周礼》《管子》等古籍中论及水利的专用术语，至于《灵枢》中穴位的命名如水道、水沟、中渎及沟、渠、谷、泉、池、泽等，也都与古代水利学知识密切相关。由此看来，经络理论或经络学说主要是古人在长期医疗实践的基础上，参照、参阅或参考古代水利学知识而建立起来的。

中国是一个农业古国，农业生产与水利息息相关，中国古代很早就流传着大禹治水的传说，说明我们的祖先在远古时代就开始兴修水利、与水患做斗争。在长期的兴修水利与水患做斗争的过程中，中国古人积累了丰富的水利学知识，而随着人们水利学知识的不断丰富，又改变着人们对经络的看法和认识，促进了经络理论和经络学说的发展。在中国古代水利学知识中，很早就有关于"经"与"络"的记载。如《管子·度地》中认为：城市应当靠着山沿着经水而设（"乡山，左右经水若泽"），所谓经水，就是大河。

又云"内为落渠之泻，因大川而注焉"，就是说在城池内修砌沟渠排水，其中的水流入大河。"落"，通"络"也，所谓"落渠"，指的是横着与经水连络的较小的沟渠。在古人看来，大地上的水都是在"经水"与"络水"中流动的，其中的"经水"就是河流的主干，而"络水"则是由经水分出的支脉，而地之经水犹人之气血，既然大地之上的水是在"经水"与"络水"之中流动的，那么人体的气血亦应流动在人体的"经脉"与"络脉"之中，经络或经络观念也就由此而产生和形成了。

随着古代科技和生产力的发展，人们认识世界的视野也在不断开阔。就人们对水利学知识的认识而言，人们由最初认识的微观范围内的"经水"与"络水"，逐渐认识到宏观范围内的江、河、湖、海，而正是由江、河、湖、海构成了整个自然界的水循环体系。根据当时人们掌握的水利学知识，古人认为九州之中有东、西、南、北四海，中原有清、渭、海、湖、汝、渑、淮、漯、江、济、河、漳十二条主要河流，而十二条河流皆注之于四海。按照"天人相应"及"天人相参"的理论，人体之中也有髓、血、气、水谷四海，而与中原十二条河流对应的则是人体的十二条经脉，人体十二经脉的气血亦流注于人体的四海，故《灵枢·海论》认为"人亦有四海、十二经水。经水者，皆注于海，海有东西南北，命曰四海……人有髓海，有血海，有气海，有水谷之海，凡此四者，以应四海也"，《灵枢·邪客》认为"地有十二经水，人有十二经脉"，《灵枢·经水》认为"经脉十二，外合于十二经水……此人之所以参天地而应阴阳"，这便是人体十二经脉的由来。从人体十一经脉理论发展到十二经脉理论，所体现的实际上是古人"天人合一"的观念或理念在中医经络理论或经络学说中的反映。

从《足臂十一脉灸经》和《阴阳十一脉灸经》对经脉的记载和描述中可以看到，早期的 11 条经脉之间是彼此孤立、互不连续的，而到了《灵枢》之中，人体的 12 条经脉之间却是首尾相接，形成了一个闭合的环路。古人对于经脉认识的这一变化，显然是受到了中国古代圜道观的影响。圜道观是中国古代的一种自然观。古人在长期的生活观察中，看到日月运行、昼夜交替、四季轮回等自然现象，因而产生了圜道观的思想，认为自然界万事万物都是按照一定的方式进行周而复始、循环往复的运行。《吕氏春秋·圜道》中记载："日夜一周，圜道也。月躔二十八宿，轸与角属，圜道也。精行四时，一上一下，各与遇，圜道也。物动则萌，萌而生，生而长，长而大，大而成，成乃衰，衰乃杀，杀乃藏，圜道也……莫知其原，莫知其端，莫知其始，莫知其终，而万物以为宗。"《吕氏春秋》的论述就体现了古人这种圜道观的思想，并认为圜道运行是万物遵从的普遍规律。《周易》中亦有这种圜道观的记述，如《周易》泰卦中说："无平不陂，无往不复。"《周易》复卦中说："反复其道，七日来复。"《周易·系辞》中说："日往则月来，月往则日来，日月相推而明生焉；寒往则暑来，暑往则寒来，寒暑相推而岁成焉。"这些论述反映的也是古人圜道观的思想。

圜道观的思想反映在中医学领域，就是认为人体营卫、气血的运行也是这种如环无端，周行不休的。如《灵枢·营卫生会》中说："人受气于谷，谷入于胃……其清者为营，浊者为卫，营行脉中，卫行脉外，营周不休，五十而复大会，阴阳相贯，如环无端。"《灵枢·脉度》中说："气之不得无行也，如水之流，如日月之行不休……如环之无端，莫知其纪，终而复始。"《灵枢·痈疽》中说："经脉留行不止，与天同度，与地合纪……夫血脉营卫，周流不休，上应星宿，下应经数。"既然人的气血是在人体的经脉（经络）中流动的，这就要求人体的经脉也是一个首尾相贯、如环无端的闭合系统。此外，中国古人很早就有数的崇拜，认为天地自然规律冥冥之中受某种"数"的制约或支配，而"十二"这个数字则体现着天地自然的往复循环运动，如十二地支、十二时辰、一年十二个月等，因此"十二"这一数字也被古人认为是圜道之数。《黄帝内经》中认为人体有十二经脉，即是这一思想的具体体现。诚如《灵枢·经别》中所说："人之合于天道也，内有五脏，以应五音、五色、五时、五味、五位也；外有六腑，以应六律，六律建阴阳诸经而合之十二月、十二辰、十二节、十二经水、十二时，十二经脉者，此五脏六腑之所以应天道也。"

古人将人体的气血循环类比于自然界的水循环系统，这样就有一个水循环的调蓄问题。在自然界，如果江河满溢，可以通过湖泊系统的调蓄作用，使满溢的江河之水得到分流和调节。在古人看来，人体的经脉中也有这样的一个调蓄系统调节着经脉中运行的气血，这就是人们常说的"奇经八脉"。关于奇经八脉的记载，最早散见于《黄帝内经》，《难经》则对奇经八脉的内容进行了系统阐述。《难经》不但提出了奇经八脉之名，详载了它们的分布路线和病候，更是对奇经八脉的功能与作用做出了形象的比喻。圣人开挖沟渠，与大河相通，以备不虞，当天降大雨时，江河满溢，多余的水即可借此而排出，以免灾祸。人体也一样有这种调节经脉满溢的"沟渠"系统，这就是奇经八脉。《难经》提出的奇经八脉理论无疑是对《黄帝内经》经络理论的完善和补充。所谓的奇经八脉，是中医学对任脉、督脉、冲脉、带脉、阴跷脉、阳跷脉、阴维脉、阳维脉八条经脉的总称。至于为什么称之为奇经八脉，《难经·二十七难》中解释说："凡此八脉者，皆不拘于经，故曰奇经八脉也。"意思是说，上述八条经脉不隶属于人体任何脏腑（督脉除外），又无表里配合的关系，是人体十二经脉之外具有特别功能的经脉，故称为奇经八脉。

而这种特别的功能当然是指奇经八脉的调蓄功能，它能够涵蓄十二经脉气血和调节十二经脉盛衰。当十二经脉及脏腑气血旺盛时，奇经八脉能够加以蓄积，而当人体功能活动需要时，奇经八脉又能渗灌供应。《难经》把十二经脉比作"沟渠"，把奇经八脉喻作"湖泽"，即形象地说明了这一功能。具体说来，任脉行于腹面正中线，总任一身之阴经，故称为"阴脉之海"，因其起于胞中，与女子妊娠有关，故又有"任主胞胎"之说。督脉行于背部正中，总督一身之阳经，故称为"阳脉之海"，其行于脊里，上行入脑，并从脊里分出属肾，肾生髓，脑为髓海，故督脉与脑、髓和肾的功能活动密切相关。冲脉上至于头，下至于足，贯穿全身，成为气血的要冲，能够调节十二经脉的气血，故称"十二经脉之海"，又称"血海"，有促进生殖的功能，与妇女的月经有关。带脉，起于季胁，斜向下行到带脉穴，绕身一周，状如束带，能约束纵行的诸脉，调节脉气，使纵行诸脉之脉气不致下陷，又主司妇女带下，故名。跷，有轻健跷捷之意。阴跷脉与阳跷脉，具有濡养眼目、司眼睑开合和下肢运动的功能。维，有维系、联络之意。阴维脉的功能是"维络诸阴（经）"，而阳维脉的功能则是"维络诸阳（经）"。

中医学在长期的临床观察中发现，人体五脏六腑之间，五脏六腑与形体官窍、四肢百骸之间存在着广泛而复杂的联系。脏与脏之间，如肝失疏泄可引起脾失健运，而脾失健运亦可引起肝失疏泄；脏与腑之间，如心经实火，可移热于小肠，致小肠实热，而小肠有热，亦可上熏于心，致心火炽盛；五脏与官窍之间，心开窍于舌，肺开窍于鼻，脾开窍于口，肝开窍于目，肾开窍于耳，不同脏腑的疾病可引起相应官窍的病变；五脏与五体之间，五脏的病变亦可引起五体（脉、筋、肌肉、皮毛、骨等）的病理改变等。由此可见，人体是一个以五脏为中心、各部分之间相互联系的统一的整体，而这一切中医学又是借助于经络学说理论来解释和说明的。中医学认为，人体经络"内属于脏腑，外络于肢节"，十二经脉及其分支在人体内纵横交错、出表入里、通上达下，向内络属脏腑，向外连络肢节，从而将人体的五脏六腑与形体官窍、四肢百骸有机地联系起来，构成了一个内外、表里、左右、上下彼此之间紧密联系、协调统一的有机整体。不难看出，随着经络学说与脏腑学说的结合，经络又被赋予了感应传导、沟通联络的功能。经络系统在人体内发挥着气血循环、感应传导与沟通联络的作用与功能。

经络理论与脏腑理论的结合不但促进了经络学说的发展，也促进了中医脏腑学说的完善。为了说明经络与脏腑之间的关系，中医学将十二经脉各配属一个脏腑，如手太阴经与肺脏相连称为手太阴肺经，手阳明经与大肠相连称为手阳明大肠经，足太阴经与脾脏相连称为足太阴脾经，足阳明经与胃相连称为足阳明胃经等。人体各脏腑的气血或生理与病理信息就是通过与之相连的经脉进行传输或传递的，从而将各脏腑与相应的形体官窍、四肢百骸联系起来。但在这种配属中还有一条经脉不能找到与之对应的脏腑，于是，古人又虚拟出一个脏"心包"，认为心包是心脏之外的包膜，有代心受邪的功能，并将手厥阴经与心包相连称为手厥阴心包经。这样，不但将十二经脉与人体的脏腑完全配属起来，也使中医的脏腑学说由原来的"五脏六腑"演变为"六脏六腑"，中医的脏腑学说由此得以进一步完善。为了说明脏与腑之间的联系，中医学又建立了一套经脉络属理论，将与十二经脉直接相连的脏腑的联系称为"属"，将和与之相表里的脏腑的联系称为"络"，如手太阴肺经属肺络大肠，足阳明胃经属胃络脾等，而脏腑之间就是通过经脉的这种"络属"关系联系在一起的。

为了进一步说明人体各经脉、脏腑之间的联系，中医学还建立了一套十二经别、十五别络、十二经筋、十二皮部的理论。十二经别是指从十二经脉分出，深入到躯体的深部，循行于胸、腹及头面的重要支脉，通过十二经别的"离、合、出、入"，从而加强了十二经脉（尤其是表里两经）之间的相互联系，并能通达某些正经未能循行经过的部位，以补正经之不足。十五别络，亦是从经脉分出的较大的支脉，十二经脉及任脉与督脉各有一别络，再加上脾之大络，共有十五条，合称十五别络。别络的主要功能是加强互为表里的两经之间在体表的联系。同为人体络脉的还有孙络与浮络。孙络是从经脉中分出的细而小的分支，浮络则是浮现于体表部位肉眼可见的络脉。十二经筋与十二皮部是十二经脉与筋肉、皮肤相连的部分。十二经筋是十二经脉之气"结、聚、散、络"于筋肉、关节的体系，具有连缀四肢百骸，主司关节运动的功能。十二皮部是十二经脉之气散布于皮肤之处，具有滋养、濡润皮肤的功能与作用。这样中医的经络学说便将人体的经络分为经脉与络脉，其中的经脉包括十二正经与奇经八脉，络脉包括十五别络、孙络与浮络等，它们"内属于脏腑，外络于肢节"，发挥着"行气血而营阴阳，濡筋骨，利关节"的作用，从而构建起完备的经络学说的理论。

在中医经络学说理论形成的过程中，不难看到其受中国古代哲学思想的深刻影响。根据中国古代"三阴三阳"学说的理论，按照各经脉气血流注的多少，中医学将人体十二经脉做出了手足三阴与三阳的划分，手足三阴即太阴、厥阴与少阴，手足三阳即太阳、少阳与阳明，并且认为阳明经多气多血，太阳经多血少气，少阳经多气少血，太阴经多气少血，厥阴经多血少气，少阴经多气少血。手足三阴经循于人身之阴侧（如肢体内侧、胸腹部等）与属阴的脏相连，而手足三阳经循于人身之阳侧（如肢体外侧、头面与背部等）与属阳的腑相连，这无疑是受到中国古代阴阳哲学思想影响的结果。五行思想对中医经络学说的影响主要表现为五输穴理论的建立。中医学按照五行学说的理论将人体十二经脉膝、肘以下的穴位划分为井、荥、输、经、合五种不同的类别，并认为"所出为井，所溜为荥，所注为输，所行为经，所入为合"，从而建立起一套独具特色的人体十二经脉气血流注理论，在此基础上又发展出一套符合五行学说理论的刺灸方法，如春刺井、夏刺荥、长夏刺俞、秋刺经、冬刺合，虚者补其母、实者泻其子等，使中医经络学说的理论得到了进一步完善。

中医学不仅认为人体的本身是一个有机联系的统一整体，而且认为人与自然界也是一个有机联系的统一整体，这主要表现在人与天地的相应上，为此古人常用经络学说理论来加以说明。如《灵枢·邪客》中说："天有日月，人有两目；地有九州，人有九窍；天有风雨，人有喜怒……地有十二经水，人有十二经脉。"《素问·气穴论》中说："气穴三百六十五，以应一岁。""孙络三百六十五穴会，亦以应一岁。"人与天地相互通应，人体能够感知环境的变化并对环境因素的变化做出相应的反应，表现为人体的生理功能和机能状态呈现出与环境因素变化相一致的日节律、月节律和年节律等。人体的生理功能和机能状态为什么会随环境因素的变化而变化呢？古人认为，其根本原因在于环境因素的变化能够影响到人体经脉中气血的盛衰，正如《素问·离合真邪论》中所说："夫圣人之起度数，必应于天地；故天有宿度，地有经水，人有经脉。天地温和，则经水安静；天寒地冻，则经水凝泣；天暑地热，则经水沸溢；卒风暴起，则经水波涌而陇起。"正是由于环境因素的变化影响到人体经脉中气血的盛衰，人体才表现出生理功能和机能状态与环境因素的变化相一致的节律性。

七、经络学说在中医临床上的应用

临床上，人们常用经络理论来解释人体疾病的病理变化和病理机制。正常情况下，经络在人体内具有"行气血而营阴阳"的作用，人体的气血是在经络中流动的，而气血又是人体生命活动的物质基础，人体各个脏腑的生理功能和生理活动都有赖于气血的推动，四肢百骸、五官九窍、皮肉筋骨等都有赖于气血的荣养，因此，人体的经络一旦出现功能失调（如经络阻塞等），人体的气血就不能正常地发挥内溉脏腑、外濡腠理的功能作用，就可能使人体产生各种疾病，正因为如此，中医学常常把经络的功能失调看成是导致疾病的重要原因。风、寒、暑、湿、燥、火外感"六淫"使人致病，一个重要的原因就是外感"六淫"侵入人体的经络，使经络发生了阻滞的缘故。痰湿、瘀血等病理产物使人体致病，其致病的原因也大多是阻滞了人体的经络，妨碍了人体气血的正常运行。一旦人体的经络发生了阻滞，人体的气血不能正常运行，人体的筋骨皮肉等组织得不到气血的荣养，就会出现疼痛、拘挛、麻木等症状，"不通则痛"或"不荣则痛"是中医学对这一类病证的通俗解释。

中医学认为经络的功能失调是使人致病的重要原因，同时经络也是传递病邪的一个重要途径。《素问·缪刺论》中说："夫邪之客于形也，必先舍于皮毛；留而不去，入舍于孙脉；留而不去，入舍于络脉；留而不去，入舍于经脉；内连五脏，散于肠胃。"就是说，外感"六淫"之邪是通过经络，由孙络到络脉再到经脉一步步从皮毛传递到人体的脏腑。当气血不足，人体的经络虚疏时，外邪就有可能侵入经络从而使人体致病。《素问·热论》中说："伤寒一日，巨阳受之，故头项痛，腰脊强。二日，阳明受之，阳明主肉，其脉侠鼻络于目，故身热，目疼而鼻干，不得卧也。三日，少阳受之，少阳主胆，其脉循胁络于耳，故胸胁痛而耳聋……"中医学认为，病邪可以从一条经脉传递到另一条经脉，疾病过程中疾病的证候之所以发生变化，一个重要的原因就在于病邪在经脉间发生了传递，其中病邪传递到哪一条经脉即表现为这一经脉及其所属脏腑的病证，据此人们就可以做出疾病的病邪属于哪一经脉的辨证。仲景的《伤寒论》就是专门研究疾病的病邪（主要是伤寒病邪）在"六经"（太阳、少阳、阳明、太阴、少阴、厥阴）间传递的学说，其所创立的"六经辨证"至今仍被奉为辨证论治的圭臬，指导着人们对疾病的辨证。

经络理论也常常用来解释人体的各种病理现象。比如，心与小肠之间，心之实火可移热于小肠，引起尿少、尿赤、尿痛等；小肠有热亦可上熏于心，引起心烦、失眠、多梦、舌赤糜烂等，原因就在于心经与小肠经的相互络属。又比如，太阳伤寒证之所以会出现头项强痛、背痛、腰脊痛等，是因为足太阳膀胱经"从巅入络脑，还出别下项，循肩膊内，挟脊抵腰中"，而阳明热盛证之所以出现面红目赤，是因为足阳明胃经循行于人的面部，邪热之火循经上熏于面的缘故。再比如，临床上人们常常可以看到肝的病变可起胃和肺的异常，如胃痛、反酸或咳嗽、咯血等，这是因为肝的经脉"挟胃""上注肺"的缘故。总之，经络在人体内发挥着传递人体生理与病理信息的作用，脏腑的疾病之所以能够引起全身各部分功能的异常，或者全身各部分功能的异常亦可引起脏腑的疾病，原因就在于经络的这种沟通与联络的作用。正是因为经络在人体的生理与病理中发挥着如此重要的作用，《黄帝内经》中说经络是"人之所以生，病之所以成，人之所以治，病之所以起，工之所以止，粗之所易，上之所难也"（《灵枢·经别》），又说"经脉者，所以能决死生，处百病，调虚实，不可不通"（《灵枢·经脉》），经络对于人体的重要性由此可见一斑。

经络理论还常常用于指导疾病的诊断。经络理论指导疾病诊断，一般有如下两种方法：一种是"以经辨证"的方法。经络在人体都有一定的循行部位，因此，人们就可以根据病症出现的部位来判断属于哪一经络或脏腑的疾病。比如，临床出现两肋疼痛、少腹痛、目赤肿痛的证候，因足厥阴肝经"布胁肋""抵少腹""连目系"，故上述部位的证候，可判断疾病的病位在肝。又如，头痛一症可根据疼痛部位的不同而做出不同的诊断。如痛在前额，病属阳明；痛在后头及项部，病属太阳；痛在侧头，病属少胆；痛在颠顶，病属厥阴等，就是因为上述不同的经脉分布于头的不同的部位。另一种是"以证分经"的方法。根据患者的临床症状，结合各经脉所主的病候，综合分析，来判断疾病属于哪一经或哪一脏腑。比如，咳喘病若伴有胸闷胀满、缺盆中痛、肩臂痛、发热恶寒、善嚏等，可诊断为太阴肺经的病候；又如，患者出现面色黧黑、嗜睡、善恐等症时，则可诊断为足少阴肾经的病候等。此外，近年来还出现了一种经络触诊的方法，即用手在患者经脉循行分布的有关穴位上进行触摸，当触摸到一些不同形态的反应物，如结节状物、条索状物等在某一经络或与某一脏腑相关的穴位上，即可以断定人体的这一经络或脏腑存在着疾病。

人们还常常用经络理论来指导对疾病的治疗，或者直接利用经络来治疗人体的疾病。经络之中运行着人体的气血，而经络不通、气血失畅是造成人体疾病的重要原因，因此，畅通经络、调整气血也就成为中医学治疗疾病的重要方法，此即为《黄帝内经》中所说的"通其经脉，调其血气"。怎样去"通其经脉，调其血气"呢？这就是运用针刺、按摩、艾灸等方法去疏通人体的经络。怎样运用针刺、按摩、艾灸的方法去疏通人体的经络呢？《灵枢·九针十二原》中说："凡用针者，虚则实之，满则泻之，宛陈则除之，邪盛则虚之。"《灵枢·通天》中说："古之善用针艾者，视人五态乃治之，盛者泻之，虚者补之。"也就是说，在运用针刺、艾灸等方法治疗人体的疾病时，必视人体经络中气血状态的不同而运用不同的方法。大体说来，经络中气血虚弱的要用补的办法，气血充实的要用泻的办法，气血瘀阻的要用除去瘀血的办法，邪气亢盛的要用祛除病邪的办法等。

用针灸疏通经络、调畅气血包括调气与调血两个方面。所谓调血，就是人们通常所说的刺血。刺血疗法是中医学治疗疾病的一种常用方法，大多在人体内有瘀血或邪热亢盛的情况下使用，此即《黄帝内经》中所说的"宛陈则除之，邪盛则虚之"，方法是"视其血络，刺其出血"，看到体表血络明显的地方用针具刺破，让血液自然流出，从而达到除瘀祛邪、疏通经络的目的。而所谓调气，则是运用针刺或按摩的方法刺激经络上的穴位，使经络中的人体之气得到调整，《灵枢·刺节真邪》中说："用针之类，在于调气。"故《黄帝内经》中又将穴位称为气穴。运用针刺调整人体的经络之气，分为"补"与"泻"两种不同的方法，"盛者泻之，虚者补之"，人体的经络之气充盛的，就用"泻"的办法，人体的经络之气虚弱的，就用"补"的办法。其操作方法是"迎而夺之"谓之泻，"追而济之"谓之补，即进针时针尖随着经脉循行去的方向刺入为补法，针尖迎着经脉循行来的方向刺入为泻法。判断针刺取得疗效的关键是"得气"，《灵枢·九针十二原》中说："刺之要，气至而有效。效之信，若风吹云，明乎若见苍天，刺之道毕矣。"只有得气才能使经络之气得以疏通，从而有效地治疗人体的疾病。

经络理论也常常用来阐释中药治疗疾病的机制。为了阐明中药治疗疾病的机制，中医学常用药物的四气、五味、升降沉浮等理论来加以说明。所谓的四气，指的是药物寒、凉、温、热四种不同的药性，而五味则是指药物的酸、苦、甘、辛、咸五种不同的味道。古人在长期的临床实践中发现，不同性味的药物有着不同的功能与作用。比如，寒凉的药物多具有清热、凉血、解毒的功能；温热的药物多具有散寒、温里、助阳的作用。又比如，酸味药物常能够收敛、固摄、止汗与生津；苦味药物多能清热、燥湿、坚阴等。但仅凭上述理论还不足以解释某些药物特殊的药理作用。比如，同为清热解毒药物的黄连、黄芩与黄柏，药物的性味均为苦寒，而临床发现其功效却不完全相同，黄连善清心热（火），黄芩善清肺热（火），黄柏善清肾热（火）。为什么药物的性味相同而药理功效殊异呢？古人是用经络理论来解释的。这就是黄连、黄芩、黄柏虽然同为苦寒清热之品，但在进入人体后却偏向入于不同的经络。黄连走心经，故其能清心热（火），黄芩走肺经，故其能清肺热（火），黄柏走肾经，故其能清肾热（火），此即为黄连、黄芩、黄柏等药理性质不同的原因。正是借助于经络学说，中医学才建立起了所谓的药物归经理论。

中药的药物归经理论根据人们临床中发现的药物主治功能的不同而将药物归于不同的经络，从而指导药物在临床中的应用。比如，人们在临床中发现麻黄多能治疗肺与膀胱等脏腑的疾病，因而就将麻黄归为肺经与膀胱经，以后在发现有肺与膀胱及其经脉的病证时，就用麻黄来治疗。又比如，人们在临床中发现生地黄多能治疗心、肝、肾等脏腑的疾病，因而就将生地黄归为心经、肝经与肾经等，以后在发现有心、肝、肾及其经脉的病证时，就用生地黄来加以治疗。此外，人们在临床中还发现，本来某一药物或某一方剂并不治疗某一经络或某一脏腑的病症，但在加入某种特定的药物之后，往往能够产生明显的疗效。比如，加入柴胡就能治疗少阳经脉及其脏腑的病症，加入羌活就能治疗太阳经脉及其脏腑的病症，加入白芷就能治疗阳明经脉及其脏腑的病症等。中医学就将这种特定的、具有引导作用的药物称为引经药，认为引经药能够引导其他药物进入人体某一特定的经脉和脏腑，从而治疗这一经脉和脏腑的病证。鉴于经络在临床上重要的指导作用，古人慨叹"医者不明经络，犹人夜行无烛"，"学医不知经络，开口动手便错"，道出了古人对掌握经络重要性的认识。

八、结语

总之，从现代认识的角度看，经络是大脑（皮质或皮质下）之中关于人体各部分之间复杂的相互关系或相互联系在人体体表的映射或投影，而并不是人体内某种实体的结构。从经络理论的产生、形成、发展与演变的过程看，经络最初只是古人想象中的一种运行人体气血的通道，随后人们又把观念中的经络与他们在解剖观察中发现的人体血管联系在一起，认为经脉就是人体内位置较深的大血管，沿着人们在针刺、艾灸等医疗活动中发现的体表"治疗线"循行和分布，而络脉则是人体内位置较为浅表的小血管及毛细血管。随着古人水利学知识的丰富和圆道观念的产生，十二经脉的理论得以形成。经络理论与脏腑理论的结合，人们又将经络看成是沟通脏腑与人体各部分联系的通道，看成是人体内感应传导信息、调节功能平衡的系统。此后，人们又通过或借助于经络或经络学说，用经络运行人体的气血与传递人体信息的功能来解释人体的各种生理与病理现象，说明人体与环境的统一性，并用于指导中医学对疾病的诊断、用药与治疗，经络学说的理论最终得以成熟。因此，在我们看来，经络只是古人观念或想象中的一种产物，是古人用来解释和说明人体功能现象及临床经验事实的一种"载体"和"工具"，经络并不是人体内的一种真实的存在。

经络虽然不是人体内的一种真实的存在，但是并不意味着古人所构建的经络学说没有意义。经络或经络学说最重要的意义之一，就是开辟了一种全新的理论构建模式。从结构的基础上来寻找人体的功能及其现象产生的实质，是西医学构建理论的一般模式，也是由西医学结构医学的性质所决定的。中医学研究的是人体的整体功能，整体功能的性质决定了它不能归结或还原到人体一定的形态结构之上，因此，也就不可能从人体的形态结构中去寻求解释和说明。可以说，整体功能是西医学尚未认识到的一种人体的功能，如何对这种人体的功能及其现象进行理论上的概括和说明呢？传统的中医学为我们提供了一种全新的理论构建模式，这就是构建起一个虚拟的"藏象"模型，并通过这一虚拟的"藏象"模型来加以解释和说明。中医的经络（包括精气和脏腑等）就是古人构建的这样的一种虚拟的"藏象"模型。因此，经络是不是一种实体的结构就已经不重要了，关键是人们能够通过或者借助于经络这一"模型"来解释人体的各种生理与病理现象，概括和说明人们在临床上所观察到的各种经验和事实。这便是中医学与西医学构建理论模式的重要区别，也是中医学理论模式的独特意义。

经络模型的构建虽然包含许多人为臆测的成分，掺杂着古人一些古老的观念（如天人相应观、圜道观等），但我们认为，经络理论首先还是建立在人们长期临床观察和实践的基础之上的。古人在长期的临床实践中，观察并体验到大量的经络现象的事实，如经络的循经传感现象、经络的愈病现象等。面对如此丰富的人体经络现象，古人是用经络学说的理论来解释和说明的，因此，经络虽然不是人体内的一种客观实在，但却是古人对长期临床观察到的事实和经验的反映。经络理论承载着人们临床观察到的事实和经验，因而经络理论（包括精气理论与脏腑理论）与其说是一种理论，倒不如说是古人用一种理论化的方式对这些经验和事实的记录和整理。当我们打开一幅人体的经络图时，它所展示和显现的极有可能是经络沿线的各组织器官在人的大脑中一种特定的相互作用与相互联系的规律，而这种规律却是西医学和现代科学所未曾揭示和未曾发现的。人们在传统中医经络学说的启示下进行现代脑科学和生命科学的研究，或将有力推动这些学科取得新的突破和新的进展，甚至有可能触发整个医学乃至现代科学认识的革命。果真如此，那将是传统中医学对人类科学做出的巨大贡献。

中医神识论

神是中医学对人体功能的一个重要认识，但追溯神这一认识的来源，却不难发现它源自中国古人古老的神灵观，而古人的神灵观又来源于原始人类对自然的崇拜。原始社会生产力和人们的认识水平极其低下，人们对许多自然现象，如太阳的东升西落、一日的昼夜交替、一年的四季轮回、草木的生发荣枯等充满了好奇，而洪水、地震、雷电、风暴等自然灾害又使人们对大自然充满了敬畏与恐惧。在古人看来，"山陵川谷丘陵能出云为风雨，见怪物，皆曰神"（《礼记·祭法》），他们相信冥冥之中有一种超自然的力量在掌管、控制、主宰着人们生活的大自然，这个超自然的力量就是所谓的"神"，于是产生了原始的神灵观念。因此，神灵观念的产生实际上是原始人对自然界充满神秘、敬畏与崇拜的结果。虽然神灵观念是唯心的，是原始人类主观臆想的产物，但是神灵观念的产生却反映了原始人类已经开始了对自然、对宇宙的探索和思考。远古人类的神话传说是人类文化和文明的基因，启迪着人类的智慧。世界上各个民族的文明如中华文明、雅典文明、阿拉伯文明等无一不是从他们的神话传说中拉开序幕，并对这个民族文明的发生、发展和形成产生着长远而深刻的影响。

一、中医学对神的认识的起源、演变和发展

综观原始人心目中主观臆想的"神"，其特点主要表现在以下三个方面。其一，神具有创造、主宰自然万物的特点。神创万物，自然界的万事万物包括人类都是由神创造产生的，同时神又主宰万物，世界上一切事物的运动变化都是神操纵、主宰的结果。其二，神独立于自然万物之外，无形无质、变化莫测，具有难以测度的特点。神是一种不依赖于自然万物、凌驾于自然万物之上的独立存在，具有难以测度的特点，故《孟子》中说："圣而不可知之之谓神。"《周易》中说："阴阳不测谓之神"。其三，神具有感性、灵性和知性的特点。感为感觉、感知。神具有感知万物的能力，自然万物的运动变化、人的思虑举止等，作为超自然力量的神是能够感知的。灵为灵应、灵验。感而有应者谓之灵，神能够对其感知到的事物做出反应，所以古人又将神称为神灵。人们祭拜神灵，就是希望用他们的虔诚去感动神灵，祈求神的赐福。如果应验了，古人就说这是苍天（神）有灵；如果人们做了坏事，神灵知道了，就会降下灾祸，古人就说这是报应。知者，智也。说神具有知性，就是说神是具有智慧的。神的智慧表现在神有思维，有情感，有喜怒哀乐等。比如说，天气晴朗、风和日丽是神灵高兴的表现；天昏地暗、阴雨连绵是神灵悲哀的表现；狂风暴雨、雷鸣电闪则是神灵发怒的表现等。

原始人类在探索自然、思考自然的同时也在探索、思考着人的本身。同自然现象一样，对于原始人而言，人的生命现象也同样充满了神秘。在原始的"天人相应"的观念的指导下，人们普遍认为，既然自然界的一切现象都是由超自然的"神灵"掌管、控制和主宰着，那么相应地，人的生命运动、人体的各种生命现象也必定是由一种超自然的力量在掌管、控制和主宰着，这种超自然的力量就是人的"灵魂"。同主宰自然的神灵的特点相似，人的灵魂也是人的生命的最高主宰。在原始人看来，人的形体（形）与灵魂（神）也是两个相互独立的存在。形体（形）是一种看得见、摸得着、有形质的肉体的存在，而灵魂（神）则是一种独立于人的形体之外，看不见、摸不着、无形质的精神的存在。在形与神的关系上，神主宰、控制着的人的形体，人体的一切生理活动和生命现象（如生、老、病、死等）都是在神的掌管、控制之下进行的。灵魂（神）依附于人的形体时，人的形体才具有生命，才能进行各种生命活动，而灵魂一旦脱离了人的形体，人的生命即告终结，人体的一切生命活动就会停止。同自然的神灵一样，人体的神也同样具有感性、灵性和知性。人的形体之所以能对外界事物产生各种感觉和感知，并对感知到的事物做出不同的反应，人之所以有思维、有情感、有喜怒哀乐等，其根本原因也在于人的灵魂。

随着社会生产力的发展和人们认识水平的提高，人类逐渐走出原始、蒙昧的时代并对大自然和人的本身进行理性的思考，他们开始否认这种作为超自然力量的神灵的存在。在中国古代一些唯物主义哲学家的眼里，虽然天地万物的运动变化也是在"神"的主宰和支配下进行的，但此时的"神"已经完全脱离了神灵的观念，而被赋予了崭新的内涵。如《荀子·天论》中说："万物各得其和以生，各得其养以成，不见其事而见其功，夫是之谓神。"《淮南子·泰族训》中说："其生物也，莫见其所养而物长，其杀物也，莫见其所丧而物亡，此之谓神明。"尽管他们也认为这种主宰和支配天地万物运动变化的力量也是神秘的、难以把握的和难以测度的，但绝不是先前的人们所认为的那种超自然的神灵，而是把神看作事物本身所具有的一种功能或作用。形与神的关系就如同"刃"与"锋"的关系一样，形为神之质，神为形之用，神与形是不可分离的，这就与先前唯心主义哲学家所认为的神是脱离于形的、独立的存在完全不同。由此可见，我国古代唯物主义哲学家虽然在他们的著作中也承袭和沿用了"神"这一观念，但是"神"的含义却已经在批判地吸收、继承原始神灵观的基础上做出了新的、唯物主义的诠释。此时的"神"已完全脱离了作为超自然力量的神灵的本义，而与事物的"功能"与"作用"具有了同一含意。

受自然唯物论思想的影响，中国古代唯物主义思想家认为，人的本身也是形与神的统一，神不能脱离人的形体而独立存在。虽然他们也认为人体之中有神的存在，但他们所说的神已经不是那种凌驾于人的形体之上的、超自然的、神秘的人的灵魂，因而，形成了中国古代唯物主义的形神观。如《管子·内业》中"思之思之，又重思之，思之而不通，鬼神将通之，非鬼神之力也，精气之极也"，就是将人体的神（思维）看成是人体精气物质（形）的一种功能。《荀子·天论》提出了著名的"形具而神生"的观点，认为"形则神，神则能化矣"。人的好恶、喜乐、哀怒等精神活动是人的生理自然情感，人的耳、目、口、鼻等器官是人产生这些情感的物质基础，没有"形"的存在，就不会产生"神"的作用，强调了精神对形体的依赖关系。东汉王充《论衡·订鬼》中说"阴气生为骨肉，阳气化为精神"，认为骨肉有形属阴，精神无形属阳，因而骨肉与精神是阴阳一体、不可分离的。南北朝时期的大思想家范缜在总结前人唯物主义形神观的基础上明确地提出"形神相即"的观点，认为"形即神也，神即形也"，"形存则神存，形谢则神灭"，人的精神是不能离开人的肉体而独立存在的。

以《黄帝内经》为代表的中国古代医学家继承了中国古代唯物主义人体形神观的先进思想，他们肯定人体神的存在，认为神是心的一种生理功能，人体生命的运动变化、人的生命运动过程中表现出来的现象都是在神的主宰和支配作用下的结果，并将神的功能和作用提高到人的生命活动的中心地位。如《素问·六节藏象论》中说："心者，生之本，神之变也。"《素问·灵兰秘典论》中说："主明则下安……主不明则十二官危。"《灵枢·口问》中说："心动则五脏六腑皆摇。"《素问·移精变气论》中说："得神者昌，失神者亡。"这些论述都强调了神（心神）在人体生命活动中的重要作用。但《黄帝内经》中所说的神绝不是指鬼神或人的灵魂。《素问·五脏别论》中说："拘于鬼神者，不可与言至德。"《素问·宝命全形论》中说："道无鬼神。"这些论述都明确地指出了那种主宰和支配人的生命运动的超自然力量的灵魂是根本不存在的，从而与建立在唯心主义基础之上的神巫医学彻底划清了界限。《黄帝内经》光辉的无神论思想在中医学的发展史上是一个巨大的进步，对引领中医学走出原始、蒙昧的医学时代而走上科学、健康的发展道路做出了不可磨灭的历史性贡献。

二、神是人体自组织系统自我组织、自我调节的机制和功能

神是人体的一种功能与作用。那么，神在人体内到底发挥着怎样的功能与作用呢？中医的神脱胎于原始的神灵观，因而，它也就不可避免地被打上了原始唯心主义哲学神灵观的深刻印记，概括说来，中医学所说的作为人体功能的神具有如下特点：其一，神是人体各种生命活动的主宰者、支配者，或者说神主宰和支配着人体的各种生命活动。其二，神看不见摸不着，无形无质，难以测度，但又客观存在。其三，神具有感性、灵性和知性的特点，即神具有感觉、对感觉做出反应以及有意识、有思维、有情感的特点等。《素问·八正神明论》中说："神乎神，耳不闻，目明心开而志先，慧然独悟，口弗能言，俱视独见，适若昏，昭然独明，若风吹云，故曰神。"这就是对中医神的特点的形象描绘。张景岳更是将神的这些特点概括为光明爽朗、聪慧灵通之类，所以，中医学又将神称为神明。由此可见，中医学所说的神就是具有以上三个特点的人体的功能和作用的总称。如果从现代生理学的角度来认识，不难看出，具有以上特点的人体的功能活动主要包括两个方面：一是人体生命活动的一种内在调节机制，二是人的精神意识活动。

什么是人体生命活动的内在调节机制呢？就是说，在人体内有这么一种内在的调节机制和功能，它主宰、支配着人体的生命运动，使人体的各种生命活动得以正常地发挥及和谐、有序地进行。因为这种内在的调节机制和功能在人体的生命运动中起着主宰、

支配的作用，所以，中医学将这种内在的调节机制和功能称为神。对于神的这种功能与作用，古人有许多相关的论述。如《素问·玉机真脏论》中说："神转不回，回则不转，乃失其机。"张景岳解释说："神即生化之理，不息之机也。五气循环，不愆其序，是为神转不回。若却而回返，则逆其常候而不能运转，乃失生气之机也。"《素问·五常政大论》中说："根于中者，名曰神机，神去则机息；根于外者，名曰气立，气止则化绝。"《素问·六微旨大论》中说："出入废则神机化灭，升降息则气立孤危。"从这些古人对神的相关描述中不难发现，古人常常是将"神"与"机"并用而称之为"神机"。"机"者，"枢纽"与"枢机"也。就是说，神在人体的生命活动中起着枢纽或枢机的作用，人体的一切生命活动都是围绕着神这一枢纽或枢机而进行的。正是因为神是人体一切生命活动的枢纽或枢机，所以，神对人体的生命活动起着主宰与支配的作用。

如何理解神在人体生命活动中的这种枢纽或枢机的作用和地位呢？人体的生命活动基本上可以概括为阴阳、气与脏腑的活动。大体说来，阴阳的活动中主要表现为阴阳的相互交感、阴阳的相互制约、阴阳的互根互用、阴阳的消长平衡、阴阳的相互转化等。气的活动主要表现为气的升、降、出、入运动等。脏腑的活动则包括心的循环、肺的呼吸、脾的运化、肝的疏泄、肾的水液代谢等。虽然生命活动的形式多种多样，表现不一，但所有这些人体的生命活动都必须按照一定的规律或规则和谐有序地进行，生命才能形成一个有机统一的整体，而神就是人体一切生命活动有序进行的组织者、协调者和指挥者，人体的一切生命活动都是在神的组织、协调和指挥下进行的。假如我们把人体的生命活动比作一支宏大的乐队，每一个脏腑、器官、组织甚至是细胞都是这支乐队的演奏者，那么神就是这支乐队大合唱的指挥者，是主宰这支乐队的中心和灵魂。正是在乐队指挥者的组织和指挥下，各个演奏者的独奏被整合与协调起来，共同演奏出一首雄瑰奇丽的生命交响。所以，神是人体生命活动的内在调节机制，是人体生命活动的主宰，也是人体生命活动的枢纽或枢机。

如果按照现代系统论的认识将人体看成是一个自组织系统，或许更有助于我们对神的理解。自组织系统是现代系统论对那些具有自我组织、自我协调、自我平衡能力的系统的统称。人体就是这样的一个自组织系统。一个自组织系统之所以能够保持自我组织、自我协调、自我平衡的能力，关键就在于自组织系统具有自我组织、自我调节的机制和功能。自组织系统的神指的正是自组织系统的这种自我组织、自我调节的机制和功能。现代系统科学常常将宇宙、星系、自然界、生物圈、生命体等都看成是一个自组织系统。宇宙、星系、自然界、生物圈、生命体等之所以能够按照一定的规则或规律有序地运行，其根本原因就在于这些自组织系统有着自我组织、自我协调和自我平衡的能力，具有这种内在的自我组织、自我调节的机制和功能。因此，从广义的角度上讲，所有这些自组织系统的自我组织、自我调节的机制和功能都可以称之为神。就人体而言，人体作为一个自组织系统，人体的生命活动，如气的升、降、出、入，阴阳的互根互用、消长平衡，脏腑之间活动的生克制化、协调平衡等，都是按照一定的规律有序进行的，而保证人体自组织系统各种运动（生命活动）有序进行的自我组织、自我调节的机制和功能就是神。

自组织系统的这种自我组织、自我调节的机制和功能保证了自组织系统在环境中的存在和稳定。离开了这种自我组织、自我调节的机制和功能，自组织系统就会崩溃和瓦解，在人体则意味着生命的消亡。任何一个自组织系统都是一个开放的系统，因而，自组织系统的自我组织、自我协调和自我平衡，都是在与环境的物质、能量与信息的交换中实现的。就人体自组织系统而言，人体与环境之间不断地进行物质、能量与信息的交换，并在这种交换的平衡中维持着自身的存在与稳定。与环境之间保持物质、能量与信息交换的平衡，是人体自组织系统在环境中生存的基础和前提。一旦人体与环境之间物质、能量与信息交换的平衡被打破，人体自组织系统就要通过自身的调整（节）作用，重新恢复与环境之间的这种平衡，否则人体自组织系统的稳定性就会遭到破坏，人体的各种生理机能就会发生紊乱，并最终导致人体自组织系统的瓦解和消亡。可见，人体自组织系统之所以能够在环境中得以维持和稳定，一个重要的原因就在于人体自组织系统具有这种与生俱来的自我调节机制和功能，而这种与生俱来的自我调节的机制和功能就是人体的神。它是人体自组织系统在长期自然进化的过程中逐渐形成的，它能够帮助人体在与环境的物质、能量与信息交换中保持着动态的平衡，从而使人体始终保持着对环境的适应。

三、中医学精气形神关系的现代诠释

任何一个自组织系统的自我组织、自我调节的机制和功能（即自组织系统的神）是与生俱来的，就是说自组织系统的自我组织、自我调节的机制和功能是每一个自组织系统的固有属性。我们常常将一个自组织系统称为有机系统，所谓有机就是有神机，其所强调的正是自组织系统所具有的这种自我组织、自我调节的固有属性。为什么说自组织系统的自我组织、自我调节的属性是自组织系统的固有属性呢？就是因为任何一个自组织系统的产生和形成，最基本的前提就是自组织系统内的各部分之间要建立起相互作用与相互联系，没有自组织系统内各部分之间所建立的相互作用与相互联系，自组织系统就不可能形成。而自组织系统的自我组织、自我调节的机制和功能正是建立在自组织系统各部分相互作用与相互联系的基础之上的，是自组织系统的各个部分在整体的相互作用与相互联系中"涌现"出来的整体功能，是伴随着自组织系统的产生而产生、形成而形成的。

中医学关于人体形气神关系的认识就是对此最生动的诠释。在气（精气）与神的相互关系上，中医学认为气（精气）是神的物质基础，神是由人体的精气化生而成。如《类证治裁》中说："神生于气，气生于精，精化气，气化神。"为什么说神是由人体的精气化生而成的呢？这就要认识和了解何为人体的精气。所谓人体的精气，从现代认识的角度讲，正是人体的各个部分之间所结成的一切相互关系的总和。因此，说神是由人体的精气所化生，就是说人体自组织系统的自我组织、自我调节的机制和功能是建立在人体的各部分之间相互作用与相互联系的基础之上的，这就与现代系统科学关于自组织系统的神的产生和形成的认识是完全一致的。可见，人体之神的产生离不开人体各部分之间建立起来的相互作用与相互关系（即人体的气或精气），神是人体的各个部分在整体的相互作用与相互联系所结成的相互关系中形成的整体功能。而人体之神一旦产生又可以反作用于人体的气或精气（即反作用于人体各部分的相互关系）而调节和控制人体的生命活动。《素问·五常政大论》中"根于中者名曰神机，神去则机息；根于外者名曰气立，气止则化绝"，道出了气（精气）与神的相互关系及其对人体生命活动的重要作用。

　　《灵枢·本神》中说："生之来谓之精，两精相搏谓之神。"这里的"两精"，指的是父母之精，在中医学看来，父母之精相结合，神也就产生了。为什么说父母之精相结合神就产生了呢？这是因为在父母之精相结合的那一刻，人体自组织系统便开始形成，人体自组织系统的形成意味着人体各部分之间相互关系的建立，于是神也就相伴而生了，神的生成标志着新的生命的诞生。正如《灵枢·天年》中所说："血气已和，荣卫已通，五脏已成，神气舍心，魂魄毕具，乃成为人。"《黄帝内经》中还认为，人体的神不仅来源于父母之精的媾合，还来源于水谷之精气。如《灵枢·平人绝谷》中说："神者，水谷之精气也。"《素问·六节藏象论》中也说："五味入口，藏于肠胃，味有所藏，以养五气，气和而生，津液乃成，神乃自生。"这就说明人体之神的产生不仅来源于父母先天之精的媾合，还要得到后天之精（水谷之精气）的充养，只有得到了后天之精气的充养，才能保证人身精气的充足，进而保持人体之神的健旺，故中医学中有"气旺则神全"之说。由此可见，精气是人体之神形成的物质基础，正是因为精气是人体之神形成的物质基础，所以中医学又常将人体之神称之为精神。

　　了解了精气与神的关系，可使我们进一步加强对形神关系的认识。形神关系是中医学所讨论的一对重要关系，也是古今中外哲学所探讨的一个重要命题。所谓的形，就是人的形体、形质，如人的五脏六腑、四肢百骸等；所谓的神，就是人体自组织系统的自我组织、自我调节的机制和功能，人的精神意识活动，如人的思维、意识、情感等也属于神的范畴。形与神的关系，自古以来就有唯心主义与唯物主义两种不同的认识。唯心主义哲学将神看成是一种超自然的力量，看成是宇宙和自然的主宰，认为神与形是可以分离的，神可以离开形而独立存在；而人体的神就是人的灵魂，灵魂寓居于人的形体，人的形体才具有生命的活力，人的生命活动、思维、意识和情感等都是神的活动的产物。唯物主义哲学则把神看作是自组织系统一种自我组织、自我调节的机制和功能，宇宙、自然界的神就是宇宙、自然界自组织系统的自我组织、自我调节的机制和功能，而人体之神则是人体自组织系统的自我组织、自我调节的机制和功能，因而神是不能够离开形而独立存在的。唯心主义与唯物主义这种关于形神关系的争论持续了几千年，至今仍然没有得到很好地解决，然而当我们了解了精气与神的相互关系，明白了神是建立在精气物质的基础之上的，这种关于形神关系的争论即可以宣告终结。

　　精气（气）是人体之神形成的物质基础。也就是说，神是在人体精气（气）的基础上产生的，而精气（气）的实质又是人的形体之间所结成的相互关系，没有人的形体之间所形成的相互关系，人体之神不可能产生和形成。我们常说，人的生命是由"气之聚"而形成的，但严格说来，只有在"气之聚"的基础上产生了"神"，才能使由"死"的物质（如原子、分子等）组成的人的形体"活"起来，才能形成人的生命。概言之，就是形能生气（人的形体之间的相互关系产生气或精气），气能生神（在人体之气或精气的基础上又产生人体之神），即形→气→神。可见，神是建立在人的形体的相互关系的基础之上的，人体之神离不开人的形体而独立存在，中医学常常将形与神的这种相互关系叫作"形与神俱"或"形神合一"。因为神是建立在形的相互关系的基础之上的，所以当人的形体之间的关系保持协调平衡时，人体之神的功能才能健全，《黄帝内经》中谓之"阴平阳秘，精神乃治"；而一旦形与形之间的相互关系发生离散或亡失，《黄帝内经》中谓之"阴阳离决，精气乃绝"，人体之神亦随之消亡，即"气散神亡"，其结果必然是"形骸独居而终矣"，人体的生命也即告终结。

中医学一方面承认形对神的基础性、决定性作用，神不能离开形而独立存在，但同时也认为"神为形之主""无神则形不可活"。人体之神一旦产生和形成，又可以反过来通过统驭精气的作用（即通过调整人体各部分之间的相互关系）而主宰、统率人的形体，人的生命活动都是在神的调节、支配的作用下进行的。神对形的这种主宰和调节作用可表示为神→气→形，诚如张景岳在《类经·藏象类》中所说："虽神自精气而生，然所以统驭精气而为运用之主者，则又在吾心之神。"因为人的形体的各种生命活动都是在神的调节、支配作用下进行的，所以通过调神（如气功、导引、吐纳等）既可以养生，也可以治病。上医治神，通过治神，可以调整人体各部分之间相互关系（如阴阳二气的关系）的异常，从而治疗人体的疾病（包括形体的疾病），治神是中医学治病的最高境界。因此，中医学治病就特别注重对人的情志的调摄，"告之以其败，语之以其善，导之以其所便，开之以其所苦"（《灵枢·师传》）。心理的安慰和疏导对促进疾病的痊愈发挥着极为重要的作用，而中药、针灸或按摩等之所以能够治疗人体的疾病，关键也在于中药、针灸与按摩的调神作用，我们将在下面的文章中加以阐述。

四、"感"与"应"是神的两个基本功能

任何一个自组织系统都是生活在环境之中的开放系统，自组织系统的自我组织、自我协调、自我平衡也总是在与环境的物质、能量与信息的交换中实现的，与环境之间保持着物质、能量与信息交换的平衡是自组织系统在环境中生存的基础和前提。而环境因素又是时刻在发生变化的，环境因素的变化必然导致自组织系统与环境之间原先建立起来的旧的水平上的物质、能量与信息交换的平衡被打破，从而要求自组织系统必须通过自身的调整或调节作用，重新建立起与外界环境之间物质、能量与信息交换的新的平衡，否则，自组织系统的稳定性就会遭到破坏而导致自组织系统的瓦解和消亡，而在自组织系统内起着这种调整或调节作用的就是自组织系统的神。然而神要起到这种调整或调节的作用，至少要具备两个基本的功能：一是"感"的功能。神要能感受或感知到环境因素的变化，外界环境因素发生了变化，作为自组织系统的神能够感受或感知到这种环境因素的变化。二是"应"的功能。神在感受或感知到环境因素的变化后，还要针对环境因素的变化做出一定的调整和反应，通过这种调整和反应以适应变化了的外界环境，从而使自组织系统重新恢复与环境之间的物质、能量与信息交换的平衡。这种"感"与"应"的作用都是通过自组织系统的神来实现的。

就人体自组织系统而言，人体自组织系统总是生活在一定的环境之中，并在一定的环境条件下（如一定的温度、湿度、光照、气压等）与环境保持着物质、能量与信息交换的平衡。由于环境因素总是在不断地发生着变化，如温度的上升或下降、湿度的增大或减小、光照的增强或减弱、气压的增高或降低等，人体与环境之间原来建立起来的物质、能量与信息交换的平衡就会被打破，此时人体自组织系统就会通过自身的调整或调节作用，使人体在新的环境条件下与新的环境之间建立起新的水平上的物质、能量与信息交换的平衡，而这种在人体内起着调整或调节作用的就是人体的神。但神要实现对人体的这种调整或调节作用，就必须具备我们前面所说的两种基本功能：一是"感"的功能。神要能够感受或感知到环境因素的变化，如温度的上升或下降、湿度的增大或减小、光照的增强或减弱等。二是"应"的功能。神要能对所感受或感知到的环境因素的变化做出一定的反应，这种反应就是对人体机能状态的调节或调整，通过这种对人体机能状态的调节或调整以应对发生变化了的外界环境，从而保持人体对新的环境的适应，也就是重新保持人体与环境之间的物质、能量与信息交换的平衡。

可以说，神的这种感与应的功能是人与环境之间相互关系的纽带和桥梁，也是人与环境之间发生相互作用的中介，环境因素对人体的作用和影响都是通过神的这种感和应的功能来实现的。中医学是一门研究天人关系的医学。在天（环境）与人的相互关系上，中医学认为天人相应，而所谓的天人相应，指的是天（环境）与人之间的相互感应，环境因素发生了变化，人体的生理功能和机能状态也随之发生相应的改变。如《黄帝内经》中认为"夜半为阴隆，夜半后而为阴衰，平旦阴尽而阳气受矣。日中为阳隆，日西而阳衰，日入阳尽而阴受气矣"，这是人体的生理功能和机能状态随着环境因素的变化而变化的日节律。"月始生则血气始精，卫气始行；月郭满，则血气实，肌肉坚；月郭空，则肌肉减，经络虚，卫气去"，"春生、夏长、秋收、冬藏，是气之常也，人亦应之"，这是人体的生理功能和机能状态随着环境因素的变化而变化的月节律与年节律。人体的生理功能和机能状态为什么会随着环境因素的变化而变化呢？关键的原因，就在于人体内存在着能够感知环境因素的变化并对环境因素的变化做出相应反应的神。神的感与应是人与天地相应的基础，正是通过神的这种感与应的作用将人与环境联系在一起，使人与环境之间形成一个有机统一的整体。

环境因素对人体生理功能和机能状态的影响，是通过神对人体阴阳二气的调节与控制作用实现的。神调节和控制着人体的阴阳二气，从而调节和控制着人体的生理功能和机能状态，进而保持着人对环境变化的适应。从现代神经生理学的角度讲，人体阴阳二气的实质是人体神经系统的兴奋与抑制功能。环境因素（阴阳）的变化作用于人体，在神的调节和控制作用下，人体的阴阳二气（即人体神经系统的兴奋与抑制功能）产生兴奋或抑制，人体的生理功能和机能状态也随之发生着增高或降低的改变，从而使人体不断适应外界环境的变化，保持着与环境之间物质、能量与信息交换的平衡。中医学一般将环境因素的变化概括为"六气"，"六气"即风、寒、暑、湿、燥、火六种不同的气候因素。正常情况下，"六气"的变化在一定的范围之内，在神的调节作用下人体阴阳二气的变化也会保持在一定的范围之内，因而，人体的机能状态既不偏亢也不偏衰，从而使人体保持着阴阳平和的健康态。反之，当环境阴阳的变化超出了一定的范围，"六气"变成了"六淫"，在神的调节作用下人体阴阳二气的变化也会超出一定的范围而失去平衡，从而使人体出现机能状态异常（过高或过低）的疾病态。由此可见，健康（态）或疾病（态）的实质乃是由于神（通过人体的阴阳二气）对作用于人体的环境因素的变化做出的两种不同形式的自主调节反应。

五、中医治疗的核心作用是"调神"

环境因素作用于人体使人致病是以神为"中介"的，同样，中医学治疗人体的疾病也是以神为"中介"的。中西医学虽然同是治疗人体的疾病，但中西医学对疾病的认识却完全不同。中医学所说的疾病指的是人体机能状态的异常，中医学治疗人体的疾病，目的在于利用中药和针灸等调整人体的机能状态，使异常改变的人体机能状态重新恢复到平衡。而西医学所说的疾病则是指人体形态结构的异常，故西医学治疗疾病的目的在于纠正人体形态结构的异常和对抗导致人体形态结构异常改变的原因（如杀菌、消炎等）。由此可见，中医学治疗人体的疾病重在调整，而这种调整又是以神为"中介"而间接实现的，即通过中药和针灸的调神作用来实现人体机能状态的阴阳平衡。然而，现代在研究中药和针灸的治病机制时，却忽视了神对人体疾病治疗中的介导作用。离开中药和针灸对人体之神的作用和影响，去寻找中药的有效成分或针刺作用于人体的神经生理学微观机制，这是典型的西医还原论思维。用这种思维方式来研究整体论的中医，必然是行不通的，也是完全错误的。几十年来，人们用现代科学的方法去研究中药或针灸作用的机制之所以困难重重，原因即在于此。

中医学在治疗人体的疾病时特别重视"有神"与"无神"，认为"得神者昌，失神者亡"。神是人的生命功能和生命力的重要表现和反映。人在得神或有神的情况下，生命力就特别旺盛，患了疾病，即使是很严重的疾病，治疗起来也比较容易；人在失神或无神的情况下，生命力就会特别衰弱，患了疾病，即使是较轻微的疾病，治疗起来也十分困难。出现这种现象的原因就在于中医学治疗疾病，无论是中药还是针灸所施加的作用和影响都是针对人体的神，通过神这一"枢机"来发挥其治疗的作用和效应。因此，神的功能健全与否，将直接影响疾病治疗的效果。如果神的功能健全，就会对施加于人体的药物或针灸的刺激反应灵敏，药物和针灸就能够很好地实施对神的调控，人体的疾病就比较容易治愈；相反如果神的功能不足，就会对施加于人体的药物或针灸的刺激反应不灵敏，药物和针灸就不能很好地发挥其对神的调控作用，因而也就难以取得满意的疗效。《素问·汤液醪醴论》中说："形弊血尽而功不立者何？……神不使也。"张景岳注之曰："凡治病之道，攻邪在乎针药，行药在乎神气，故施治于外，则神应于中，使之升则升，使之降则降，是其神之可使也。若以药剂治其内，而脏气不应，针艾治其外，而经气不应，此其神气已去，而无可使也。"这就清楚地道出了神在对人体疾病治疗中发挥的功能与作用。

概而言之，神在疾病治疗中的功能与作用，就是通过对中药或针灸施加于人体的各种刺激的"感"与"应"，调动机体的自我调节机制，推动机体的自我康复到阴阳平衡的机能状态。就中药而言，中药治疗疾病主要依靠的是药物的四气和五味。四气是指中药寒、凉、温、热四种不同的性质，五味指的是中药酸、苦、甘、辛、咸五种不同的味道。中药治疗人体的疾病，就是依靠中药的四气、五味给予人体以不同的刺激，人体的神在感觉或感受到中药这些不同性味的刺激后做出不同的反应，从而产生不同的治疗效应。如"热者寒之，寒者热之"，寒凉性质的药物作用于热性疾病的患者以寒凉的刺激，人体之神在感受到药物的寒凉刺激后，可抑制人体神经系统的兴奋机能，使人体做出代谢机能状态降低的反应，因而产生清热效应；温热性质的药物作用于寒性疾病的患者以温热的刺激，人体之神在感受到药物的温热刺激后，可增强人体神经系统的兴奋机能，使人体做出代谢机能状态增高的反应，因而产生祛寒效应。由此可见，药物作用于人体产生的清热或祛寒效应是通过人体之神的"中介"作用间接实现的，而不是依靠药物某种成分的直接"中和"反应。药物的升、降、沉、浮等亦是人体之神在感受到药物的各种性味刺激后做出的表现在人体的不同效应。

针灸治病更是直接利用针灸的刺激来实施对神的调控，通过调神来平衡人体的阴阳，以取得愈病的效应，因此，针灸治病也就特别注重人体之神的感与应。感，就是针感，针刺的过程中出现的酸、麻、胀、痛的感觉即为针感，没有针感，神就不能接收到针灸施加给人体的治疗信息，就不能达到治疗的目的。应，就是反应，针灸治疗时针感会沿着经络走行的方向传递，这就是针刺所产生的反应，没有应，就意味着神对针灸的刺激作用没有反应，也就不能产生治疗的效应。古人将针刺治疗疾病时所产生的反应叫作"得气"，认为"刺之要，气至而有效"，得气是针刺治病取得疗效的关键。鉴于神在针灸治疗中的重要作用，因此，古人特别重视针灸治疗中的治神，强调"凡刺之真，必先治神"（《素问·宝命全形论》），"用针之要，勿忘其神"（《灵枢·官能》），要求医生在施治的过程中必须守神，"必一其神，令志在针"（《灵枢·终始》），"如临深渊，手如握虎，神无营于众物"（《素问·宝命全形论》），如此才能神情专一，聚精会神，将意念凝聚于指端，做到"神在心手之际"。对患者则要求定神，即患者在接受针刺治疗时要神志安定，精神放松，避免不必要的紧张情绪，精力集中，全力配合医生的治疗，这样才能获得最佳的针感体验，取得最好的治疗效应。

因为神是人的生命功能和生命力的重要表现和反映，所以中医学特别重视人体之神的机能状态，即神态或神的盛衰。神态或神的盛衰可以从人的生命活动的外在表现中反映出来。如人的两眼灵活、明亮有神、面色荣润、思维敏捷、语言清晰、反应灵敏，谓之得神或有神；如人的目光呆滞、面色晦暗、表情淡漠，或意识不清、反应迟钝，甚至神志昏迷，则谓之失神或无神。"目"为五脏六腑精气汇注之处，为肝之窍，心之使，目的神态最能反映神的盛衰和存亡，因此望神要特别注意观察眼神的变化。又古人认为，色为神之外荣，神的内在变化往往可从面部的色泽中反映出来，如《素问·脉要精微论》中说："夫精明五色者，气之华也。赤欲如白裹朱，不欲如赭；白欲如鹅羽，不欲如盐；青欲如苍璧之泽，不欲如蓝；黄欲如罗裹雄黄，不欲如黄土；黑欲如重漆色，不欲如地苍。五色精微象见矣，其寿不久也。"古人还认为脉舍神，人体之神的盛衰可以从脉象之中反映出来，当脉搏跳动表现为不浮不沉，不快不慢，节律一致，具有从容和缓之象时，谓之有神；而当脉搏的跳动表现为浮软无力，时来时止，若有若无，漫无根蒂时，谓之无神。此外，人的思维、语言、表情和反应等对观察和判断神的机能状态亦有十分重要的意义。

六、神用无方

中医学认为，神是天地万物运动规律的主宰者、支配者。中医学将世界上一切事物的运动都归结、概括为阴阳和五行的运动，而阴阳和五行的运动规律就是在神的主宰、调节和支配的作用下进行的。就阴阳运动的规律而言，阴阳运动的规律主要表现为阴阳交感、阴阳互制、阴阳的互根互用、阴阳的消长平衡以及阴阳的胜复转归等几个方面，而五行的运动则遵循着生、克、乘、侮的变化规律。阴阳和五行为什么会按照这些规律去运行呢？就是由于神的主宰、调节和支配作用的结果。如《素问·阴阳应象大论》中说："阴阳者，天地之道也，万物之纲纪，变化之父母，生杀之本始，神明之府也。"《素问·天元纪大论》中说："神，在天为风，在地为木；在天为热，在地为火；在天为湿，在地为土；在天为燥，在地为金；在天为寒，在地为水……形气相感，而化生万物矣。"我们将神对阴阳、五行运动的这种主宰、调节和支配的作用称为"神调阴阳"或"神调五行"。就人体而言，神对人体生命活动的调节正是通过神调阴阳或神调五行的作用实现的。神调阴阳或神调五行的实质就是调节人体各部分之间的相互关系，从而调节和控制人体的生命活动，人体的健康与疾病以及中医学对人体疾病的治疗等也都是源于或通过神对人体阴阳或五行的作用和调控。

神对阴阳五行的主宰、支配和调节作用并没有一定的规则和方法，具有不可测度的特点，因而，《黄帝内经》中认为"阴阳不测谓之神"。如同样是受"寒邪"的侵袭，在神的调节作用下，阳虚阴盛体质者，表现为阴寒内盛；阴虚阳亢体质者，表现为邪热壅盛；而阴阳平和体质者，则可不发生疾病。可见，神对阴阳的主宰和调节作用，就是"感知"阴阳双方力量对比的变化，然后根据这种变化做出相应的调整和反应，从而表现出阴阳之间不同的相互作用规律。同样，神对五行规律的主宰和支配也是如此。五行之间是表现为相生还是相克，相乘还是相侮，亦取决于五行之间各行力量的对比。比如，正常情况下金与木的相互关系是金克木，然而当木的力量超过了金的力量时则反侮于木，表现为木对金的反克。所以神对五行的主宰、支配和调节作用也没有一定的规则和方法，而是依五行之间力量的对比而异，神对五行的主宰、支配和调节也是"感知"五行之间力量对比的变化，然后根据这种变化做出相应的调整和反应，从而表现出五行之间不同的相互作用规律。系统科学的研究表明，人体是一个复杂的自组织系统，人体对环境因素刺激的反应具有随机性、不确定性，这些反应是人体自组织系统根据与内外环境的关系而做出的自主调节，这就与中医学所认为的"神用无方"的认识是一致的。

七、元神与识神

神又可以分为元神和识神，我们将元神和识神合称为"神识"。本篇就是关于人体元神和识神的论述，这也是我们将本篇命名为"中医神识论"的缘由。那么，何谓元神与识神呢？先来说元神。所谓元神，顾名思义就是最原始、最本能的神。就人体而言，元神是对人体的生命活动起着最基本的主宰和调节作用的神。上篇我们所论述的主要是人的元神，下面我们将主要论述人的识神。所谓的识神，就是进入人的意识领域的神，一般是指人的精神意识活动。识神是在原神的基础上进化而来的，因此，我们在探讨人的识神之前，还有必要进一步认识人的元神。

元神是最原始、最本能的神。就一个自组织系统而言，所谓最原始、最本能的神，就是这个自组织系统所固有的、与生俱来的神。所谓自组织系统，是现代系统科学对那些具有自我组织、自我协调、自我平衡能力的系统的统称。宇宙、太阳系、自然界、生物圈、生命体等都具有自我组织、自我协调、自我平衡的能力，因而都可以看成是一个个自组织系统。一个自组织系统之所以具有这种自我组织、自我协调、自我平衡的能力，是因为自组织系统本身就具有一种自我组织、自我调节的机制和功能，我们将自组织系统的这种自我组织、自我调节的机制和功能称为"神"。因为自组织系统这种自我组织、自我调节的机制和功能是自组织系统本身所固有的、与生俱来的，所以我们又将自组织系统的这种本身固有的、与生俱来的神称为元神。

元神在维持自组织系统与外界环境之间的物质、能量与信息交换的平衡中发挥着重要的作用，元神能感受到外界环境因素的各种变化，并能够根据这种变化做出相应的调整和反应，以建立起与环境之间的物质、能量与信息交换的新的平衡，从而保持自组织系统对环境变化的适应。人的生命的本质也是一个自组织系统，因而同自然界一般的自组织系统一样，人体也具有与一般自组织系统性质相同的元神，这个元神也是人体组织系统本身所固有的，是与生俱来的，在人体与外界环境的物质、能量与信息交换的平衡中发挥着最基础的调节作用。然而人体又是一个从自然界进化出来的最高级形式的自组织系统，人体自组织系统在长期自然进化的过程中，神也在不断地进化，人体的识神就是在元神的基础上进化而来的。正如《荀子·王制》中所说"水火有气而无生，草木有生而无知，禽兽有知而无义，人有气、有生、有知，亦且有义，故最为天下贵也"，道出了从自然界非生命自组织系统到生命自组织系统，从低等生命体自组织系统到高等生命体自组织系统元神到识神的进化过程。元神与识神的根本区别就在于，元神是存在于非意识领域里的神，而识神则是进入到意识领域里的神。

由于元神是存在于非意识领域里的神，而识神是进入到意识领域里的神，并且神又有"感"与"应"两种不同的功能和特点。所以元神与识神的根本区别，也就表现在"感"与"应"两个不同的方面。从"感"的方面讲，一个自组织系统要想与环境保持物质、能量与信息交换的平衡，首先自组织系统的神要有"感"的功能。所谓"感"的功能，就是能够感受或感知环境因素的变化，只有充分感受或感知环境因素的变化，才能根据环境因素的变化做出相应的调整和反应，从而能够与外界环境重新建立起物质、能量与信息交换的平衡。然而，对外界环境因素的"感"，却有着存在于非意识领域的"感"与进入到意识领域的"感"的不同。自然界非生命的自组织系统（如星系、太阳系、生物圈等）或低等生命体的自组织系统（如细菌、植物和低等动物体等）也能够感受或感知外界环境因素的变化，但这种感受或感知只能是一种非意识领域里的感受或感知，或者说是一种机械的、本能的感受或感知，而这种非意识领域里的机械的、本能的感受或感知正是元神的作用和功能。元神是最原始、最本能的神，指的就是这种非意识领域的神。

随着自组织系统的不断发展和进化，当生命自组织系统发展和进化到形成独立的感觉神经系统时，比如，生命自组织系统由较低等生物体发展到较高等的动物体（如哺乳类动物、灵长类动物等）时，自组织系统对外界环境因素的感受或感知便由原来的那种机械的感受或感知发展到对外界的刺激形成主观的感觉。而一旦当自组织系统的主观感觉形成时，自组织系统的感受或感知便开始由非意识领域进入到意识领域，识神便在元神的基础上进化产生了。由于高等动物体自组织系统是从低等生物体自组织系统的基础上进化而来的，这样高等动物体自组织系统对外界环境的感受或感知就不但保留了低等生物体自组织系统元神的特征，而且在元神的基础上又进一步发展到用识神去感受或感知外界环境的刺激。高等动物体自组织系统（包括人体自组织系统）对外界环境的感受或感知是元神和识神的结合与统一。

人体对环境因素的感受或感知体现了元神和识神的这种结合与统一。比如，人体的生理功能和机能状态随着自然环境因素变化而变化的日节律、月节律与年节律等，就是神在感受到环境因素的变化后而做出的与环境因素的变化相一致的节律性改变。不难看出，人体对上述各种环境因素的感受和感知，并没有形成一定的感觉，说明这种感受和感知并没有进入人的意识领域，因而是一种由人体的元神所主导的感受和感知。但对于人体而言，更多的情况下对外界环境的感受和感知是由感觉形成的，是由人体的识神主导下的感受和感知。比如说，自然界气温的骤升与骤降，自然界气温的骤升，给人体形成的是一种"热"的感觉，而自然界气温的骤降，给人体形成的是一种"寒"的感觉。与人体产生日节律、月节律与年节律等所形成的感受与感知不同的是，"寒"与"热"也是人体对外界环境因素的变化所形成的感受和感知，但是这种感受和感知却是一种进入人的意识领域的感受和感知，在这一过程中，人的意识（感觉）参与其中，所以，这种感受和感知是在人的识神主导下的人的感受和感知。由此可见，人体对外界环境的感受和感知是在元神和识神共同主导作用下的结果。

生命自组织系统在从低级向高级不断进化的过程中，识神的感觉功能也在不断地发展和进化。低等动物体可能只有某种单一的感觉，如触觉、压觉或痛觉等，而到了高等动物（如哺乳类动物），则最终分化出具有各种不同感觉功能的专门的感觉器官。如眼的视觉功能，能够感觉到光的刺激并能看到各种物象；鼻的嗅觉功能，能够闻到各种不同的气味；耳的听觉功能，能够听到各种不同的声音；舌的味觉功能，能够辨别各种不同的味道；皮肤的痛、触、压觉功能，能够感受到各种不同的痛、触、压觉等。可以说，感觉功能的分化进一步提高了识神对外界环境刺激的识别能力，因而，也提高了人和动物（高等动物）对环境的适应性。但人和动物的一个根本区别就是人的社会属性，人不但生活在一定的自然环境之中，同时也生活在一定的社会环境之中，并建立起各种复杂的相互关系。人比动物高级的地方，就在于人能够感受或感知到社会环境关系的变化，如人际关系的变化、生活与工作的压力、社会与人事的变迁等，而感受和感知社会环境因素变化的就是人的识神。感受或感知社会环境因素的变化是人的识神所特有的功能，也是人与动物最本质的区别。

再来谈"应"。一个自组织系统在感受和感知外界环境因素的变化后必定会做出一定的调整和反应，因此，所谓的"应"，就是自组织系统的神在接受环境因素的刺激后所做出的各种调整和反应。同样，自组织系统的"应"也有存在于非意识领域里的"应"与进入到意识领域里的"应"的不同之分。自然界非生命自组织系统与低等生物体自组织系统的"应"只存在于非意识领域，只能对环境因素的刺激做出某种机械的、本能的调整和反应。如低等生物体细菌就可以看成是一个自组织系统，外界环境因素的变化作用于细菌，细菌体在感受或感知环境因素的刺激后，就只能本能地或机械地做出某种相应的调整和反应，如细胞膜的紧张或松弛、机能状态的升高或降低等，就是一种典型的由元神所主导的非意识领域里的"应"。高等动物体（如哺乳类动物），当然也存在着这种由元神所主导的非意识领域里的"应"。如人体的生理功能和机能状态随环境因素的变化而呈现出来的日节律、月节律与年节律的变化与反应；人体在感受寒冷的刺激后产生的一系列的调整和反应，如血管的收缩、毛孔与肌肉的紧张、血流的增快、血压的升高等，都是人体对外界环境因素的刺激所做出的一种机械的、本能的调整和反应，即人们常说的不自主反应。这些都属于非意识领域里的由元神所主导的人体对环境因素的变化所产生的"应"。

人体不但有非意识领域里元神所主导的对环境因素的变化所产生的"应"，更有在元神的基础上进化出来的由识神所主导的进入到意识领域里的"应"，这就是中医学常说的喜、怒、忧、思、悲、恐、惊"七情"。有人认为，除人之外的高等动物也存在着"七情"，但严格说来，动物只能对一些环境因素的刺激产生诸如喜悦、紧张、恐惧等简单的情绪反应，这实际上可以归结为动物的一种本能，而不是真正意义上的"七情"。真正的"七情"只有人类才具有，因为只有人类才有丰富的情感，而这些情感只有在人的社会交往中才能产生，只有在人与人之间结成的社会关系中才能形成。社会性是只有人类才具有的属性，因此，只有人类才具有真正的"七情"。"七情"是人对环境因素的刺激尤其是社会环境因素的刺激所表现出来的不同的反应。从进化论的角度讲，"七情"的产生，是人体自组织系统进化出来的与人的社会性相适应的自我组织、自我调节的机制和功能。一般说来，适度的情绪反应，如适度的喜、怒和悲等是人的情感上的一种释放和宣泄，而正是这种情感的释放和宣泄能够舒缓或消除人的紧张、焦虑等不良情绪，恢复人体与环境（社会环境）之间物质、能量与信息交换的平衡，从而提高人对环境的适应，有利于人的健康和生存。

虽然说情绪反应能够舒缓或消除人的紧张、焦虑等不良情绪，有利于人体的健康，但过度的情志或情绪反应又会给健康带来不利影响，甚至使人体产生疾病。七情致病的机制在于七情伤神所致的人体气机的紊乱。如《素问·举痛论》中"百病生于气也。怒则气上，喜则气缓，悲则气消，恐则气下，思则气结，惊则气乱"，都是说明情志刺激是通过气机而影响到人体的。由于情志与人体脏腑活动的关系密切，不同的情志变化可影响到人体不同的脏腑，因而导致不同脏腑的疾病。如《素问·阴阳应象大论》中说：

"喜伤心，忧伤肺，怒伤肝，思伤脾，恐伤肾。"怒则气上，过度的愤怒，可导致气行上逆而出现肝阳上亢；喜则气缓，过度的喜乐，可致心气涣散而出现心神不宁；悲则气消，过度的悲伤，可耗伤人的肺气而出现肺气虚衰；思则气结，过度的思虑，可导致人的气机郁结而出现脾失健运；恐则气下，过度的恐惧，可损伤人的肾气而出现肾气不固等。当然，七情致病又不可一概而论。《灵枢·本神》中"心怵惕思虑则伤神"，"肝悲哀动中则伤魂"，"肺喜乐无极则伤魄"，"肾盛怒不止则伤志"等，说明了五志过激，则动气伤神，神伤而诸脏皆可发病。但究竟伤在何脏，又当以临床见证为凭，切不可以古人之论而机械地去对应之。

八、"五神"调节与控制人的精神意识活动

临床或日常生活中人们常能看到，相同的环境因素的刺激，不同的人可能会产生不同的情志反应。如对于同样一件事情的反应，有的人喜形于色，有的人却无动于衷；同样身处危险的境地，有些人惊恐不安，有些人却临危不惧。为什么呢？中医学认为，不同的人在面对相同环境因素的刺激之所以会产生不同的情志反应，是由人的"五神"所决定的。所谓五神者，神、魂、魄、意、志也。《灵枢·本脏》中"志意者，所以御精神，收魂魄，适寒温，和喜怒也"，意思是说，人的志和意，是用来统御人的精神活动，收摄魂魄，调节人体对寒温的适应能力并能够调和人的喜、怒、哀、乐等情志活动的。那么志和意等调和人的喜、怒、哀、乐等情志活动的机制是什么呢？《灵枢·本脏》中认为："志意和则精神专直，魂魄不散，悔怒不起，五脏不受邪矣。"志意和顺则人的精神就会集中，意念就会专一，魂与魄的活动就不会散乱，懊悔和愤怒等过度的情志扰动就不会发生，人体的五脏也不会受到七情之邪的侵袭而发病。这就进一步说明，古人已经认识到了人的喜、怒、哀、乐，甚至懊恼、悔恨等情志活动是受人的意、志、魂、魄等"五神"的调节和控制的。

不仅人的情志活动受人的意、志、魂、魄等"五神"的调节和控制，人的一切精神活动都受人的意、志、魂、魄等"五神"的调节和控制。什么是人的精神活动？中医学认为，人的精神活动有广义和狭义之分。广义的精神活动，是指由神（包括人的元神和识神）所主导的人体的一切生命活动，包括人的神、色、形、态，以及人的感觉、知觉、面色、表情、眼神、思维、言语、对外界刺激的应答和反应，乃至人体对外界环境的适应等都由人体的神所主导，因而，都可以看成是人的精神活动。而狭义的精神活动，则主要是指人的精神意识活动，是指由人所特有的高级形态的神（即识神）所主导的人体的生命活动。人的感觉感知、思维智识、心理活动，甚至性格特征、行为气质，人的喜、怒、忧、思、悲、恐、惊的情志活动等，都是人的识神所主导的人体的生命活动，是为狭义的精神活动。本篇所说的人的精神活动主要是指狭义的精神活动，即人的精神意识活动。人的精神活动是由人的"五神"所调节和控制，就是说人的感觉感知、思维智识、心理活动、性格特征、行为气质，以及人的喜、怒、忧、思、悲、恐、惊的情志活动等，都是由人的意、志、魂、魄等"五神"所调节和控制的。

那么，意、志、魂、魄等"五神"是如何调节和控制人的精神活动呢？先来谈"五

神"之一的"魄"。何谓魄？《灵枢·本神》中说："并精而出入者谓之魄。"说明"魄"与人体的精气活动密切相关。日常生活中人们常能看到，一个人精气充足，不但体魄强健，精力充沛，行为也多果断刚毅，谓之有气魄或有魄力；相反一个人精气不足，则体质纤弱，精力衰退，行为亦常寡断优柔，谓之无气魄或无魄力。《类经·藏象类》中说："魄之为用，能动能作，痛痒由之而觉也。"可见，人体的各种感觉，如眼耳鼻舌的视觉、听觉、嗅觉、味觉，皮肤的触觉以及人所产生的各种动作、反应等，都是由魄来调节和控制的。又比如，年轻时人体的各种感觉敏锐，行动反应敏捷，而年老时人体的感觉减退，行动反应迟缓，就是因为年轻人的精气（精力）充沛，人体之魄旺盛而健全，而老年人的精气（精力）不足，人体之魄的功能减弱退化的缘故，故《灵枢·天年》中有"八十岁，肺气衰，魄离，故言善误"之说。由此可见，魄"寄居"于人的形体，掌管并控制着形体的机能活动，如人体的各种感觉和动作等，所以张景岳又将魄称为"形之灵"。

何谓魂？《灵枢·本神》中说："随神往来者谓之魂。"张景岳注曰："魂之为言，如梦寐恍惚，变幻游行之境，皆是也。"可见，魂属于人体神的一种，具有变幻不定、往来运行的特点，与人的寤寐紧密相关。寤，就是人体清醒的状态；寐，就是人体睡眠的状态。中医学认为，人的寤与寐，就是人体的神往来游行的结果，而这种随神往来游行者，就是人体的魂。《灵枢·营卫生会》中说："营在脉中，卫在脉外。营周不休，五十度而复大会，阴阳相贯，如环无端。卫气行于阳二十五度，行于阴二十五度，分为昼夜，故气至阳而起，至阴而止。"这就明确指出神的往来游行就是魂出阴入阳的过程。正常情况下，魂昼行于阳，与"寄居"在形体之中的魄相结合，使人体处于清醒状态；而夜行于阴，与"寄居"在形体之中的魄相分离，使人体处于睡眠状态。实际上，即使人在睡眠的情况下，魂与魄之间也不是处于完全分离的状态，当魂与魄结合在一起的时候，便产生了梦。由此可见，人体的魂与魄总是联系在一起而相互为用的，由于魂与魄之间的这种紧密联系，所以中医学也常常将魂与魄合称为"魂魄"。

怎样理解魂与魄功能上的相互为用呢？魄的功能与作用，就是掌管和控制人的各种感觉和运动，但魄的功能与作用必须与魂相结合并在魂的"激发"下才能处于兴奋活跃的状态。魂昼行于阳，与人体的魄相结合，这样魄就在魂的"激发"下处于功能活跃的状态，因而，人在白天时处于清醒的状态并且感觉和运动的功能增强；魂夜行于阴，与人体的魄相分离，这样魄就得不到魂的"激发"作用而处于一种抑制的状态，因而，人在夜晚时进入睡眠的状态并且感觉和运动的功能减退。当魂的这种游行出入的功能发生障碍时，魂与魄之间就不能正常地结合与分离。如在白天，当人体的魂与魄需要结合时，却出现了魂与魄的分离，就会出现多眠、嗜睡、精神不振的现象；而在夜晚当人体的魂与魄需要分离时，却出现了魂与魄的结合，这样就会出现失眠、多梦甚或梦游等睡眠功能的障碍。此外，人们临床上经常看到的人体的感觉、运动功能障碍性疾病，如感觉异常、不自主运动、惊悸、癫、狂、幻觉、错觉以及昏迷不醒、神志不清等，也都可能与魂与魄的功能失常有关。

什么是"意"和"志"？《灵枢·本神》中说："心有所忆谓之意，意之所存谓之志。"

张景岳注曰："一念之生，心有所向而未定者，曰意。""意已决而卓有所立者，曰志。"所谓意者，忆也，意就是人们对既往经历的记忆。记忆在人的头脑中形成意念，当其成为人们所要努力实现的理想和目标时，即为志。意和志可以统御人的精神，收摄人的魂魄，调节人体对寒温的适应能力，调和人的喜怒哀乐等情志活动，按古人的话说就是"志意者，所以御精神，收魂魄，适寒温，和喜怒也"，"志意和则精神专直，魂魄不散，悔怒不起，五脏不受邪矣"（《灵枢·本脏》）。用今天的观点来理解，就是一个人的意志坚定，树立了远大的理想和目标，就会志存高远，心无旁骛，在为实现这一理想和目标而努力奋斗、不懈追求的过程中，就不会受各种环境因素的干扰而能做到意念专一，心如磐石，宠辱不惊，此即为古人所说的"富贵不能淫，贫贱不能移，威武不屈"也。相反，如果一个人的意志薄弱，丧失了人生的信仰和目标，就会失去奋斗的动力，迷失人生的方向，则必然会为外物所惑，因而患得患失，瞻前顾后，见异思迁，宠辱皆惊，人体也就会因情志的失衡而导致疾病的产生。

意和志不仅能够调和人的喜怒哀乐等情志活动，还是人的智识产生的基础。什么是人的智识呢？所谓人的智识，就是人们认识事物并对事物做出正确判断和处置的能力。中医学所说的人的智识，相当于现代科学所说的人的思维。那么，人的智识或者说人的思维是如何产生的呢？现代科学将人的思维看成大脑的一种机能，这样就为我们揭示了人的思维产生的物质基础。《黄帝内经》则从人的智识或思维形成过程的角度，为我们做出了迥异于现代科学的回答。《灵枢·本神》中说："所以任物者谓之心，心有所忆谓之意，意之所存谓之志，因志而存变谓之思，因思而远慕谓之虑，因虑而处物谓之智。"意思是说，对外界事物形成感知的是人的心；心对事物的感知在头脑中形成记忆或意念就是意；把头脑中形成的意念变成要去努力实现的理想和目标叫是志；为达到这一理想和目标而促使人们去研究事物的运动、发展和变化，这就是思；在思考的过程中，人们把握了事物的运动、变化规律而能够看得更加深远，这就是虑；在深谋远虑中，人们就能够认识事物并能对事物做出正确的判断和处置，这就是智。此即为中医学所认为的人的智识或思维的形成过程。

关于人的思维（意识）的形成历来有唯心主义与唯物主义之分。唯心主义认为人的思维是生而即有的，是上帝赋予的，或者将思维看成是由人的灵魂产生的。而唯物主义则将思维看成是人脑的一种机能，是人脑对客观世界的反映，是移入人的头脑并在人的头脑中改造过的物质的东西。《黄帝内经》中关于人的思维形成过程的认识表明它已与唯心主义的神灵观彻底划清了界线。《黄帝内经》将人的思维归根于"心"（即大脑）对客观事物的感知，也就是心的"任物"功能，通过心的"任物"功能形成意（意念、观念），进而形成志，再形成思与虑，最后形成智。所谓的智，就是智识，也就是人的思维和对客观世界的认识。这就与辩证唯物主义所认为的人的思维和认识来源于感觉、知觉和表象，最后形成概念、判断和推理等有着异曲同工之妙。《黄帝内经》中关于人的思维形成过程的认识是中国人特有的认识论，这种中国人所特有的认识论思想无疑具有重要的借鉴与启示意义。

中医学对疾病的认识就充分体现了人的思维是从心的任物→意→志→思→虑→智的

形成过程。中医学对疾病的认识总是从疾病表现出来的现象开始的。原始人对疾病最直接的认识就是感觉到身体的不适或身体某处出现了异常，比如，人的身体出现了发热、头痛、咳嗽、呕吐、泄泻、出血、黄疸等，原始人就会知道自己生病了。可见，原始人在头脑中形成疾病的观念最早是从心的"任物"开始的，即人们对人体出现的不适症状与体征的感觉和感知，而这种在人们的头脑中形成的疾病观念就是"意"；产生了疾病观念的"意"，人们下决心要消除和战胜疾病，这就是"志"；而为实现这一志向，人们就会去研究疾病的运动、发展和变化，这就是"思"；在"思"的过程中人们发现并掌握了疾病的本质和规律，这就是"虑"；发现并掌握了疾病的本质和规律，人们就能够对疾病做出正确有效地处置（治疗），这就是"智"，医生对疾病的思维就体现在以上对疾病的认识和处置的过程之中。由于在这一过程中离不开人体之神的参与，故而《灵枢·邪气脏腑病形》中说："按其脉，知其病，名曰神。""故知一则为工，知二则为神，知三则神且明矣。"

神是人体自组织系统本身所具有的自我组织、自我调节的机制和功能，但人体自组织系统的这种自我组织、自我调节的机制和功能又不是笼统和抽象的，神、魂、魄、意、志正是中医学对人体自组织系统的这种自我组织、自我调节的机制和功能的五种不同类型的划分。因此，神虽然分成神、魂、魄、意、志五种不同的类型，但它们所代表的实际是人体之神的五种不同的作用与功能，而不是人体五种不同的神。中医学又将人的五神或五志（即人的喜、怒、思、悲、恐五种不同的情志）分属于人的五脏之中，认为心藏神、肺藏魄、肝藏魂、脾藏意、肾藏志，或喜由心生、怒由肝生、思由脾生、悲由肺生、恐由肾生等，其实这只是古人按照五行分类的方法对人的五神或五志进行的一种五行属性的归类，而不是说五神或五志就真的是由人的五脏所主管。把五神或五志分属于人的五脏之中，目的在于说明五神或五志对五脏生理功能的影响，或是为了建构中医学理论的需要而人为地将其纳入五脏体系之中。实际上，五神与五志都是由心来主管的，是心所具有的生理功能，正如张景岳在《类经》中所说："心为五脏六腑之大主，而总统魂魄，兼该志意。"

九、"五神"调节人的精神活动的现代诠释

五神对人体精神活动的调节作用亦可从现代神经生理学的角度得到阐明。现代神经生理学及脑科学将大脑看成是人的生命活动的中枢，人的一切生命活动，包括人体对环境刺激的感觉、感受和反应以及人的精神意识活动，都是在大脑的指挥、调节和控制作用下进行的，这就与传统中医学认为心神为人的生命活动的最高主宰的认识是一致的。因此，从某种意义上讲，现代神经生理学所说的大脑的神经生理活动就相当于中医学所认为的人的心神。现代神经生理学的研究表明，不同的人体生理活动，包括人的感觉、运动、思维、语言、情绪反应、心理活动，甚至是性格特征、行为方式等，都是由大脑皮质或皮质下特定的功能中枢控制和决定的。比如，控制和调节人的感觉和运动的神经中枢就位于大脑皮质的中央前回和中央后回，控制和调节人的情绪、心理、行为和性格等精神活动的神经中枢则是位于下丘脑的某些神经核团，主宰人的思维和意识活动的中

枢亦位于大脑之中的某些相应的区域。中医学所说的"五神"，即人的魂、魄、意、志等则可以分别近似地看成是大脑之中这些不同的功能中枢。

对照西医学的相关理论，不难发现中医学所说的"魄"，可以对应于大脑皮质中控制和调节人体感觉和运动的神经中枢，这也是中医学认为魄能够控制和调节人的感觉和运动的根本原因。魄（即皮质的感觉和运动神经中枢）虽然具有主司人体感觉和运动的功能，但其功能的发挥却与皮质的兴奋与抑制功能密切相关。当皮质的功能处于兴奋的状态时，魄主司人体感觉和运动的功能增强，而当皮质的功能处于抑制状态时，其主司人体感觉和运动的功能就会减弱。正常情况下，皮质的这种兴奋与抑制的功能交替出现，白天皮质的功能兴奋活跃，而夜晚皮质的功能抑制减弱，这也是人在白天时处于清醒的状态，人体的感觉与运动功能敏锐，而在夜晚时处于睡眠的状态，人体的感觉与运动功能迟钝的根本原因。实际上，中医学所说的魂即相当于皮质的这种兴奋与抑制功能。魂与魄结合就相当于皮质的感觉和运动神经中枢的兴奋状态，魂与魄分离则相当于皮质的感觉和运动神经中枢的抑制状态，大脑皮质的兴奋与抑制状态的交替出现，即相当于中医学所说的魂的游行往来。这样我们就从现代神经生理学的角度诠释了中医学魂与魄的理论。

再来分析中医学所说的意与志。现代神经生理学的研究表明，人的情绪、心理、行为、性格特征等精神活动虽然是由人的下丘脑中的某些神经中枢所调节和控制的，但它们只是调节和控制人的上述精神活动的初级中枢，真正调节和控制人的精神心理活动的部位在人的大脑皮质，大脑皮质才是调节和控制人的精神心理活动的高级中枢，位于下丘脑的初级中枢对人的情绪、心理等精神活动的调节和控制实际上是受大脑皮质的制约和支配的。现代神经生理学和心理学的研究早已揭示，一个人的情感、心理、性格乃至行为的产生和形成与一个人的人生观、世界观和价值观息息相关。可以说，一个人有什么样的人生观、世界观和价值观，就会表现出什么样的情感、心理、性格及行为特征。比如，"君子坦荡荡，小人长戚戚"，就是说一个光明磊落的人，就会心怀坦荡、无忧无惧，而一个心胸狭窄的人，就会经常患得患失、彷徨苦闷。日常生活中，人们也能看到，一个有着崇高理想和远大抱负的人，在面对逆境和艰难困苦时常常是百折不挠、一往无前；而一个人如果丧失了理想和信念，在面对困难和挫折时，则往往瞻前顾后、见异思迁。

然而，一个人的人生观、世界观和价值观又往往是在后天的环境中不断学习、不断磨砺的过程中产生和形成的。一个人在后天环境中不断学习、不断磨砺的过程中所形成的人生观、世界观和价值观以某种信息的形式"固化"在人的大脑皮质之中，从而外化为一个人的情感、心理、性格乃至行为，这就与中医学所认为的人的意和志的形成是一致的。中医学认为，人的意和志的形成是建立在心的"任物"的基础之上的，而所谓心的"任物"，实际上强调的就是人在后天环境中这种不断学习、不断磨砺的过程。"心有所忆谓之意"，人在后天的环境中不断学习、不断磨砺，从而在大脑中形成一定的人生观、世界观和价值观，这就是意；"意之所存谓之志"，当人生观、世界观和价值观一旦确立，人们就会为之努力奋斗，这就是志。这样我们就从现代神经生理学和心理学的角度揭示了意和志形成的现代科学实质。值得一提的是，发生在 20 世纪 20 年代著名的"科玄论战"，就是由于论战的双方没有懂得一个人的人生观、世界观和价值观的形成与一个人的成长经历、生活环境及教育背景等是密不可分的。

意与志是人们在后天不断学习和磨砺的过程中逐渐形成的，这就与魂与魄产生和形成的机制有着很大的不同。魂与魄的功能与作用（调节和控制人体的感觉和运动）是人先天所固有的，如果我们将魂与魄这种人先天所固有的神称为人的本能神，而将意与志这种在后天学习的过程中所获得或形成的神称为获得神，那么获得神就是比本能神更高一级层次的神。中医学认为，人的思维和智识是在人的意和志的基础上产生和形成的，因此，人的思维和智识乃是人的最高层次的神。现代脑科学的研究表明，人脑是在动物脑的基础上进化出来的，从哺乳动物脑到猿脑再到人脑，大脑皮质在不断地增厚，神经元及大脑沟回间的联系不断地增强，最终进化到结构和机能更趋高级和复杂的人的大脑。人脑的形成为思维和意识的产生奠定了物质基础。但是只有人脑的形成还不足以产生人的思维和意识，思维和意识是建立在人们后天不断学习的基础之上的，这就与中医学所认为的人的智识的产生和形成是完全一致的。如果说神是生命功能的一种表现形式，那么，人的思维和意识则是生命功能的最高表现形式。正是由于人的思维和智识的产生和形成，人不但能够认识世界，而且能够改造世界，人也因此成为天地之镇，万物之灵。

十、心主神明与脑主神明

既然神或神明是人体的一种功能，而功能又不能脱离物质而独立存在，因此，神这一人体的功能就必然会有一定的功能主体。所谓的功能主体，就是人体某一功能的产生者或行使者。比如说，肺产生或行使人的呼吸功能，因此肺就是人的呼吸功能的功能主体；肾产生或行使人的泌尿功能，因此肾就是人的泌尿功能的功能主体。那么，神或神明的功能主体又是什么呢？关于神或神明的功能主体，历来就有心与脑之争，特别是在西学东渐之后，关于神或神明功能主体的心脑之争就更为激烈。中医学多认为心为神明之主，如《黄帝内经》中有"心者，君主之官也，神明出焉"（《素问·灵兰秘典论》），"心藏神"（《素问·宣明五气》），"心者，生之本，神之变也"（《素问·六节藏象论》），"心者，五脏六腑之大主也，精神之所舍也"（《灵枢·邪客》），"所以任物者谓之心"（《灵枢·本神》）之说等，这就明确地说明古人认为心主神明，人的精神、意识、思维、语言、行为、认知、情感、心理等精神活动是由心产生的。此外，先秦诸子也多认为心主神明，如《论语·阳货》中说："饱食终日，无所用心。"《孟子·告子上》中说："心之官则思。"《荀子·解蔽》中说："心者，形之君也，而神明之主也。"中国哲学史上著名的"陆王心学"更是强调了心对认识的重要作用。

主张脑为神或神明之功能主体的学者则多以解剖学和现代神经生理学或脑科学的研究为依据，他们认为心只是人体的一个循环器官，并没有任何思维和意识的功能，心主神明的认识只不过是古人在科学技术原始、落后的条件下的一种猜测或臆想而已，实际上只有大脑才具有思维和意识的功能。因此，真正主神明的是脑而不是心。他们甚至还援引经典古籍或古代一些名医的某些言论来论证自古以来中医学也是认为脑主神明，以此来批驳传统中医学的心主神明说。如《素问·脉要精微论》中说："头者，精明之府，头倾视深，精神将夺矣。"又如《灵枢·海论》中说："髓海有余，则轻劲多力，自过其度；髓海不足，则脑转而鸣，胫酸眩冒，目无所见，懈怠安卧。"这些论述说明古人已经认识到脑与精神、感觉、知觉的关系，而李时珍所谓"脑为元神之府"和王清任的"灵机记性全在于脑"之说，更是说明了古人是认为脑主神明的。那么，到底是心主神明还是脑主神明呢？我们认为，要阐释清楚是心主神明还是脑主神明，就必须了解何谓中医学所说的神明，中医学为什么会认为是心主神明以及中医脏腑的心与现代解剖学的脑之间的关系。

何谓中医学所说的神明呢？现代人一般认为神明是人的精神意识活动，如人的思维、语言、行为、认知、情感、心理等。说心主神明或脑主神明，就是说心或脑主管着人的上述精神意识活动。其实这是对神或神明的一种片面的理解，从广义的角度讲，神或神明指的是人体生命活动的内在调节机制。人体生命活动的内在调节机制是人体自组织系统所具有的一种内在的自我组织、自我调节的机制和功能，通过这种自我组织、自我调节的机制和功能，使人体能够适应外界环境的变化，保持与外界环境之间物质、能量与信息交换的平衡。人的精神意识活动从本质上讲也属于人体生命活动内在调节机制之一，而且是一种更为高级的人体生命活动的内在调节机制。因为人体之神又具有"光明爽朗，聪慧灵通"的性质和特点，所以中医学常常将人体之神称为神明。说心主神明或脑主神明，就是说心或脑主管着人体的这种自我组织、自我调节的机制和功能；而说心或脑主管着人的精神意识活动，如人的思维、语言、行为、认知、情感、心理等，则是从狭义的角度来理解的。

那么，神或神明是如何产生和形成的呢？或者说人体自组织系统的这种自我组织、自我调节的机制和功能是如何产生和形成的呢？人体自组织系统的自我组织、自我调节的机制和功能，是建立在人体各部分之间整体的相互作用与相互联系的基础之上的，没有人体各部分之间整体上的相互作用与相互联系，就没有人体自组织系统的这种自我组织、自我调节的机制和功能。因此，神或神明作为人体的一种功能，其实是人体的一种整体功能。整体功能作为一种人体的各个部分在整体的相互作用与相互联系中所产生或表现出来的功能，决定了它不可能像结构功能那样可以在人体内找到与之对应的实体结构的功能主体。然而按照人们的思维习惯，对于一种人体的功能（不论是结构功能还是整体功能），人们都希望将它看成是由某种功能主体产生的功能，因此，对于像神或神明这样的一种没有实体结构功能主体的整体功能，人们就会在头脑中虚拟出一个功能主体的"模型"与之对应起来，中医学所说的脏腑"心"正是古人虚拟出来的神或神明的功能主体。

由此可见，中医学所说的脏腑"心"并不是解剖结构的心，中医学说心主神明并不是说解剖结构的心具有主神明的功能。那么，中医学为什么要将神或神明看成是由心这一脏腑所主的功能呢？这主要是由中医学对五脏功能的划分方法所决定的。中医的五脏并不是解剖结构的五脏，而是古人虚拟的一种模型的五脏。在五脏功能的归属上，中医学常常将人体的生理功能及其现象按照五行属性的不同来进行划分，一种生理功能及现象属于五行中的哪一行，即将这一生理功能及现象看成是由这一行的脏腑所主管。就心的功能而言，中医学认为心主血脉，就是因为血液在人的脉管中运行的功能现象有类似于火的炎热、燥动、升腾的性质与特点，因此，中医学就将血脉运行的生理功能现象看成是由人体属火的脏腑心来主管。中医学认为心主神明、心藏神等也同样如此。在古人看来，火给人们带来光明、温暖和希望，在古人的观念里火常常被看成是神的化身，所以，古人也就很自然地认为，人体之神也是由人体属火的脏腑心来主管，即所谓的心主神明。

然而，随着现代神经生理学和脑科学的发展，越来越多的研究表明，人的思维、意识、精神活动，人的语言、动作、感觉、知觉，甚至人的心理活动、性格特征、行为方式等，也就是传统中医学所说的神或神明都属于脑的功能，脑实际上是传统中医学所说的神或神明的物质基础。因此，有学者提出了脑主神明的理论，并以此来否定传统中医学的心主神明说，开启了中医学术史上悬而未决的心主神明与脑主神明之争。心主神明与脑主神明之争的实质，在于人们没有弄清楚中医脏腑的心与现代解剖学的脑之间的关系。从中医学理论的角度讲，人们认为是心主神明，然而从现代生理学的观点出发，人们又有充分的理由相信是脑主神明。到底是心主神明还是脑主神明，这就需要揭示中医脏腑的心与现代解剖学的脑之间的关系，要揭示中医脏腑的心与现代解剖学的脑之间的关系，又要从整体功能与结构功能之间的关系说起。

整体功能是组成人体的各个部分在整体的相互联系与相互作用中所产生或形成的功能。但整体功能又不是一种新的特别的功能，它并不能脱离人体的结构功能而独立存在，而是与这种整体功能相关的人体各结构功能综合在一起的整体的外在表现。比如，中医学认为，心主血脉，又主神明。心主血脉的功能就是一种整体功能，但这种整体功能又不是什么特别的功能，而是与这种整体功能相关的各结构功能（如心脏的循环功能、血管的行血功能等）综合在一起的整体的外在表现。同样，神或神明作为人体的一种整体功能，也是由与神或神明相关的人体各结构功能（如脑的功能、外周神经的功能等）综合在一起的整体的外在表现。可见，中医学所说的"心"的功能，实际上包含了以心脏为主的循环系统和以大脑为主的神经系统所有结构功能的总和。故中医脏腑的心也就包含了人体解剖结构的心脏和大脑，心脏和大脑共同参与构成中医脏腑心的物质结构基础。心主神明与脑主神明之间其实并没有什么根本的矛盾，甚至其表达的意思完全一致，因为中医脏腑的"心"其所主神明的物质基础正是人的大脑。中西医学理论特色和思维方式的不同是形成心主神明与脑主神明不同认识的根本原因。

论中西医学疾病观的差异

临床上，人们常常可以看到这样一些有趣的现象。比如，一个头晕耳鸣、形体消瘦、潮热盗汗、五心烦热、腰膝酸软、舌红少津、脉细数的患者，中西医的诊断结论可能完全不同。中医学通过望、闻、问、切等诊察之后，诊断为"肝肾阴虚"，而同样的患者，西医学通过询问病史、体格检查、物理学检查、化验室检查等没有发现人体的异常改变，因而认为患者没有疾病。其余如中医学诊断为"肝阳上亢""心肾不交""脾肾阳虚"的患者，西医学通过各种仪器的检查，如果没有发现人体的异常，也同样会认为人体没有疾病。相反，在另一种情况下，西医学诊断为癌症早期的患者，高血压、糖尿病的早期或者病毒性肝炎隐匿期的患者等，在中医学看来，由于临床没有症状表现，因而也会认为人体没有疾病。为什么相同的患者，中西医学的诊断结论不同呢？其根本原因在于中西医学疾病观的不同。中医学是一门建立在整体观念基础上的整体医学或状态医学，而西医学是一门建立在还原观念基础上的还原医学或结构医学，中西医学是性质完全不同的两种医学。

一、中西医学疾病观差异的实质是东西方文化和思维方式的差异

中西医学疾病观的差异实质上是东西方文化和思维方式的差异。一般认为，东西方文化分别发源于源远流长的古老的中华文明和古希腊文明。发源于黄河流域、长江流域古老的中华文明是一种以土地的耕种为主要生产方式的农耕文明，农耕文明所需要的对天（自然）的依赖和顺应逐渐形成了中国古人所特有的"天人合一"的观念。认为人是天（自然）不可分割的一部分，人与天（自然）之间是一个和谐、统一的整体，是中国古人对于天人关系的主要认识，而对中国文化产生深远影响的元气论物质观就是在这种天人合一观念的基础上产生的。起源于地中海地区的古希腊文明是一种以商品贸易为主要形式的工商业文明，工商业文明一个显著的特点就是对市场的占有和对自然资源的掠夺，这就不可避免地形成了古希腊人所特有的"天人对立""天人两分"的观念。把天（自然）看成是人要改造和征服的对象，认为通过人的努力就一定能够战胜自然，是古希腊人对天人关系的主要认识，而对西方文化产生深远影响的原子论物质观则是在这种天人对立的观念基础上的产物。正是由于东西方文化中的这种自然观和物质观的不同，形成了中国文化（包括中医学）所特有的整体联系的思维方式和西方文化（包括西方医学）所特有的分析还原的思维方式。

整体联系的思维方式在看待人与环境（天）的相互关系上，将人与环境看成是一个

不可分割的、统一的整体，外界环境的变化与人体的生命活动息息相关，人体的生命活动总是与外界环境的变化紧密地联系在一起，因而形成了中医学所特有的天人一体的整体观。人与环境之所以能够形成一个统一的整体，其根本原因就在于人体与天地之间存在着一种无形的"气"，人与环境之间的相互联系和相互作用就是通过这一无形的气的感应、震荡和传递作用实现的。中医的整体观不仅将人与环境（天）看成是一个整体，而且将人体的本身也看成是一个相互联系、相互作用的统一整体。人体以五脏为中心，通过经络把人的六腑、五官、九窍、四肢百骸等有机地联系起来，并在精、气、神的作用下完成机体统一的生命活动。中医的整体观还表现在对"气化"的认识上。所谓气化，简单地说，就是宇宙天地间万事万物的运动、发展和变化。中医学认为，宇宙天地间万事万物的运动、发展和变化都是在气的推动作用下实现的，因而称之为气化。气所代表的是事物之间相互关系的存在，是古人抽象出来的事物之间所结成的一切相互关系的总和。气化理论将天地万物的运动、发展和变化归结为气的推动。用今天的观点来理解，就是事物之间的相互关系、相互作用和相互影响是推动事物运动、发展和变化的根本原因和根本动力，这无疑是中医学整体联系观的重要体现。

相对于中医学整体联系的思维方式，西医学运用的是还原分析的思维方式。如果说整体联系的思维方式是人们在研究、考察事物及事物的运动变化规律时，运用的是整体的而不是分割的、联系的而不是孤立的观点来看待事物的一种思维方式。那么还原分析的思维方式则恰好与之相反，就是人们在研究、考察事物及事物的运动变化规律时运用的是分割的而不是整体的、孤立的而不是联系的观点来看待事物的一种思维方式。还原分析的思维方式表现在天人关系的认识上，总是将人与环境（天）严格地区分开来甚至对立起来，认为人体有人体的运动变化规律，自然界有自然界运动变化的规律，因而形成了天人关系的"天人两分观"。西医学还原分析的思维方式表现在对人体的认识上，就是把人体看成是由各个不同的部分组合而成的，这些不同的部分就如同一架机器上的各种零件一样，人的生命活动也是人体这架"机器"上的各个零件的功能相加在一起的总和。此外，如果说中医学整体联系的思维方式将事物的运动、发展和变化的原因归结为事物间的相互关系、相互作用和相互影响，那么西医学还原分析的思维方式则孤立地看待一切事物的运动、发展和变化，将事物的运动、发展和变化归结为事物（物质）结构的本身。这种孤立地看待事物的运动、发展和变化的观点，也是西医学还原分析思维方式的表现。

懂得了东西方人思维方式的差异，我们也就不难理解中西医学疾病观的差异，中西医学疾病观的差异其实也是东西方人思维方式差异的表现。什么是疾病？人们对疾病的认识总是从身体上出现了一定的症状开始的。所谓的症状，就是疾病的过程中，人体出现的主观上的不适和客观上的异常表现。如发热、头痛、鼻塞、咳嗽、腹痛、恶心、呕吐等就属于人体主观上的不适，而黄疸、发斑、出血、风疹、尿黄、大便清稀等就属于客观上的异常表现，当人体出现了某种（些）症状时，人们就知道自己生病了。实际上，疾病的症状只是疾病表现出来的一种现象，究其实质乃是人体的生理功能出现了异常。那么，人体的生理功能为什么会出现异常呢？不同的思维方式往往会给出不同的回答。西医学运用还原分析的思维方式，孤立地看待事物的运动、发展和变化，将事物运动、发展和变化的原因归结为事物的结构，而事物的运动、发展和变化又是通过功能的形式表现出来的。这样西医学在物质与功能关系的认识上，就认为结构决定功能，功能是由结构产生并决定的，表现在对疾病的认识上，就必然会从人体的形态结构中去寻找原因，认为所有的疾病都一定要有人体形态结构的异常，这便是西方医学所特有的结构决定论医学观。

中医学则运用整体联系的思维方式去看待人体的疾病。整体联系的思维方式往往将事物运动、发展和变化的原因归结为一事物与它事物之间的相互关系。因此，在整体联系的思维方式看来，事物的功能总是在一事物与它事物之间的相互作用与相互联系中产生和表现出来，表现在对物质与功能关系的认识上，就会认为决定功能的是事物的关系而不是事物的结构。功能认识的关系决定论包含两个方面的含意：其一，整体功能是由事物各部分之间的相互关系产生并决定的。中医学所说的人体各脏腑的功能即属于人体的整体功能，人体各部分之间的相互关系异常，人体的整体功能必然会出现异常，如心血瘀阻、肺失宣降、肝失疏泄等，从而表现出各种症状与体征。其二，事物的功能（机能）状态是由事物之间的相互关系决定的，而事物的功能状态又决定着事物功能的大小和强弱，表现在人体就会出现一定的症状与体征。这样，中医学在认识人体的疾病时，就必然会把疾病放在人体各部分的相互关系（包括天人关系）中去加以考察，认为各种相互关系的异常是导致人体产生疾病的根本原因。中医学认为，百病皆生于"气"，气即代表着人体各部分之间（包括人体与环境之间）的相互关系。说百病皆生于"气"，就是说人体的一切疾病皆是缘于人体的各部分之间、人体与环境之间相互关系的异常，这正是中医学对疾病本质的深刻揭示。

二、中医学对于人体疾病的认识

气所代表的是事物之间的相互关系，而事物之间的一切相互关系总是可以用阴阳的关系来加以概括。因此，气的失常又可以归结为阴阳二气关系的失常。在中医学看来，人体产生疾病的根本原因就在于人体阴阳二气关系的失调或失衡。何谓人体的阴阳二气呢？从现代生理学的角度看，阴阳二气代表着人体神经系统兴奋与抑制作用的生理功能，其中，阳气代表着神经系统兴奋作用的生理功能，阴气代表着神经系统抑制作用的生理功能。当人体阳气的生理功能偏胜时，即神经系统兴奋作用的生理功能偏胜时，表现为兴奋的机能状态，兴奋性的机能状态下，人体的各种生理功能增强；当人体阴气的生理功能偏胜时，即神经系统抑制作用的生理功能偏胜时，表现为抑制的机能状态，抑制性的机能状态下，人体的各种生理功能减弱。人生活在环境中，总是以一定机能状态的形式呈现出来的，中医学正是一门研究人体在与天地整体互动关系中机能状态的状态医学。正常的环境条件下，人体阴阳二气的力量（即人体神经系统兴奋作用的力量与抑制作用的力量）维持在一个相对平衡的水平上，人体的机能状态既不偏盛，也不偏衰，这就是中医学所说的人体阴阳平和态。阴阳平和态下人体的生理功能既不过度增强也不过度减弱，因此，阴阳平和的状态就是中医学所认为的人体的健康态。

在异常的环境条件下，人体阴阳二气力量的平衡被打破，当阳气（兴奋功能）一方力量过度增强，使得阴气（抑制功能）一方不能制约阳气一方的功能时，人体就会出现机能状态异常增高的阳亢态；而当阴气（抑制功能）一方力量过度增强，使得阳气（兴奋功能）一方不能制约阴气一方的功能时，人体就会出现机能状态异常降低的阴盛态。不论是人体机能状态异常增高的阳亢态，还是机能状态异常降低的阴盛态，都是人体阴阳二气失调的机能态，此时人体的生理功能就会出现不受制约的过度增强或过度减弱，从而导致人体的疾病。由此可见，中医学所说的疾病实际上是人体机能状态的一种异常态，而这种机能状态的异常态又是由人体阴阳二气的失调（阴不制阳或阳不制阴）而引起的。在中医学看来，人体的疾病总是存在着人体机能状态的异常改变，这种机能状态的异常改变，要么是人体机能状态异常增高的阳亢态，要么是人体机能状态异常降低的阴盛态。因此，人体的疾病也就可以根据其阴阳属性的不同而划分为两种不同的性质：即人体的阳气功能偏胜、生理功能亢盛的阳性疾病和人体的阴气功能偏胜、生理功能减弱的阴性疾病，而阴阳自然也就成为统领人体所有疾病的总纲。

中医学始终把人与环境看成是一个相互协调的、统一的整体，认为人体的生命活动总是与外界环境因素的变化（环境阴阳的变化）息息相关，环境阴阳的变化影响着人体的阴阳，人体的阴阳总是随着环境阴阳的变化而变化，而疾病正是环境因素的影响下人体阴阳二气关系失调的结果。人体的阴阳随着环境阴阳的变化而变化不难从现代科学的角度做出解释。现代科学常常将人体看成是一个与外界环境高度适应的自组织系统，人体要想在环境中得以生存，就必须时刻与外界环境保持着物质、能量与信息交换的平衡，而这种平衡又是一种建立在不同速度水平上的动态平衡，人体不同的机能状态对应着不同速度水平上的人体与环境之间的物质、能量与信息交换的平衡。因此，当环境条件随着环境因素的变化而发生改变时，就必然要求人体的机能状态也必须从一种机能状态转化为另一种机能状态，以适应人体在不同环境条件下的、与环境之间在不同速度水平上的物质、能量与信息交换的平衡。由此可见，人体的机能状态实际上是人体与环境之间关系的一种表现和反映，而人体机能状态的改变又是通过人体阴阳二气（即人体神经系统的兴奋与抑制功能）的调节作用实现的，故人体的阴阳总是呈现出随着环境阴阳的变化而变化的规律。

具体说来，就是当环境因素的变化在一定的限度之内，或者说当环境阴阳的变化处于一种相对的平衡时，人体阴阳二气的变化也会保持在一定的限度之内，人体的阴阳二气亦保持着一种相对的平衡，人体阴阳二气的相对平衡使得人体的机能状态既不偏亢也不偏衰，因此，人体表现为阴阳平和的健康态。反之，当环境因素的变化超出了一定的限度，或者说当环境阴阳的变化失去了相对的平衡（如"六气"变为"六淫"），相应地人体阴阳二气的变化也会超出一定的限度而失去平衡，人体阴阳二气的失衡则必然导致人体机能状态的过度增强或过度减弱，从而引起人体的疾病。由此可见，中医学在研究人体的健康和疾病时总是运用整体联系的观点，将人体的健康和疾病放在天人关系（即人体与环境的关系）的大背景中整体地去加以考察，认为人体的健康就是人体与环境之间关系的相和谐、相适应的状态，疾病则是人体与环境之间关系的不和谐、不适应的状态。中医学治疗疾病的实质也是调整人体与环境、人体各部分之间的关系，人体与环境、人体各部分之间的关系恢复了正常，人体的机能状态也就恢复了正常，人体亦随之恢复了健康。因此，人们又常常将中医学称为整体医学或天人医学，这就与西医学在研究人体的健康和疾病时将人体与环境的关系对立起来，割裂人体与环境关系的还原医学观是截然不同的。

中医学认为，疾病是人体阴阳关系的失调，而疾病的阴阳又进一步体现在疾病的寒热与虚实之中。一般说来，疾病的阴阳与寒热之间总是密切联系在一起的，疾病阴阳的变化必定会引起人体寒热的变化。《素问·阴阳应象大论》中说："阳胜则热，阴胜则寒。"意思是说，阳气偏胜的阳性疾病，人体表现为热的状态，如恶热出汗、心烦口渴、面红目赤、小便短赤、大便燥结、舌红苔黄、脉洪或数等；阴气偏胜的阴性疾病，人体表现为寒的状态，如形寒肢冷、口淡不渴、面色㿠白、小便清长、大便稀溏、舌淡苔白、脉沉迟等。不难看出，所谓的寒性疾病，指的是人体代谢机能减弱、产热减少的一类疾病；而热性疾病，则是指代谢机能亢盛、产热增强的一类疾病。疾病阴阳的变化为什么能够引起代谢机能的变化呢？这是因为，当人体的阳气偏胜，即人体阳气的功能（兴奋功能）亢盛时，就会激发人体的代谢机能系统，使人体的代谢机能过度增强，人体代谢机能过度增强则产热有余，而使疾病表现为热的状态；反之，当人体的阴气偏胜，即人体阴气的功能（抑制功能）亢盛时，就会抑制人体的代谢机能系统，使人体的代谢机能过度减弱，人体代谢机能过度减弱则产热不足，而使疾病表现为寒的状态。可见，寒热主要是从代谢机能状态的角度对人体疾病的属性所进行的一种表征和描述。

虚实则主要是从疾病邪正盛衰的角度对人体的机能状态所进行的表征和描述。何谓疾病的虚实？《素问·通评虚实论》中说："邪气盛则实，精气夺则虚。"这是说凡是邪气亢盛的一类疾病就是实性的疾病，凡是精气亏虚的一类疾病就是虚性的疾病。任何疾病都会对人体造成一定的损害，因而导致人体气、血、精、津、液等物质的亏虚。气在人体的生命活动中发挥着推动、温煦的作用，故属阳；血、精、津、液等物质在人体的生命活动中发挥着濡养、滋润的作用，故属阴。因而，中医学将因疾病的耗损作用而导致的人体阳气物质的亏虚称为气虚或阳虚，而将因疾病的耗损作用而导致的人体阴液的亏虚则统称为血虚或阴虚。至于疾病到底是造成人体阳气物质的亏虚还是阴液物质的亏虚，则又取决于疾病的阴阳属性。《素问·阴阳应象大论》中说："阴盛则阳病，阳盛则阴病。"意思是说，阴气亢盛的阴性疾病会损伤人体的阳气，表现为气虚或阳虚；阳气亢盛的阳性疾病会损伤人体的阴液，表现为血虚或阴虚。而所谓的实或实证，则是指邪气亢盛而人体的正气未虚，抵抗力未减，正气奋起抗邪，邪正斗争激烈的一种疾病状态。疾病的阴阳、寒热与虚实等从不同的侧面反映着疾病状态的性质，因此，疾病的阴阳、寒热和虚实又称为疾病的病性。

引起人体机能状态异常改变的原因就是疾病的病因。中医学是一门整体联系的医学。中医学在认识人体的疾病时，不仅认为疾病是人体机能状态的异常，并且认为人体机能状态的异常是由于人体与环境关系的失常而引起的，这样中医学自然就会将引起人体疾病的原因归结于环境因素的变化。环境因素是环境中影响人体与环境之间物质、能量与信息交换的各种要素。中医学将自然界的风、寒、暑、湿、燥、火六种不同环境物质的运动称为"六气"，认为"六气"是自然界六种正常的气候因素，一般情况下人体对自然界正常气候的变化是适应的，因而不会使人致病。当气候变化异常，"六气"太过或不及就会变成"六淫"，人体就会对变化的环境出现不适应而产生疾病，"六淫"是使人体致病的自然环境因素。人不仅生活在一定的自然环境中，也生活在一定的社会环境中，社会环境因素的刺激可以使人产生喜、怒、忧、思、悲、恐、惊等不同的情志变化，当这些情志变化超过了人体正常的生理活动范围，就会使人体的气机紊乱，脏腑气血失调，从而导致人体的疾病。此外，痰（饮）、浊、湿、毒、瘀等既是人体异常代谢的产物（病理产物），又可以作为一种病理因素刺激人体，引起人体脏腑气血的失调，从而成为继发性病因。

疾病是人体机能状态的异常，在机能状态异常的情况下（如心阳不足、脾肺气虚、肝阳上亢等），人体内的各种物质（如气、血、精、津、液等）往往会发生各种异常的反应和变化，这种在疾病的状态下人体内的各种物质所发生的异常反应和变化就是病理变化。中医学所说的人体的病理变化，归纳起来大致可分为三类：一是无形的病理变化。主要是指人体内无形的"气"的功能和运动异常所产生的病理变化，如气虚、气实等就属于气的功能异常的病理变化，而气滞（郁）、气逆、气陷、气闭、气脱等气的升降出入障碍，则属于气的运动异常的病理变化。二是有形的病理变化。血、精、津、液以及由脾胃吸收而来的水谷精微物质（饮食物）是人体内的有形物质，其代谢或运动变化的异常，如血虚、精亏、液耗以及痰（饮）、浊、湿、毒、瘀等病理产物，就属于人体内有形的病理变化。三是脏腑活动异常的病理变化。内风、内寒、内湿、内燥、内火（热）等，就是在疾病的过程中脏腑活动异常所产生的五种不同的病理变化，中医学称之为"内生五邪"。

病因、病性及病理变化等总是作用、存在或产生于人体一定的部位，病因、病性及病理变化等作用、存在或产生的部位，就是疾病的病位。中医学所说的病位，一般有表里、上下、气血精津液、脏腑经络等不同的划分方法。表里划分法是中医学按照外感病邪在人体内传变的不同阶段、不同层次的病位划分法，如伤寒病的太阳、少阳、阳明、太阴、少阴、厥阴的六经划分法，温病的卫、气、营、血划分法等。上下划分法是按照疾病纵向部位的不同对人体疾病病位所进行的一种划分方法，如湿温病的三焦划分法。气血精津液划分法，是按照病理改变在气、血、精、津、液的不同而进行的一种疾病病位的划分。如病理改变在气的，即可以认为疾病的病位在气；病理改变在血的，即可以认为疾病的病位在血等。脏腑经络划分法则是把疾病的病位定位在人体不同的脏腑和经络的一种划分方法。疾病的病邪侵袭到人体哪一个脏腑或哪一条经络，或者说疾病的病理改变存在于人体哪一个脏腑或哪一条经络，中医学就认为疾病的病位在那个脏腑或那条经络。正是由于不同的疾病有着不同的病因、病位、病性与病理变化等，因而疾病表现为不同的证候，显示出不同的症状与体征。

总之，中医学将引起人体疾病产生的原因归结为邪正盛衰、阴阳失调和气血失常等，邪正盛衰、阴阳失调和气血失常是人体疾病产生的三大病机。所谓邪正盛衰中的

"邪"，指外界环境因素的异常变化，如自然界风、寒、暑、湿、燥、火的"六淫"等，外邪作用于人体，人体是否发病还取决于人体正气的盛衰。"正气存内，邪不可干"，"邪之所凑，其气必虚"，外邪使人致病多是由于人体正气的虚衰，正不胜邪是人体发病的根本原因。外邪作用于人体，使人体阴阳二气（人体神经系统的兴奋与抑制功能）的力量对比失去了相对平衡，即为阴阳失调，阴阳失调致使人体的机能状态不受制约地过度增强或过度减弱，从而导致人体的疾病。疾病状态下，人体内的物质如气、血、精、津、液等发生各种异常的反应和变化，如气虚、气滞、气逆、血瘀等，即为气血失常。邪正盛衰、阴阳失调和气血失常共同构成人体疾病发生、发展和变化前后相因的三个方面和环节，代表着中医学对疾病发生机制的基本认识。

三、中西医学疾病观的差异

病因、病位、病性与病理变化等从不同的方面揭示并反映着疾病的本质。疾病的本质就是隐藏在疾病现象背后的根本原因。对于疾病的本质，现代中医学通常用"证"来加以概括。中医学认为，"有诸内者，必形诸外"，疾病的病因、病位、病性及病理变化等有关疾病本质的内容全都包含在疾病的症或证候的表现之中。因此，中医学通过分析疾病的证候，就可以得到关于疾病本质的"证"。比如，发热是人体疾病的一个常见症状，而发热这一症状又常常表现为不同的特征，通过分析发热的不同表现特征，中医学可以得出人体疾病的病位。发热而兼恶寒的，病位在表；发热而不恶寒的，病位在里；寒热往来的，病位在半表半里等。又如，疼痛也是疾病的一个常见症状，临床上疼痛也可表现为不同的特征，通过分析疼痛的表现特征，中医学可以得出疾病的病性与病理变化。疼痛剧烈的，病性属实；疼痛为隐痛的，病性为虚；胀痛的，病理变化为气滞；痛如针刺或夜间加重的，病理变化为血瘀等。病因亦可从疾病的症状中反映出来。如以游走、变动不居、善行数变为特征的，病因为风；以清稀、寒冷、凝滞、收引为特征的，病因为寒；以重着、秽浊、黏滞、趋下等为特征的，病因为湿等。

西医学发现和诊断人体的疾病也多始于疾病的症状与体征。如西医学发现人体患有胃病，往往都是从人体左上腹疼痛、腹胀、嗳气、返酸等症状开始的；发现人体患有肝病，多是从人的右上腹疼痛、纳差、无力、黄疸等症状开始的。与中医学不同的是，西医学认识疾病的本质，如疾病的病因、病位、病性与病理变化等，往往不是从对疾病证候表现的分析中得出的，而是多依赖于各种仪器的检查。例如，通过胃镜发现胃部出现了溃疡，因而确定左上腹的疼痛、腹胀、嗳气、返酸等是由胃的病变引起的；通过 B 超发现了肝脏的肿瘤，因而确定右上腹的疼痛、纳差、无力、黄疸等是由肝脏的病变引起的。由此不难发现，中医学总是通过疾病的现象来认识和把握疾病的本质，而西医学则是通过疾病的本质来解释和说明疾病的现象。随着现代科技的发展和进步，各种新的医学仪器的不断涌现，西医学检查疾病，发现疾病的病因、病位、病性及病理变化等完全可以不依赖于人体的各种主观症状和客观体征。为什么同样是对疾病本质的认识，中西医学会有如此的不同呢？我们认为，这主要是由于中西医学疾病观的差异所造成的。

西医学是建立在西方原子论物质观基础之上的结构医学或还原医学。作为一门结构医学，西医学总是从物质结构的角度上来认识和看待人体的疾病，认为疾病就是人体形态结构的异常，疾病的病因、病位、病性及病理变化等疾病的本质都可以从物质结构的角度做出解释。如病因就是各种细菌、病毒等微生物的感染，或各种理化因素的损伤。病位就是人体内具有一定形态结构的组织器官，而随着科学技术的进步和发展，人们对病位的认识更是深入到细胞、分子与基因的水平。病性和病理变化则是指人体上述各个部位的炎症、增生、变性、纤维化、钙化等组织、细胞的异常改变。西医学对疾病的治疗也是针对人体的这些组织器官的病理改变或针对引起人体这些病理变化的因子，如细菌、病毒等。总之，在西医学看来，所有关于人体疾病的本质都可以找到其对应的物质结构基础，而要发现疾病的这些物质结构的异常改变，就必须也只能通过各种医疗仪器的检查。认为所有的疾病都可以找到其对应的物质（结构）基础，并且可以通过各种仪器用实证检测的方法检查出来，是西医学作为一种结构医学对于疾病本质认识的一个特点。

人体的生理与病理现象是人体整体功能的外在表现，而西医学是一门研究人体结构的结构医学。结构医学将结构看成是人体生命活动的本质，因而在认识人体的疾病时，就必然会将疾病的本质（人体的结构异常）与现象（疾病的症状和体征）割裂开来甚至对立起来，认为症状与体征只不过是疾病本质之外的一种表象，而疾病研究的目的和任务，就是要透过疾病的现象去认识疾病的本质。这就与中医学是通过疾病的现象去认识疾病的本质存在着根本的不同。因此，西医学诊断疾病就不以疾病的症状与体征为依据，在西医学看来，症状与体征在疾病的诊断中并不是必要的，甚至是可有可无的，人们要发现并找到疾病的本质，最终还必须依靠各种仪器的检查。这样，西医学在诊断人体的疾病时，患者的心理活动和身体上的感觉就会被忽视或忽略，而各种仪器的检查却被捧到至高无上的地位。在西医学眼里，一名患者就如同是一台有待检修的"机器"，只有各种仪器检查的结果才是可信的，而患者的主观感觉和感受往往并不可靠。人们常常抱怨西医学越来越远离人性，缺少了嘘寒问暖，没有了人文关怀，化验单和报告单代替了患者的主诉和医生的体格检查，冷冰冰的仪器代替了活生生的人，其根本原因乃是由于西医学结构医学观的本质所决定的。

中医学则不同。中医学是建立在中国古代元气论物质观基础上的状态医学或整体医学。中医学总是站在人与环境关系的角度来认识和看待人体的健康和疾病，认为健康就是人体对内外环境的适应，是人体脏腑气血的阴阳调和，而疾病则是人体对内外环境的不适应，是人体脏腑气血的阴阳失和（调）而导致的人体机能状态的异常。中医学也承认疾病状态下人体有器质性的异常，但人体器质性异常往往是由人体各部分之间关系的异常（包括人体与环境的关系的异常）而引起的，"大凡形质之失宜，莫不由气行之失序"，器质性异常多被认为是人体关系失常的一种表现或结果。在"器质"与"关系"的相互关系中，"关系"往往是更根本、更重要的原因。中医学治病特别重视调整人体的关系（如人体的阴阳二气），认为调整人体的关系是治疗疾病的根本，人体的各种关系恢复了正常，人体的疾病（包括许多器质性疾病）也就恢复了正常。因此，中医学所说的疾病就不是人体形态结构的改变，而是人体各种"关系"的异常，如邪正盛衰、阴阳失调和气血失常等,具有明显的"形而上"的特点,其疾病的病因、病位、病性及病理变化等也就没有一定的实体结构,因而,是不可能通过各种医疗仪器用实证检测的方法检查出来的。

如果说西医学认为疾病的症状与体征(中医学称为疾病的症或证候)只是疾病外在的一种表象,与疾病的本质之间没有什么内在的、必然的联系,那么中医学的认识则恰好相反。中医学是一门探求天人之"道"的医学,研究人(体)与环境的相互关系是中医学研究的主要内容。在中医学看来,健康就是人体在适应性环境条件下人体机能状态的正常,疾病则是人体对环境的不适应而出现的人体机能状态的异常。人体机能状态的异常又是通过一定的症或证候的形成表现出来的,人体有什么样的异常机能态就会表现出什么样的症或证候,反之亦然。故中医学认为"有诸内者,必形诸外",疾病的本质与现象是统一的,疾病的症或证候是疾病本质的外在表现,疾病的症或证候之中包含着疾病的病因、病位、病性及病理变化的全部信息,人们通过分析疾病的症或证候的表现特征,就能够推测出疾病的病因、病位、病性与病理变化等有关疾病本质的"证"。因此,中医学在诊察人体的疾病时,就需要详细掌握和了解疾病的症状和体征乃至患者的心理,医生也会感同身受地去体察患者的病痛和疾苦,在无微不至的嘘寒问暖中所体现出来的人文关怀,更是中医学本质特征的一个重要表现。

四、中西医诊断与治疗疾病的差异源于中西医学疾病观的差异

辨证论治是中医学的重要特点,而辨证论治的主要手段和方法是望、闻、问、切,通过望、闻、问、切来收集疾病的症或证候的相关材料,以判断疾病在某一阶段的病因、病位、病性与病理变化,从而做出关于疾病本质的诊断,中医学称为"辨证"。与中医学不同的是,西医学诊断疾病的主要手段和方法是询问病史(包括现病史与既往史)、体格检查(如视、触、叩、听等)、物理学检查(如影像学检查、心电图检查等)、化验室检查(如血液化验、生化检查、细菌培养等)等,其中最重要的是依靠各种仪器检查来最终确定对疾病的诊断。为什么同样是诊断人体的疾病,中西医学却存在如此的不同呢?有人认为,中医学之所以依靠望、闻、问、切的手段来诊察人体的疾病,主要是古人受制于当时的科学技术条件(没有现代的医疗诊断仪器)。如果真是这样,那么在科学技术高度发达的今天,为什么人们还依然无法利用现代先进的医疗仪器来替代传统中医的辨证呢?于是就有人认为,中医学之所以不能利用现代医疗仪器的检查来诊断人体的疾病,乃是因为中医"落后"与"不科学"的缘故。

事实果真如此吗?我们认为,人们认识事物的手段和方法,归根到底,取决于人们研究的事物对象,人们研究的事物对象不同,认识的手段和方法也就各异。比如人们研究物理学的规律和现象,就要借助于物理学的研究方法和手段,人们研究化学的规律和现象,就要借助于化学的研究方法和手段,医学的研究也同样如此。中西医学虽然都是研究人体生命规律的科学,但是中西医学研究人体生命规律的对象却存在着"道"与"器"的不同,研究对象的"道"与"器"的不同决定了中西医学研究手段和方法的各异。就疾病的诊断而言,西医学诊断的是人体形态结构的异常,诊断人体形态结构的异

常就必然要借助于各种医疗仪器的检查；中医学诊察的是人体机能状态的异常，而诊察人体机能状态的异常则只能依靠医生的主观感觉（如望、闻、问、切等）去察知和把握。如通过望诊，望舌的质地和颜色；通过闻诊，闻声音的高亢与低沉；通过问诊，问疾病的症状及其特征；通过切诊，切脉搏的迟数与结代，来辨别疾病的阴阳、寒热与虚实等。由此可见，西医学能够利用各种现代的医疗仪器来诊察人体的疾病，并不能说明西医学就是科学的和先进的，中医学运用望、闻、问、切的方法去诊察人体的疾病，也不能说明中医学就是原始的和落后的。中西医学诊断疾病方法的差异，是由中西医学疾病观的差异决定的。

中西医学疾病观的差异还体现在中医的辨证论治与西医的辨病论治之中。中医学是一门状态医学或整体医学，而状态是一种时间维度上的概念，具有随时间的变化而变化的特点。因而，中医学又是一门时间医学或过程医学，中医的医学观是一种动态的医学观。中医学认为，疾病的病因、病位、病性及病理变化等总是时刻发生变化的，疾病永远处于随着时间的变化而不断变化的过程之中。如疾病病程中，病因可能会由寒证转化成热证，病位可能会由表证转化成里证，病性可能会由实证转化成虚证，病理变化可能会由气滞证转化成血瘀证等。因此，中医不仅要诊断出人体患有某种疾病，还要诊断出这种疾病不同阶段的"证"（即疾病的本质），这样才能针对疾病的本质进行有目的的论治，此即为中医的辨证论治。辨证论治是中医学"治病求本"的必然要求。中医学认为疾病是人体机能状态的异常，因此，中医的辨证从本质上讲就是辨别人体的机能状态，而人体机能状态的异常又不是笼统和抽象的，它总是具体表现在人体某一脏腑功能的增强或减弱上，故中医辨证的最终目标是要辨别人体哪一个脏腑的功能状态出现了异常（如肝阳上亢、肺气不足、脾肾阳虚等），"谨察阴阳所在而调之，以平为期"，通过中药、针灸、按摩等手段，使病变脏腑的机能状态恢复平衡，人体也就恢复了健康。辨证论治是由中医学状态医学的疾病观所决定的。

西医学把疾病看成是人体形态结构的异常，人体一切疾病都可以归结或还原到具体的物质结构之上，而结构是一种空间维度上的概念，具有相对静止的特点，因此从本质上讲，西医学的结构医学观是一种静态的医学观。西医学认为，人体的一种疾病一经确定，则代表这种疾病本质的病因、病位、病性及病理变化等就是确定的，是不会随时间的变化而发生变化的。如乙型病毒性肝炎，其病因是乙肝病毒，病位在肝，病性或病理变化是肝细胞坏死和变性；上呼吸道感染，其病因是各种细菌或病毒，病位在气管和支气管，病性或病理变化是气管和支气管的炎症反应。在以上疾病的病程中，其病因、病位、病性与病理变化等都是恒定不变的。因此，西医学对疾病的论治重在辨病，只要辨别出人体患的是哪一种疾病，就意味着代表这种疾病本质的病因、病位、病性及病理变化是不变的，临床就可以有针对性地去进行治疗，而不必像中医学那样还要对疾病进行辨证。西医学对疾病的治疗也不是像中医学那样去调整人体的机能状态，而是着力去纠正人体形态结构的异常以及消除引起人体形态结构异常的原因，比如杀灭病毒或细菌、消除炎症和增生、促进病理改变的恢复等。西医的辨病论治，同样是由西医学结构医学的疾病观所决定的。

西医学是一门结构医学，结构医学的一个显著特点就是将疾病着眼于人体形态结构的改变上，把健康看成是人体结构的正常，而把疾病看成是人体结构的异常。这样西医学在诊断人体的疾病时，就一定要找到人体器质性改变的证据（主要是通过各种医疗仪器的检查），如果没有检查出人体的器质性改变（包括理化指标的异常），那么即使存在着人体功能的异常，也不会认为是疾病。实际上，许多功能性疾病并没有人体器质性的改变，人体功能性疾病之所以出现各种症状与体征，其根本原因就在于人体机能状态的异常。人体的功能说到底是由人体的机能状态决定的，人体的机能状态出现了异常，即使没有人体器质性的改变，也会出现人体生理功能的异常，因而表现出各种症状和体征，这也是人们常说的"有症无病"的由来。其实"有症无病"并不是人体真的没有疾病，只是从西医的疾病观上看人体没有疾病，但是从中医的疾病观上看人体却是存在着疾病的，这就是人体机能状态的异常。西医学不能解释人体功能性疾病，说明了西医学对某些疾病认识上的不足，反映了西医学疾病观的局限性。

中医学是一门状态医学。状态医学的一个显著特点就是将疾病着眼于人体机能状态的改变上，把健康看成是人体机能状态的正常，而把疾病看成是人体机能状态的异常。这样中医学在认识人体的疾病时，其所关注的就必然是那些只有人体机能状态改变的疾病，而许多只有人体形态结构的异常而无机能状态改变的疾病必然落在中医学的视野之外。比如，许多器质性疾病的早期（如各种癌症的早期，高血压、糖尿病的早期，病毒性肝炎的隐匿期等），由于其器质性的改变尚未引起人体机能状态的异常，并未发展到人体脏腑气血阴阳失调的程度，因而，疾病也就不会表现出任何症状或体征。疾病不表现出任何的症状或体征，对于中医学而言也就无证可辨，当然也就无法诊断这样的疾病了。但这样的疾病西医学却可以通过各种仪器检查出来，因而认为人体患有疾病，这就是人们常说的"有病无证"的由来。中医学不能诊察人体单纯器质性疾病，说明了中医学对某些疾病认识上的不足，反映了中医学疾病观的局限性。中西医学各自疾病观的局限性，也从另一方面反映出中西医学疾病观的差异。

由此可见，中西医学对疾病的认识是完全不同的。如果将疾病看成是人体对正常的一种偏离，那么，西医学所说的疾病主要是指人体的形态结构对正常的偏离，只要是检查到人体有形态结构（器质性）的异常，不论人体有无生理功能（机能状态）的异常，西医学就认为人体存在着疾病；中医学所说的疾病主要是指人体的机能状态对正常的偏离，只要存在着人体机能状态的异常，不论人体有无形态结构的异常，中医学就认为人体患有疾病。一个头晕耳鸣、形体消瘦、潮热盗汗、五心烦热、腰膝酸软的患者，中医学之所以认为人体患有疾病，就是因为中医学认为人体肝与肾的功能出现了虚性亢进的异常机能态，而西医学之所以认为人体没有疾病，则是因为西医学通过各种仪器的检查没有发现人体器质性的异常。相反，临床各种器质性疾病的早期，西医学用医疗仪器的检查发现了人体内有器质性的异常，因而认为人体患有疾病，但由于人体这些器质性的改变尚未引起人体机能状态的异常，在中医学看来人体也就没有疾病。这样对于同一患者，中西医学诊断得出了不同的结论，也就不难理解了。中西医学对疾病诊断的差异，实际上是由中西医学疾病观的差异造成的。

中西医结合论

众所周知，在我国的现阶段有中医与西医两门性质与类别完全不同的医学，而早在西方医学传入中国之前，中医学作为主流医学在中国独立地存在已有两千多年的历史。清末以降，特别是近代以来，随着西方文化的强势渗透和入侵，西医学作为一种科学和文化，更作为一门防病、治病的技术也被介绍、传入到中国，并以其道理的晓畅明白、方法的实用简单、疗效的快捷显著而迅速在中国传播开来，以致近百年来，在中国已经实际形成了中医与西医两种医学并存的局面。中医与西医无论是在思维方式上，还是在理论特色上都是完全不同的两种医学。比如说，中医学重功能，西医学重实体；中医学重整体联系，西医学重还原分析。在对疾病的治疗上，中医学讲辨证论治，西医讲辨病论治。中医的辨证论治对人体功能性、心因性的疾病疗效较好；西医的辨病论治对人体器质性、机械损伤性疾病疗效占优。既然中西医学的特点不同，临床治疗也各有所长，人们不禁要问：中西医学能不能结合在一起呢？如果将中西医学结合在一起，是否能够取得比单独地运用中医或西医更好的效果呢？这样，中西医结合的问题便历史性地摆在了中国的医学工作者面前。

一、中西医结合的历史回顾

中西医结合的最初形式是中西医汇通。19世纪下半叶到20世纪初，随着西方医学在中国的广泛传播和发展，直接影响了到我国固有的传统医学，一些思想比较开明的医家针对中西医学不同的特点，在坚持"中学为体，西学为用"的前提下，试图通过改良的办法来探索中西医学之间相互融合的途径和方法，逐渐形成了一个新的学术流派——中西医汇通派，其代表人物有唐容川、张锡纯、恽铁樵等。唐容川生活在19世纪后半叶，当时正处于西医学在中国迅速传播的时代，他力主顺乎潮流，提出"不存疆域异同之见，但求折衷归于一是"的主张，成为中医界提出"中西医汇通"口号的第一人。张锡钝在充分吸取前人见解的基础上，立足于中国传统医学，主张"采西人之所长，以补吾人之所短"，确立了"衷中参西"的汇通原则。恽铁樵对中西医学进行过深入的研究，明确地指出："居今日而言医学改革，苟非与西洋医学相周旋，更无第二途径。"又说："中医而有演进之价值，必能吸收西医之长与之化合，以产生新中医。"由于历史和时代的局限，中西医汇通派对中西医的特点并没有深刻的把握，没有认识到中西医学是两个不同的医学体系，其结果是必然是"汇而未通"，对中医学发展的促进作用也十分有限，但他们的见解和主张，却拉开了中西医学交流、交融的序幕，为后来的中西医结合开辟了道路。

20世纪以后，随着新文化运动的兴起，以阴阳五行学说为理论基础的中医学同其他中国传统文化一样，遭到了"五四"时期一批文化精英们日趋激烈的否定和批判，他们高举民主与科学的大旗，形成了一股否定中医的浪潮，20世纪30年代的中医科学化就是在这一时代背景中产生的，丁福保、陆渊雷、谭次仲、余无言、张赞臣等都是当时中医科学化的倡导者。中医科学化的人士主张用现代科学对传统中医进行根本的改造，保留传统中医学中那些合理的有价值的内容，同时去掉其中不合理的部分，这样才能使中医学得到发展，丁福保、周雪樵等一批中医界激进分子就是持此种观点的典型代表。陆渊雷则在肯定中医疗效的前提下，公开否认中医的科学性，主张抛弃中医旧有理论，引进西医的科学理论，从而使中医科学化。谭次仲认为中医的革新，需"萃中西而共治，合新旧于一炉"，中医科学化的目标是"不容脱出生数理化之藩篱，存有玄学之丝毫色彩"，用科学化的手段开展中医实验和中药药理研究。总之，中医科学化思潮是20世纪30年代中医界在反击废止中医的浪潮中产生和兴起的，带有鲜明的时代特征，在维护中医的斗争中发挥了重要的作用。但中医科学化的主张者们过于崇信西方医学的"科学性"，而对中医理论的本身又缺乏正确的认识，因而他们所主张的中医科学化的实质是中医的"西医化"，在方法上是错误的，在实践上也是行不通的，其结果只能是事与愿违，并没有真正促进中医的发展。

最早提出"中西医结合"主张的是毛泽东主席，早在革命战争年代他就提出"草医草药要重视起来"，要求用中西两法去治疗伤员的疾病。中华人民共和国建立以后，毛泽东主席更是站在历史和时代的高度，在深刻洞悉中西医学的历史和现状的基础上，一反几十年来轻视、否定中医的思潮，明确指出，要继承和发展中国的传统医学，吸收和运用西方医学，为新中国的卫生事业服务，并创造性地提出了中西医结合的方针。1950年8月在第一届全国卫生会议上，毛泽东主席将"面向工农兵、预防为主、中西医结合"确立为新中国卫生工作的三个基本原则。1956年8月，毛泽东主席在一次同音乐工作者的谈话中指出："就医学来说，要以西方的近代科学来研究中国的传统医学的规律，发展中国的新医学。"1958年10月，毛泽东主席在对《关于西医学中医离职学习班的总结报告》的批示中指出："中国医药学是一个伟大的宝库，应当努力发掘，加以提高。"正是由于毛泽东主席的大力倡导和支持，中西医结合工作得到了党和政府的高度重视和关怀，一场轰轰烈烈的中西医学结合运动就此在中国大地上蓬勃展开，使之成为我国医学卫生事业的一支新兴的重要力量。

回顾中西医结合60多年来所走过的道路，所取得的成绩无疑是显著的，在中西医结合科研与临床工作中，取得了一批令世界瞩目的研究成果。如在基础理论研究方面，证本质研究、活血化瘀理论研究、经络实质研究、针麻研究及针刺镇痛原理研究、络病理论研究等领域都取得了新的进展。在中西医结合临床方面，中西医结合治疗急腹症、中西医结合治疗骨折、中西医结合救治多脏器衰竭等，居于国际领先水平，取得了显著的临床疗效。在对疾病的诊断与治疗中，形成了辨证诊断与辨病诊断相结合、四诊合参与辅助检查相结合、宏观辨证与微观辨证相结合的中西医"病证结合"的诊断模式，以及辨证论治与辨病论治相结合的治疗模式和方法，促进了中医辨证客观化、标准化、规范化和现代化的发展，丰富和发展了临床诊断学，缩短了治疗时间，提高了临床疗效。在中药青黛中成功研制出治疗慢性粒细胞性白血病的靛玉红，从中药砒霜中成功研制出治疗急性早幼粒细胞白血病的"癌灵1号"注射液，从中药丹参中成功研制出防治心脑血管疾病的丹参酮、丹参素或复方丹参注射液，从中药五味子中成功研制出治疗肝炎新药联苯双酯，从中药青蒿中成功研制出抗疟新药青蒿素等，均广泛有效地应用于临床。

二、中西医结合的矛盾和困境

然而，在取得成绩的背后，却丝毫掩盖不了中西医结合所面临的一些深层次的矛盾和困境。随着中西医结合研究的不断深入，中西医结合过程中的许多问题和困难也逐渐显现出来，并产生了许多工作上的误区和偏差，而正是随着工作上这些误区和偏差的产生，人们开始质疑目前所进行的这种中西医之间的结合。中西医之间到底需不需要结合？中西医之间能不能够结合？中西医之间应当怎样去进行结合？正确回答这三个问题，尤其是从理论上去阐明上述三个问题，是我们正确理解和认识中西医结合问题的关键。

中西医之间需不需要结合？一些学者认为，由于中西医学分属于两种不同的医学科学体系，两者之间的思维方式、理论特色完全不同，因而两者之间是不可能结合在一起的。在目前中医的临床上，在没有西医参与的情况下，中医照样能够独立治疗大多数的疾病，因此，中西医之间是不需要结合在一起的，也没有必要结合在一起。还有一些学者认为，为了保持中医的特色，中医学只能走自我发展的道路，他们担心一旦遭到西医"入侵"，中医自身的特色就会丧失，就难以保持中医的"纯洁性"，也就不是纯正的中医了。因此，他们将中医目前的困境归结为西医对中医的渗透，在他们看来，只有言必称内难，法不离仲景，在中医的临床或研究中循规蹈矩，不能越雷池一步，才是中医的正道，也只有这样中医学才能得到发展。因此，他们拒绝一切现代科学的新知识、新技术、新观点进入中医学领域，极力反对一切形式的中西医之间的结合，主张培养所谓的"铁杆中医"，认为只有熟读古代圣贤的经典，就能够重现中医昔日的辉煌。其实，坚守中医并不一定就要排斥西医，坚守中医最重要的是坚持中医的思维方式，在坚持中医思维方式的基础上取西医之长、补中医之短，才是我们正确的选择。坚持中医的发展拒绝西医，究其实质是对中医自身不自信的表现。

在中西医结合的过程中，还有人将中西医结合理解成中西医之间的统一与融合。一些人认为，中西医学认识的对象都是人体和人体的疾病，揭示和反映的都是人体与人体疾病的规律，既然中西医学认识的对象是同一的，那么中西医研究的思路、观点和方法就不该有所差异。因此，所谓的中西医结合，就是用"先进"的西医来改造"落后"的中医，把传统的古老的中医纳入西医学的体系之中，从而实现中西医之间的统一与融合。实际上，产生以上认识的根本原因，就在于没有看到中西医之间的本质差异。中医学是一门探求天人之"道"的医学，西医学是一门研究人体之"器"的医学。中医学是一门建立在整体观念基础上的整体医学或状态医学，西医学是一门建立在还原观念基础上的还原医学或结构医学。中西医学虽然都是研究人体生命活动规律的科学，但中西医学研究人体生命活动规律的层次却是不同的，这就决定了研究它们的思维方式、观点和方法的差异，而要把研究的对象和性质迥异的两种医学统一或融合在一起是根本不可能的。可以说，用西医的观点和方法来研究中医注定是行不通的，其结果必然是中医的西化。几十年来用西医的方法来研究中医，并没有取得对指导中医理论和临床真正有价值的成果，甚至得出中医不科学的结论，就是有力的明证。

也有许多人将中西医结合看成是中西医在临床上的联合或配合。辨证论治是中医学的基本特点，而西医学对疾病的治疗则是辨病论治。所谓的辨证论治，就是运用传统中医学望、闻、问、切的手段来收集患者症状和体征的有关材料，进行综合分析，归纳判断为某种性质的"证"，再针对所辨疾病的"证"，施以一定的方药来进行治疗。而辨病论治则是运用西医学的诊察手段和方法，通过各种医疗仪器的检查（如医学影像学检查、心电图检查、血液生化检查、血常规检查等）诊断为某种性质的"病"，再针对诊断出来的"病"进行相应的治疗。所谓中西医结合，就是在临床上对同一患者的同一疾病分别进行中医的辨证与西医的辨病，在诊断上将中医所辨之"证"与西医所辨之"病"结合起来，在治疗上将中医的"辨证论治"与西医的"辨病论治"结合起来，用以诊断和治疗疾病的一种方法。例如，一个发热、恶寒、无汗、流清涕、咳嗽、舌苔薄白、脉浮的患者，中医学通过望、闻、问、切的手段和方法辨证为"风寒表实证"，西医学根据患者的临床症状，结合 X 光片、化验室检查等诊断为上呼吸道感染，治疗上中医学针对"风寒表实证"予以辛温发汗、宣肺平喘的麻黄汤，西医学则根据患者上呼吸道感染的情况予以抗病毒或抗细菌治疗。中医与西医两种方法联合起来对同一患者去进行诊断和治疗，这就是目前人们通常所理解的中西医结合。

三、中西医结合的理论基础探析

大量的临床和实践表明，将中医和西医两种不同的方法联合起来去治疗人体的疾病，的确能够取得比单独运用中医或西医一法更好的疗效。但由于人们对西医的"病"与中医的"证"的实质还缺乏正确的了解，西医的"病"与中医的"证"之间的内在联系尚未揭示，因此，临床上中西医结合实际上也就变成了中医与西医简单地相加，中药与西药机械地联合或配合。在我们看来，中西医结合要想取得突破，关键是中西医结合的理论取得突破，而要阐明中西医结合的理论，关键是要阐明西医的"病"与中医的"证"的实质以及"病"与"证"之间的关系，这就要了解中西医学疾病观的差异。关于中西医学疾病观的差异，笔者在本书的"导论"及"中医学是探求天人之'道'的医学""论中西医学疾病观的差异"等文中均有阐释。中西医学虽然都是探讨和研究人体健康与疾病的科学，但它们看待人体健康与疾病的角度却是不一样的。中医学是一门探求天人之"道"的医学，中医学总是运用整体联系的观点来认识和看待人体的健康和疾病，西医学是一门研究人体之"器"的医学，西医学常常是用还原分析的观点来认识和看待人体的健康和疾病，因而形成了中西医学两种不同的健康观和疾病观。

用还原分析的观点来认识和看待人体的健康和疾病，就必然要把人体的健康和疾病与环境的关系分割开来孤立地加以研究，从而决定了西医学是一门建立在解剖学基础上的研究人体结构的结构医学。用整体联系的观点来认识和看待人体的健康和疾病，就必然要把人体的健康和疾病放在与环境的相互关系中整体地加以研究，研究环境因素的变化对人体的作用和影响，从而决定了中医学是一门建立在天人关系（即人与环境关系）基础上的研究人体机能状态的状态医学。疾病无疑是人体对健康的偏离，但中西医学对人体健康的理解又是各不相同的。西医学总是习惯于从人体形态结构的角度来理解人体的健康，认为健康就是人体形态结构的正常，而把疾病看成是人体形态结构对正常的偏离，只要检查到人体内有形态结构的异常改变，不论人体有无机能状态（生理功能）的异常，就认为人体存在着疾病，因而西医学所说的"病"，主要指的是人体形态结构的异常。中医学则习惯于从人体机能状态的角度来理解人体的健康，认为健康就是人体机能状态的正常，而把疾病看成是人体机能状态对正常的偏离，只要出现了人体机能状态的异常，不管人体内有无形态结构的器质性改变，就会认为人体存在着疾病，因而中医学所说的"证"，主要指的就是人体机能状态的异常。

西医学是一门研究人体结构的结构医学。结构医学观的一个显著特点就是将疾病着眼于人体结构的改变上，把健康看成是人体结构的正常，而把疾病看成是人体结构的异常。这样西医学在诊断人体的疾病时，就必然要检查出人体器质性改变的证据，如果不能检查出人体器质性改变的证据，那么，即使存在着人体生理功能的异常也不会认为人体患有疾病。其实，临床上很多功能性疾病并没有人体器质性的改变，人体的功能说到底是由人体的机能状态决定的。许多情况下，人体虽然没有形态结构的异常改变，但只要人体的机能状态出现了异常，就会出现人体生理功能的异常，从而表现出各种不同的症状和体征。一个头晕耳鸣、形体消瘦、潮热盗汗、五心烦热、腰膝酸软、舌红少津、脉细数的患者，中医学通过望、闻、问、切的方法诊察之后诊断为"肝肾阴虚"，就是因为中医学认为人体肝与肾的功能出现了虚性亢进的异常机能态，而西医学通过各种医疗仪器的检查没有发现人体形态结构的器质性异常，因而也就认为人体没有疾病。功能性疾病的实质是由人体各部分（包括人体与环境）之间相互关系的异常导致的，因而是不能归结或还原到人体一定的形态结构中去的。西医学不能认识和理解人体功能性的疾病，说明西医学结构医学的疾病观存在着局限性。

中医学是一门研究人体机能状态的状态医学。状态医学观的一个显著特点就是将疾病着眼于人体机能状态的改变上，把健康看成是人体机能状态的正常，而把疾病看成是人体机能状态的异常。这样，中医学在看待人体的疾病时，就必然不会去关注那些只有人体形态结构的异常而无人体机能状态改变的疾病，那些只有人体形态结构的异常而无人体机能状态改变的疾病就必然会落在中医学的视野之外。实际上，只有结构的异常而无机能状态改变的疾病在临床上是很常见的，许多器质性疾病的早期，如癌症早期、糖尿病与高血压的早期、病毒性肝炎的隐匿期等，由于人体器质性的异常改变尚未发展到引起人体机能状态的异常和人体脏腑气血阴阳失调的程度，就不会导致人体生理功能的异常，疾病就不会表现出任何的症状和体征。中医学诊断和认识人体的疾病是建立在

"有诸内者，必形诸外"的基础之上的，没有可供临床辨证的症状和体征，也就是人们通常所说的"无证可辨"，中医学当然也就无法认识和诊断这样的疾病了。我们将这种只有人体器质性的改变而无人体机能状态异常改变的疾病称为单纯器质性疾病。中医学不能认识人体单纯器质性的疾病，说明中医学状态医学的疾病观存在着局限性。

中西医学各自疾病观的局限性还表现在对人体疾病病因的认识上。西医学是一门建立在结构决定论物质观基础上的结构医学或还原医学，认为疾病是人体形态结构的异常，而引起人体结构异常的根本原因（即疾病的病因）又是具有某种特异性致病作用的实体性因子，如各种微生物的感染、各种理化因素的侵袭和损伤等。中医学是一门建立在整体观念基础上的整体医学或状态医学，而引起人体机能状态异常改变的原因则是由于各种环境因素的变化，如自然界风、寒、暑、湿、燥、火"六淫"和由于社会环境因素的刺激而导致的人的喜、怒、忧、思、悲、恐、惊"七情"等。由于中西医学对人体疾病认识的偏颇性，导致了中西医学对人体疾病病因的认识也是偏颇的。实际上，人体不仅有西医学所说的各种特异性实体致病因子所致的疾病，也有中医学所说的各种环境因素的变化所致的疾病，这些都是使人致疾病的原因，是不能够截然分开的。中西医学各自疾病观的局限性说明了中西医是需要结合在一起的。

中西医学分别从不同的角度来认识和看待人体的健康和疾病，是造成中西医学各自的健康观与疾病观局限性和偏颇性的根本原因。要想全面认识与把握人体的健康和疾病，就要求我们在认识和把握人体的健康和疾病时，把中西医两种不同的健康观与疾病观有机地结合起来，建立起一种中西医结合的健康观与疾病观。所谓中西医结合的健康观与疾病观，就是认为健康既是人体形态结构的正常，同时又是人体机能状态的正常，是人体形态结构的正常与机能状态正常的统一；而疾病既有可能是人体形态结构的异常，也有可能是人体机能状态的异常，无论是人体形态结构的异常还是人体机能状态的异常都可以看成是人体的疾病。运用中西医结合的健康观和疾病观来认识和看待人体的健康和疾病，我们就会发现，中西医学之间不但是可以相互通融的，而且是完全能够结合在一起的。

四、中西医结合的方法和疗效原理

就疾病的诊断而言，由于疾病既有可能是人体形态结构的异常改变，也有可能是人体机能状态的异常改变，因此，一个完整的疾病诊断就必须同时包含这两个方面的内容，即人体形态结构异常改变的情况与人体机能状态异常改变的情况，缺少了这两个方面的任何一个，对一种疾病的诊断来说，就是不完整的、不全面的。这就要求我们诊察任何一种疾病，都必须从人体的形态结构与机能状态两个方面来把握。从形态结构的方面来诊察，我们可以运用西医辨病的方法，借助于各种现代化医疗仪器的检查，从机能状态的方面来诊察，我们可以运用中医辨证的方法，通过传统中医学所特有的望、闻、问、切的手段，即运用西医的手段和方法来诊察人体形态结构的异常，而运用中医的手段和方法来诊察人体机能状态的异常。只有把西医的诊察方法与中医的诊察方法结合起来，才能得到关于疾病的人体形态结构的异常和机能状态的异常两个方面的情况。中西医结合在疾病的诊断中能够起到相互补充、相互完善的作用。没有中西医的结合，就不可能得到关于人体疾病的完整诊断。

比如，一个外感性疾病的患者，西医学通过辨病的方法（如通过各种理化检查）发现患者致病的原因为病毒或细菌的感染，感染的部位在气管或支气管，病理变化为气管和支气管的炎症性反应，因而诊断为上呼吸道感染性疾病，这是关于人体疾病形态结构异常改变方面的诊断。但是诊断人体的疾病，或者说一个完整的疾病诊断，仅仅只是掌握了疾病的形态结构异常改变的情况还是不够的，还要了解人体机能状态异常改变方面的情况。对于一种外感性的疾病而言，除了要了解是由于病毒或细菌的感染而引起的气管或支气管的炎症之外，还需要了解人体所处的机能状态，只有把这两个方面的情况同时弄清楚了，才算是得到了一种外感性疾病的完整诊断。而想要了解人体机体状态异常改变的情况，就要通过以中医的望、闻、问、切为主要手段的中医的辨证。如通过中医的辨证，发现人体所处的机能状态为"风寒表实证"或"风寒表虚证"，把中医的"辨证"与西医的"辨病"结合在一起，我们才能够对人体的疾病做出全面、完整的诊断。

在疾病的治疗上，因为疾病既包含人体形态结构的异常改变，又包含人体机能状态的异常改变，这就为中西医结合治疗人体的疾病提供了可能。由于疾病现象的复杂性，人体的疾病可能会只有人体机能状态的异常而无形态结构的异常，或只有人体形态结构的异常而无机能状态的异常，也有可能同时存在着人体形态结构的异常与机能状态的异常。临床上，对于那些只有机能状态的异常而无形态结构异常的功能性疾病（如肾阴虚、肝阳上亢等），人们可以单独运用中医辨证论治的方法去进行治疗；对于那些只有形态结构的异常而无机能状态异常的单纯器质性疾病，人们可以单独运用西医辨病论治的方法去进行治疗；而对于那些占大多数的既有人体形态结构的异常又有机能状态异常的复合性疾病，则必须综合运用西医的辨病论治与中医的辨证论治相结合的方法去进行治疗，即以西医辨病论治的方法去纠正人体形态结构的异常，而以中医辨证论治的方法去调整人体的机能状态（即人体的阴阳失调），取西医之长补中医之短，或取中医之长补西医之短，达到既纠正人体形态结构的异常又调整人体机能状态的目的，从而实现中西医治疗疾病真正意义上的相互结合。

实践证明，用中西医结合的方法治疗人体的疾病确实可以取得比单独运用中医或西医更好的疗效。以往人们多认为，中西医结合之所以能够提高疗效，主要是因为中西医两种疗法同时运用能够产生相互叠加的效应，即人们通常所说的 $1+1=2$ 的加和效应。毋庸置疑，中西医结合治疗人体的疾病肯定会产生一定的加和效应，因为人体的疾病往往既有人体形态结构的异常，同时又有人体机能状态的异常，而中西医结合就是用中医的治疗方法来调整人体机能状态的异常，用西医的治疗方法来纠正人体形态结构的异常，从而达到既促进人体机能状态的恢复又促进人体形态结构恢复的双重效果。

实际上，中西医结合能够取得更好的疗效又不仅仅是一种简单的加和效应。这是因为人体形态结构的异常与机能状态的异常之间并不是孤立的，而是互为因果和相互影响的。人体机能状态的异常发展到一定的程度可引起人体形态结构的异常；反之，人体形态结构的异常发展到一定的程度也可引起人体机能状态的异常。人体机能状态的异常改变与形态结构的异常改变是可以相互影响和相互转化的。如临床上肝阳上亢、肝失疏泄等人体机能状态异常的患者，当病情发展到一定的程度往往能导致高血压、甲状腺结节、乳腺增生等人体器质性病变；癌症、肺结核、糖尿病等人体器质性疾病，其病程的中晚期多可引起肝肾阴虚、脾肾阳虚等人体机能状态的异常。因此，临床上人们运用中医辨证论治的方法调整了人体的机能状态，往往能够促进人体器质性异常的恢复，而运用西医辨病论治的方法纠正了人体器质性异常，同时也能够促使人体机能状态向正常的回归。中西医结合治疗人体的疾病发挥着 $1 + 1 > 2$ 的效应，具有相得益彰、相互促进的作用。

五、中西医结合是医学和时代发展的必然要求

中西医结合不仅是临床治疗疾病提高疗效的需要，也是当代医学的发展对中医学提出的新要求。辨证论治是中医的重要特点，但中医的辨证又不是单纯的辨证，而是辨证与辨病的统一。中医的辨证都是建立在辨病的基础上围绕着某一特定的"病"的辨证，只不过这些"病"都是传统中医学意义上的疾病，如头痛、发热、心悸、怔忡、胁痛、消渴、泄泻等，中医学所讲的各种辨证更是围绕着传统中医的"病"（如六经病、卫气营血病、三焦病、脏腑病等）而展开的。然而随着西医学的发展，当今社会人们所说的疾病早已不是传统中医学的疾病，而主要是经过西医学诊断的疾病，如上呼吸道感染、病毒性肝炎、高血压、糖尿病、癌症等，多数传统中医学的疾病（如癥瘕、消渴、怔忡、中风、痹证等）亦能从西医学角度做出诊断，其发病原理、病理变化、病程演变、转归及预后等西医学都有明确的认识，而这一切又正好弥补了传统中医学对"病"的认识的不足。这就要求中医学对疾病的辨证也应当与时俱进，从对传统中医学的"病"的辨证转移到对西医学的"病"的辨证上来，实现传统中医学的"辨证"与西医学"辨病"的有机统一。将中医的辨证与西医的辨病结合起来，将中医的辨证论治与西医的辨病论治结合起来，应当是中西医结合的主要形式。

中西医结合也是顺应时代的进步和社会发展的客观需要。传统中医学运用辨证论治的方法只能得到关于人体机能状态异常的诊断，在西医尚未进入中国以前，对于一种疾病只做出人体机能状态异常的诊断（如肝肾阴虚、肝阳上亢等）是能够得到人们认可的。而随着西医学知识的普及和人们疾病观念的转变，一种疾病，如果还只是运用传统中医学的辨证，仅得出关于人体机能状态异常的诊断显然是不够的。比如一个畏寒肢冷、食少纳呆、身倦乏力、腰膝酸软冷痛、面浮肢肿、舌淡胖、苔白滑、脉沉细的患者，通过中医学的辨证，只得出"脾肾阳虚"的诊断，患者肯定是不能接受的。在西医学疾病观占主导地位的今天，用这样的结果去做疾病的医学诊断证明，无论如何都不会得到人们普遍的承认。实际上，脾肾阳虚所反映的只是人体的一种机能状态，表明的是人体脾肾系统的机能状态低下，而表现为这种机能状态低下的病理改变可能存在于人体多种器质性的疾病之中，如慢性支气管炎、肺心病、慢性胃炎、胃溃疡、慢性肝炎、肾炎、糖尿病、甲状腺机能减退等，甚至各种慢性病的后期（如各种肿瘤的晚期等）在临床上都有可能出现脾肾阳虚的机能状态，还有许多表现为脾肾阳虚的患者并没有任何器

质性的异常，而只是一种单纯的功能性异常的疾病。

问题的关键是，在中医学所说的这种脾肾阳虚的机能状态下到底有没有人体器质性的病理改变呢？如果有，是哪一种性质的人体器质性病变呢？这才是现代社会人们最为关切的。再者，同样是脾肾阳虚的疾病机能态，不同性质的疾病，临床治疗原则和处置方法就应该是有所差异的，甚至是截然不同的，中医的诊疗也应该在辨证的同时兼顾这些不同的病因与病理，采取相应的治疗方法和措施，以作为传统中医学辨证论治的重要补充。如果不分辨是什么性质的疾病，而是像某些中医的"铁杆"派们所主张的那样，拒绝西医学的一切诊疗方法和措施的介入，一味地坚持运用中医辨证论治的方法来处理，其结果就很可能会延误患者的病情，甚至酿成医疗事故。这在现代科学高度发达的今天是不允许出现的，教训是很多的，也是极为深刻的。那么，怎样判断患者患的是什么性质的疾病呢？这就需要结合西医的辨病，运用各种医疗仪器的检查，通过各种仪器的检查发现人体有无器质性的异常以及属于哪一种性质的器质性异常，然后再运用中西医结合的办法加以处置。可见，中西医结合是当代社会医学发展的必然要求。

随着现代社会生活节奏的加快和工作压力的增大，受饮食不合理、缺乏运动、作息不规律、睡眠不足、人际关系紧张、过度焦虑、负面情绪等不良生活因素的影响，人们经常会出现诸如失眠、乏力、无食欲、易疲劳、心悸、抵抗力差、易激怒、经常性感冒或口腔溃疡、便秘等不适，经西医学各种仪器的检查又找不到人体任何器质性的病理改变，因而在西医学看来人体就没有疾病，也没有行之有效的治疗方法。随着现代生活质量的提高，人们对健康的要求也就不仅仅限于人体没有器质性疾病，而更多地追求人的身心健康和人与环境关系的和谐，而中医学正是关于人的身心的医学，关注人的身心健康，关注人与环境（包括自然环境与社会环境）关系的和谐与统一是中医学追求的重要目标。实际上，西医学所说的亚健康或慢性疲劳综合征并不能表明人体没有疾病，而是从西医学结构医学观的角度来看人体没有疾病。但是，如果从中医学状态医学观的角度来看，人体是存在着疾病的，这就是人体与环境之间关系的不和谐、人的身心之间关系的不和谐而致的人体机能状态的异常。这些疾病用中医辨证论治的方法来治疗，通过中药、针灸、导引、按摩等调整人体的机能状态（阴阳失调）、调整人体各部分之间的相互关系（包括人体与环境之间的关系），往往能够取得良好的疗效。这也从客观上要求当代医学的发展必需同传统中医学结合在一起，才能满足人民群众日益增长的健康生活的需要。

六、中西医结合是未来医学发展的方向

人们一直认为，中西医结合就是要用西医的观点和方法来认识和改造中医，以此来建立一个中西医统一的医学模式。这种医学模式的终极目标就是要消弭中西医之间的所有差异，将中医学纳入西医学的体系，最终实现中西医之间的统一与融合。在我们看来，虽然中西医学都是探讨和研究人体健康和疾病的科学，都是探讨和研究人体生命活动规律的科学，但中西医学探讨和研究人体生命活动规律的层面却是不同的。中医学始终从人与环境的关系出发，从整体层面上来探讨和研究人体的健康和疾病，而西医学则

是割裂人体与环境的关系，从结构层面上来探讨和研究人体的健康和疾病。中医学是一门探求天人之"道"的医学，西医学是一门研究人体之"器"的医学，研究对象的"道"与"器"的不同，决定了中西医学是两种完全不同的医学科学体系，也决定了它们的思维方式和研究方法的差异。而要把两种完全不同的医学体系统一、融合在一起是根本不可能的。

虽然中西医学是关于"道"与"器"的两种完全不同的医学体系，它们之间是不可能统一与融合的，但中西医学却是能够结合在一起的。说中西医学能够结合在一起，其实是由"道"与"器"之间的关系所决定的。"道"与"器"反映的是同一事物运动变化规律的两个层面。"道"所反映的是事物关系层面的运动变化规律，而"器"所反映的是事物结构层面的运动变化规律。所谓"道"与"器"的相互关系，实质是关系与结构之间的相互关系，而事物的关系与结构之间又是不可分割地联系在一起的。一方面，关系与结构相互依存。关系是结构的关系，离开了结构，不可能形成事物之间的关系；而结构又是通过关系联系在一起的，离开了事物之间的相互关系，自然界的万事万物（结构）不可能形成一个有机统一的整体。另一方面，关系与结构又是相互影响的。事物的结构能够影响到事物之间的关系，结构的改变能够引起事物之间相互关系的变化；反过来，事物之间的相互关系也能够影响事物的结构，事物之间相互关系的变化到一定的程度也能够引起事物结构的改变。这也是人体功能性疾病与器质性疾病能够发生相互影响和相互转化的根本原因。

关系与结构之间的相互关系要求我们在认识和研究事物运动、发展和变化的规律时，既要把握事物之间关系的运动变化规律，又要把握事物结构的运动变化规律，更要把事物关系的规律与结构的规律结合起来，即把"道"的规律与"器"的规律结合起来，研究它们之间的相互作用和相互影响，才能对事物运动、发展和变化的总规律有一个全面而深刻的把握。对人体生命运动规律的认识也一样，人体生命运动的规律既有人体各部分之间（包括人体与环境之间）相互关系的运动变化规律，即天人之"道"的层面上的运动变化规律，也有人体各组成结构的运动变化规律，即人体之"器"的层面上的运动变化规律。人体之"道"与"器"两个层面上的运动规律并不是孤立的，而是相互作用和相互影响的，即人体各部分之间的相互关系可以作用和影响到人体的结构，人体各结构的改变也能够作用和影响到人体各部分之间的相互关系。这就需要把中西医两种不同的医学有机地结合起来，从关系与结构的两个层面，或者说从"道"与"器"的两个层面，同时把握人体生命活动的规律，才能对人体生命活动的总规律产生全面而深刻的认识。

中医学不符合西医学的认识和标准，并不能说明中医学不科学，相反，需要重新审视的恰恰是西医学的本身。因此，中西医结合就不是要消弭中西医之间的差异，也不是要用一种医学去替代另一种医学，更不是用西医的观点和方法来认识和改造中医。中医学本身就是一门高度成熟、高度完备的医学科学，它有着自己独特的医学观和方法论，它并不需要另一门观点和方法与之迥异的医学科学体系（西医学）来对它进行所谓的"改造"和"提升"。在笔者看来，这种"改造"和"提升"非但不能发展中医，反而会使中医学在发展中迷失自我。虽然，中医学是一门高度成熟、高度完备的医学科学，但并不等于说中医学对人体和疾病的认识就是完美无缺的。同西医学一样，中医学对人体和疾病的认识也是偏颇的、有局限的。中西医学都是从一个侧面、一个角度反映并揭示人体与疾病本质的科学。正因为如此，就需要把中医与西医两门不同的医学结合起来，形成互补，使人们对人体和疾病的认识更加深刻、更加全面、更加完善。

实际上，中西医结合已悄然成为当代医学发展的一种趋势。1977年，美国罗彻斯特大学精神病和内科学教授恩格尔提出，应该用生物－心理－社会医学模式来取代传统的生物医学模式，这就与中医学所主张的健康与疾病的理念十分接近。中医学的辨证论治也正在从传统的宏观辨证向微观辨证的方向发展，结合西医学先进的诊疗仪器以克服传统中医学的不足。在我们看来，中医与西医的结合就如同是男人和女人的结合一样，男人和女人的结合，既不是要按照女人的标准去"改造"男人，也不是要按照男人的标准去"改造"女人，而是要将男人和女人结合在一起组成一个"家庭"，中西医的结合也是如此。可以预见，中西医的结合必将产生一门既不同于中医与西医，又高于中医与西医的崭新医学，这便是中西医结合医学。在中西医结合这门医学的大家庭中，中西医既能保持相对独立，又能并肩携手，在共同认识人体和战胜疾病的斗争中，发挥着各自的特色和优势，相互协同，相互配合，相互促进，和谐共处，共同发展。中西医结合应当是未来医学发展的方向。

后　记

　　中医学建立在中华传统文化的基础之上，她厚植于中华传统文化的沃土，因而不可避免地打上了中华传统文化深深的烙印。她的一些基本术语，如道、气（精气）、阴阳、五行、天人合一等直接来源于中国传统哲学。她的一些基本理论，如藏象理论、精气理论、脏腑理论、经络理论、病因病机理论以及治疗养生理论等与西医学的理论完全不同。中医学诞生于两千多年前的古代社会，这对于接受现代科学教育，在现代科学文化的氛围熏陶下成长起来的几代中国人而言，其术语和理论无疑是陌生的。如何构建传统中医学的现代语言体系，让传统中医学的观念和理论能够更容易地为现代科学和现代人们所理解和接受，是笔者的夙愿。为此经过二十年酝酿，五年的写作，《论道中医——传统中医学理论的现代释读》一书终于与读者见面了，应该说，这个愿望已初步实现。本书的最后，笔者仍意犹未尽，略谈写作过程中的几点思考和感悟，聊当后记，与读者分享。

　　一，中医是中华传统文化的珍宝，是中华民族智慧的结晶，也是中国人所创造的东方科学的代表。中华民族在五千年的历史中创造了辉煌灿烂的文化，她的关于万物生成的元气论物质观、她的天人合一的整体论观念、她的关于物质运动规律的阴阳五行理论、她的关于天人和合的人与自然相和谐的观点，至今仍闪烁着智慧的光芒。在我们提倡文化多元性的今天，继承和发扬中国文化尤显得弥足珍贵。中医学是中华文化的大树上开出的一朵鲜花，是中华文化的沃土在生命科学领域结出的硕果。中医学也是窥视中华文化的窗口，是中华文化的重要载体。中医学与中华传统文化的关系，就如同西方医学和自然科学与西方文化的关系，她的许多思想、观点、理念和方法与中华传统文化是一脉相承的。中医学是中华传统文化最完美的体现，是中华传统文化和东方科学的优秀代表，也是打开中华文明宝库的钥匙，振兴和弘扬中华文化，要从认识和振兴中医学开始。

　　二，东方有科学。科学是研究和揭示物质世界运动规律的一门学问，然而世界是立体的、多层面的，这就决定了人们对物质世界的探索和认识也应当是多途径的、多层面的，也决定了科学形态的多样性。西方科学研究的是世界"器"的层面（即事物结构层面）的规律，如牛顿三大运动定律、万有引力定律、能量守恒定律等许多西方自然科学的定律，就是对事物"器"的层面规律的揭示；而东方科学探求的是世界"道"的层面（即事物关系层面）的规律，如中国古代哲学的阴阳、五行理论等，就是对事物"道"的层面规律的揭示。就医学而言，中西医学虽然都是研究人体生命活动的规律，但人体生命活动的规律同样具有两个不同的层面。一个是"道"的层面，即人体与环境、人体的各部分之间相互关系的层面。另一个是"器"的层面，即人体自身形态结构的层面。

从探究人体生命活动规律不同层面的角度讲，中医学是探求天人之"道"的规律的科学，而西医学是研究人体之"器"的规律的科学。人们对客观世界（事物）观察和认识的角度与层面不同，便形成了不同形态的科学理论体系。

三，中医的困惑源于现代哲学的贫困。哲学是关于世界观和方法论的学问，人们有什么样的哲学观就有什么样的世界观和方法论。物质观是人们最根本的哲学观，人们的物质观决定着人们对世界认识和看法。西方科学（包括西医学）是建立在西方哲学结构决定论物质观基础之上的。结构决定论物质观认为，结构是物质的存在形式，在结构与功能的关系上，是物质的结构决定物质的功能，因而西方科学认识世界的方法论只能是还原分析的方法论，即把一切物质的功能和现象及物质的运动变化规律都归结或还原到一定的物质形态结构的基础之上，这是这种方法论的基本特点。但问题是，物质的存在形式除了物质的结构之外还有物质之间的相互关系，而决定物质功能的并不是物质的结构而是物质的关系，中医学正是建立在关系决定论物质观基础之上的，用结构决定论物质观和还原论的西医来认识关系决定论物质观和整体论的中医，必定会得出中医学不科学的结论来。西医学对传统中医学理论如阴阳五行、脏腑经络、气血虚实的迷茫，归根到底是哲学的迷茫，人们对中医认识的困惑源于现代哲学的贫困。突破现代哲学认识的局限，发展和创新与传统中医学理论"相兼容"的中国古代哲学体系，是中医学走出困惑的根本途径。

四，从亚里士多德到伽利略，从伽利略到牛顿，从牛顿到爱因斯坦，人类科学的每一次巨大进步和飞跃，都是一次人类思维方式的变革。20世纪以来，人类科学的发展正经历着以牛顿力学为代表的物质科学、线性科学向以相对论和量子力学为代表的复杂科学、系统科学的转变。然而人们的思维方式还停留在牛顿力学的还原分析的时代，人们仍习惯于用还原分析的思维方式来解析相对论和量子力学所描述的各种宏观与微观的物理现象，如天体的引力现象、波粒二象性现象、量子纠缠现象等，其实这些现象都是事物之间相互作用的整体功能的外在表现，是不能归结、还原到宏观或微观物体的实体结构中去的。把复杂事物的现象都归结、还原到组成事物的各形态结构之中的方法，是建立在现实世界简单性的基础之上的。人们的思维方式决定了人们认识的边界，也决定了人们认识问题的方法。人们对某种事物或现象不能理解，往往是由于人们思维方式的局限，这就是一百多年来以物理学为代表的现代科学没有取得实质性突破的根本原因，而以中医学为代表的中国传统科学整体联系的思维方式则完全有可能给现代科学的发展指引方向。

五，文化是一个民族区别于其他民族最根本的特征，而文化自信则是一个民族更深沉、更持久的自信。中华民族要自立于世界民族之林就不能没有自己的文化自信。中华民族之所以拥有如此强大的凝聚力，中华文化之所以能够绵延五千年而生生不息、薪火相传，就是建立在中华民族强大的文化自信和文化认同的基础之上。然而近代以来，随着西方科学与文化的强势入侵，开启了中西医学发展史上的百年之争，中西医之争表面看来是学术之争、门户之争，但究其实质是中西方文化和价值观念之争，是未来文明由东西方谁来引领之争。一些人否定中医、否定自己的民族文化，主张取消中医，甚至消灭中医，归根结底是一些国人对自己文化的不自信。中华民族有着悠久灿烂的文化和文明，建立在中华文化基础上的中医学有许多思想、观点、见解和主张无疑是深刻的、超前的，只是目前我们还没有深入地认识和理解。中医学和中华文化犹如深埋在地下的宝藏，等待着我们当代人去挖掘和开采。因此，继承和发扬中医学和中华文化，当前最重要的任务是要去重新发现，发现中医学和中华文化的独特价值，更是为了重建我们民族的文化自信。

六，医学的本质是认识和研究人的生命，生命是有自主行为的自组织系统，生命功能是在人体与环境、人体各部分之间的相互作用与相互影响的相互关系中"涌现"出来的整体功能。中医学将人体看成是一个自组织系统，研究的是人体自组织系统在与环境的相互作用与相互影响中所表现出来的整体行为和反应，因此中医学是一门真正研究人的生命的科学。西医学则割裂了人体与环境、人体各部分之间的相互关系，用孤立的、静止的观点将人体"拆解"开来去进行研究，研究人体各形态结构（如人体的各器官、组织、细胞、蛋白质和基因等）的功能，因此，从严格意义上讲，西医学是一门研究物质（人体物质或生物物质）的科学。表面看来西医学的这些研究很尖端，也很高深，但实际上西医学所研究的这些内容只能算是生理学或生物物理与生物化学，而不是生命科学。人体的健康和疾病是在人的生命活动中表现出来的，因此从生命科学的角度看，引领未来医学发展的将一定是中医学。

"为天地立心，为生民立命，为往圣继绝学，为万世开太平"是中国知识分子的情怀理想和价值追求。纵观中华五千年历史，随着当代科学技术的迅猛发展和全球化时代的到来，人类社会正经历着百年未有之大变局。这是一个充满机遇与挑战的时代。一方面我们即将迎来中华民族的伟大复兴，另一方面又像是《义勇军进行曲》所唱的那样，中华民族也到了最危险的时候。是的，面对西方文化的渗透和步步紧逼，我们民族的文化正面临着空前的危机。中医学是中华文化的缩影，中医学今天的式微已清楚表明，我们正在失去我们民族的思维方式，我们正在失去我们民族文化的根。中医学与中华文化休戚相关，荣辱与共，唇齿相依。中华民族的复兴离不开中华文化的复兴，中医的复兴又是中华文化复兴的突破口，因此振兴中医、发展中医是一切有志气、有抱负的中医人与热爱中医和中华文化的人义不容辞的担当和使命。由于时代的发展，中医学目前最大的困境是不能用现代科学的语言来进行解读。两千多年前，中华民族的先祖用他们的智慧创造了中医学，笔者坚信，两千年后的今天，她的优秀子孙也一定会有足够的智慧去解开中医学这一千古之谜。

本书是笔者历时五载的呕心之作，在探索、研究和弘扬中医的征程中艰难前行。《诗经》谓："知我者，谓我心忧；不知我者，谓我何求？"一路走来，其中的苦乐、艰辛、孤独与寂寞难以尽述，在我写作最为困难的时候，是我的妻子洪国芳医师给我以无微不至的关怀、支持和鼓励，使我有了坚持下来的决心和勇气。同时她也是本书的作者之一，书中的许多章节和文字都是她协助我共同完成的，书中的许多观点也是在与她一起探讨的过程中逐渐形成的，在此表示深深谢意。由于本书是一本探索性的论著，鲜有前人的论述可资借鉴，书中的大部分认识和观点也都是一家之言，加之笔者才疏学浅，中国传统文化和哲学的学识有限，因此错误和浅薄之见在所难免，在此诚恳地接受读者的批评与指正。

胡登峰

二〇二一年一月一日